患者のための最新医学

脂質異常症

（コレステロールと中性脂肪）

最新の食事療法

監修 寺本民生
帝京大学臨床研究センター
センター長

高橋書店

はじめに

現在、日本には、境界領域の潜在患者も含めると、実に２２００万人も脂質異常症の人がいるとされています。これほど脂質異常症の人が多いにもかかわらず、自分が脂質異常症であることを自覚している人は、厚生労働省の調査ではたったの３割です。脂質異常症のこわさについて「わからない」という人も４割近くいます。その理由は、おそらく、脂質異常症が「ものいわぬ病気」で、いわゆる症状がない病気だからでしょう。

しかし、脂質異常症は、放置しておくと、動脈硬化が進み、心筋梗塞や脳梗塞といった致命的な病気を引き起こす可能性がある非常に「こわい」病気です。深刻な病気を起こさないためには、脂質異常症の「こわさ」を知り、早い段階から適切な対策を講じることが何よりも大切です。

脂質異常症の場合、薬物療法よりも重要なのが、食事や運動など日常生活の改善です。特に食事療法は、脂質異常症の治療の柱で、食生活の改善なくして病気の改善はありえないほど重要なものです。

ただし、脂質異常症の食事療法では、以前ほどうるさくコレステロールの摂取についてはいわなくなっています。それは、食べものから摂取するコレステロールは全体の２～３割で、体内でつくられるコレステロールのほうがはるかに多いからです。それよりも、体重のコントロール（肥満防止）と、食物繊維や抗酸化食品（ビタミンやポリフェノール、カロチノイドなど）の積極的な摂取が重要です。

本書では、脂質異常症の治療で大切な体重管理と運動療法、とりわけ食事療法に多くのページを割いています。本書が、脂質異常症への理解を深め、日常生活の改善のために役立つならば、監修者としてこんなにうれしいことはありません。

帝京大学臨床研究センター　センター長　寺本民生

患者のための最新医学　脂質異常症（コレステロールと中性脂肪）目次

はじめに　3

●ＬＤＬコレステロールが増えすぎると動脈硬化になる　10

●生活習慣の改善　11

●食生活の改善　12

第１章　脂質異常症とはどのような病気か　15

▼脂質異常症の何が問題なのか　16

▼脂質異常症には３つのタイプがある　18

▼脂質異常の人は日本で２千万人以上　20

▼**脂質異常症の原因１**　こんな人が脂質異常症になりやすい　22

▼**脂質異常症の原因２**　遺伝的な要因で起こる脂質異常症　26

▼**脂質異常症の原因３**　脂質異常症を引き起こす病気や薬剤　30

▼**脂質異常症の原因４**　肥満　32

▼「沈黙の病」にあらわれる症状　34

▼**血中脂質の正体1**　血中脂質の働きとつくられ方　36
▼**血中脂質の正体2**　脂質が全身に運ばれるしくみ　40
▼**血中脂質の正体3**　悪玉LDLと善玉HDLのちがい　42
コラム　高脂血症から脂質異常症へ　29
コラム　子どもの脂質異常症　44

第2章　脂質異常症から動脈硬化に進むと、なぜこわいのか

45
▼血液を全身に運ぶ動脈のしくみ　46
▼動脈硬化はどのように進んでいくか　48
▼リスク因子が重ならないようにする　52
▼動脈硬化が進行して起こる病気　56
▼**動脈硬化が引き起こす病気1**　狭心症・心筋梗塞　58
▼**動脈硬化が引き起こす病気2**　脳卒中（脳梗塞）　60
▼**動脈硬化が引き起こす病気3**　腎硬化症・慢性腎臓病（CKD）　62
▼**動脈硬化が引き起こす病気4**　大動脈瘤・大動脈解離　64
コラム　閉塞性動脈硬化症とは　66

第3章 脂質異常症の検査・診断・治療 67

▼治療の前には詳しい診察が必要 68

▼治療の目標は血中脂質の管理 70

▼家族性高コレステロール血症の治療 74

▼**脂質異常症の薬物療法1** 薬物療法をはじめるのはいつからか 76

▼**脂質異常症の薬物療法2** 脂質異常症のタイプで使い分ける 78

◎脂質異常症の治療で使用される薬 81

コラム 注目されている「LH比」とは 82

第4章 日常生活での予防・改善1 体重管理・運動療法 83

▼効果が認められている4つの生活改善 84

▼**体重の管理1** 内臓脂肪は体重を落とせば減る 86

▼**体重の管理2** 自分の適正体重を知る 88

▼**体重の管理3** 減らした体重を維持するために 90

▼**運動療法1** 運動にはこれだけの効果がある 92

▼**運動療法2** 3種の運動を組み合わせて効果アップ 94

▼**運動療法3** 運動をする場合に気をつけたいこと 98
▼**運動療法4** おすすめの有酸素運動はウオーキング 100
▼**運動療法5** 日常の活動にも運動効果がある 104
▼床で行うスロートレーニング 107
▼職場でもできるスロートレーニング 109
▼筋肉の疲れをとるストレッチ 111
▼**禁煙をする1** 禁煙すれば動脈硬化の危険性は半減 112
▼**禁煙をする2** 医療機関での禁煙治療 114
▼ストレスを上手に解消する 118
▼生活のリズムを規則正しくする 120
コラム 足腰が弱い人に向く水中エクササイズ 97
コラム 運動を避けたほうがよい時間帯 122

第5章　日常生活での予防・改善2　食事療法

▼脂質異常症になりやすい人の食生活　124
▼脂質異常症の食事療法のポイント　126
▼脂質異常症のタイプ別食事療法　128
▼1日に必要な適正エネルギーを知る　130
◎摂取エネルギーを減らすポイント　135
▼栄養バランスのとれた食事をする　136
▼主食は「しっかりとる」が基本　140
▼「2口残す」ことで摂取カロリーを減らす　142
▼たんぱく質は良質なものをとる　144
▼脂肪は「質」に注意する　146
▼肉の脂肪を減らす工夫　152
▼高コレステロール食品のとり方　154
▼食物繊維はコレステロールを減らす　160
▼抗酸化食品で動脈硬化を防ぐ　164
▼糖質をとりすぎない　170
▼塩分を控える　172

▼アルコールを控える 174
▼外食の上手なとり方 176
コラム 日本人の総摂取カロリーの変化 133
コラム 米国のコレステロール事情 159
コラム フレンチ・パラドックスとは 169
●脂質異常症をもっと知るためのQ＆A 178
索引 191

編集／海琳社
カバーデザイン／大薮胤美（フレーズ）
カバーイラスト／サタケシュンスケ
本文デザイン／あおく企画
本文イラスト／堀込和佳
編集協力／吉田由季子
プロデュース／高橋インターナショナル

※本書の情報は基本的に2017年1月現在のものです。

LDLコレステロールが増えすぎると動脈硬化になる

脂質異常症は動脈硬化の最大のリスク因子です。動脈の壁にＬＤＬ（悪玉）コレステロールがしみ込み、中でお粥《かゆ》のように固まると、動脈の内腔を狭くして、最終的には血栓ができて血流をさまたげます。その結果、心筋梗塞や脳梗塞といった深刻な病気を引き起こすおそれがあります。

●動脈硬化はこうして起こる

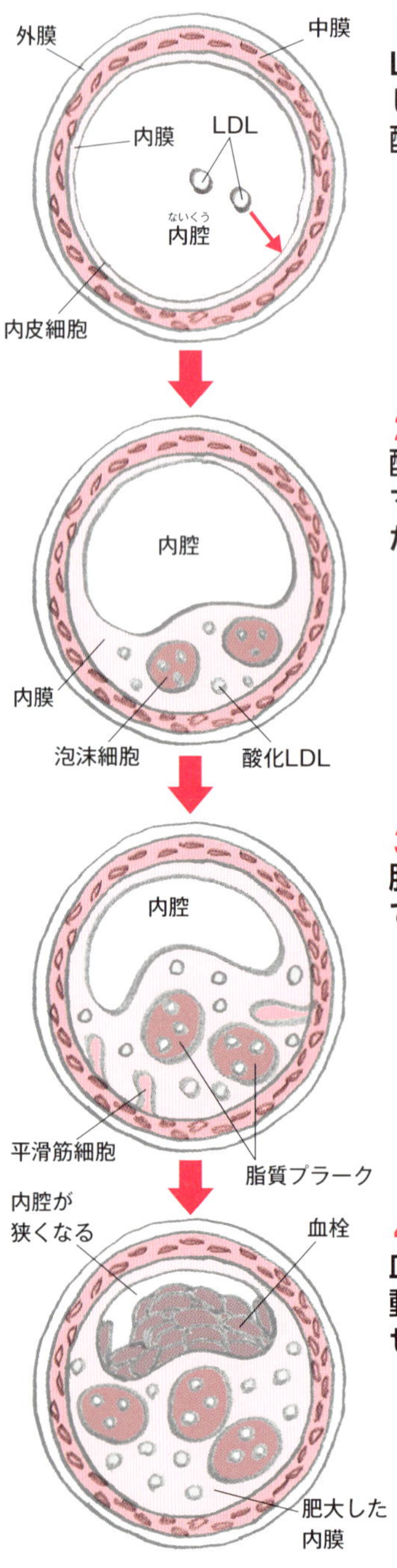

1
LDL が血管壁にしみ込み酸化する

2
酸化 LDL をマクロファージが取り込む

3
脂質プラークができる

4
血栓ができて動脈を詰まらせる

生活習慣の改善

脂質異常症の治療や予防の方法として、世界的に効果が認められているのが「生活習慣の改善」です。その中でも基本となるのは「禁煙」「体重を適正に保つ」「適度に体を動かす」「食生活を改善する」の４つです。

1 禁煙

効果⬇ＬＤＬの酸化やＨＤＬの減少を防ぎ、血栓をできにくくします。

2 体重の管理

適正な体重を算出し、減量をして維持します。

効果⬇内臓脂肪を減らし、動脈硬化を予防します。

3 適度な運動

ウオーキングなどの有酸素運動を行ったり、筋トレで筋力をアップさせます。

効果⬇ＨＤＬコレステロールを増やし中性脂肪を減らします。

4 食生活の改善

効果⬇ＬＤＬコレステロール値や中性脂肪値を下げます。

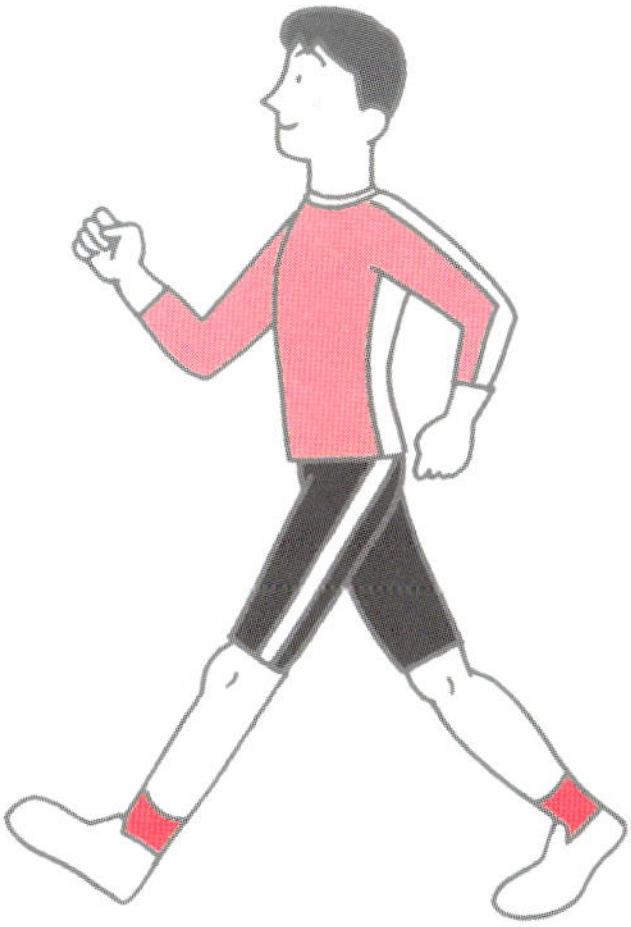

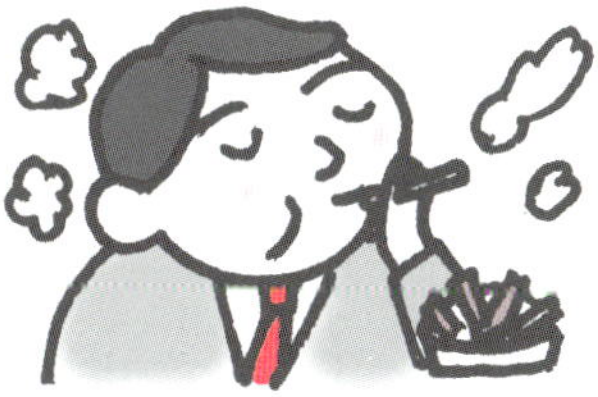

食生活の改善

脂質異常症を改善するには食生活の見直しが必須です。動物性脂肪の多い欧米風の食事は、コレステロール値や中性脂肪値を上昇させやすいので、日本の伝統的な食事である和食を中心とした食生活がおすすめです。

1　1日の総摂取エネルギーを適正にする（体重をコントロールする）

食べすぎは脂肪の過剰摂取をまねき、肥満の原因となります。食べすぎを防ぎ、体重をコントロールするには、1日に摂取する総エネルギー（カロリー）を適正なものにすることが大切です。

2　栄養バランスのよい食事をする

5大栄養素の「炭水化物（糖質）」「たんぱく質」「脂質」「ビタミン」「ミネラル」に、第6の栄養素といわれる「食物繊維」を加え、毎日バランスよく食べることが大切です。

3　良質のたんぱく質をとる

血管を良好に保ち、動脈硬化を防ぐためにも、良質のたんぱく質を十分にとることが必要です。特に、大豆のたんぱく質や脂質には、悪玉のLDLコレステロールや中性脂肪を減らし、善玉のHDLコレステロールを増やす働きがあるので、大豆（大豆製品）を積極的にとりましょう。

4　動物性脂肪のとりすぎに注意する

高LDLコレステロール血症の人は、LDLコレステロールを増やす働きのある飽和脂肪酸やトランス脂肪酸が多く含まれる動物性脂肪のとりすぎに注意が必要です。

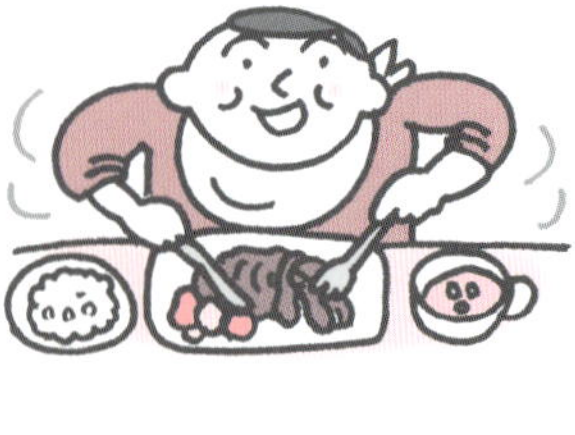

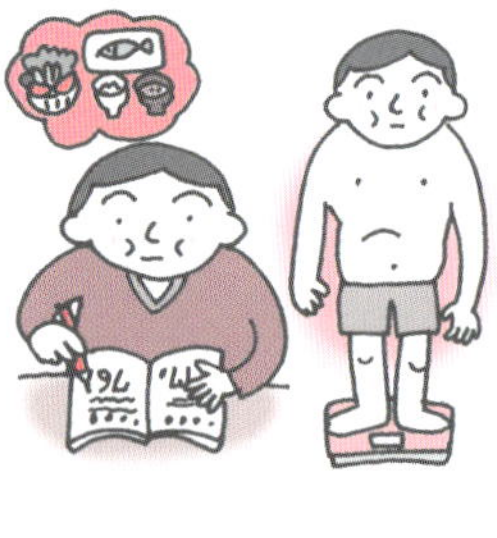

5 青背の魚を積極的にとる

新鮮な魚には、血管をしなやかにして動脈硬化を防いでくれるＥＰＡやＤＨＡという不飽和脂肪酸が多く含まれています。特に、いわし、さば、さんま、ぶり、まぐろなどの青背の魚には豊富に含まれています。

6 食物繊維を十分にとる

食物繊維には、コレステロールの吸収を抑え排出を促す働きがあります。また、糖質の急速な吸収も抑えてくれます。未精製の穀類、海藻類、きのこ類、豆類、緑黄色野菜、根菜類など食物繊維を多く含む食品を積極的にとることが大切です。

7 糖質をとりすぎない

甘いお菓子やジュース類のとりすぎは、肥満をまねくとともに中性脂肪を増やします。糖質には、ごはんや食パンなどに含まれるでんぷんのほか、甘いお菓子やジュース類に含まれる蔗糖《しよとう》（砂糖のこと）、くだものに含まれるブドウ糖や果糖などがあります。

8 塩分を控える

塩分のとりすぎは、血圧を上げる要因となります。脂質異常症に高血圧を合併すると、動脈硬化が急速に進みます。

9 アルコールの過剰摂取を控える

アルコールは肝臓で分解されますが、過剰に摂取すると、中性脂肪の合成が促進されます。アルコールは適量を心がけることが大切です。

10 食習慣、食行動を見直す

欠食《けつしよく》（特に朝食抜き）や早食い、どか食い、などの食習慣や食行動を改めることも必要です。

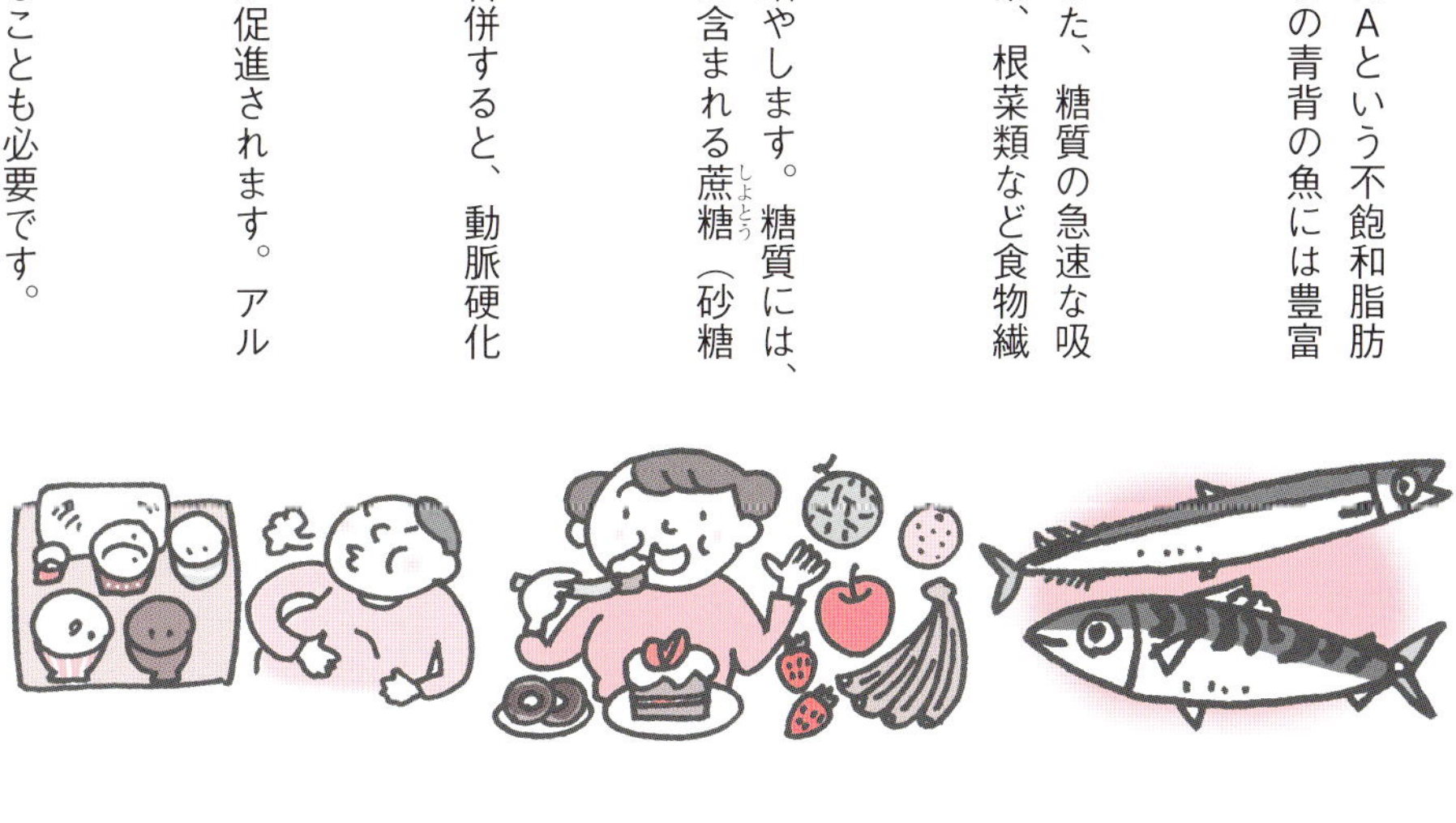

●理想の献立は「一汁三菜」の和食

主食
ごはん、パン、めん類など。毎食適量とります。パンやめん類には塩分が含まれているので、食べすぎに注意。ごはんがおすすめです。

汁もの
野菜、海藻類、いも類をメインに。具だくさんにすれば副菜にもなります。みそ汁は塩分が多いので、原則1日1杯まで。

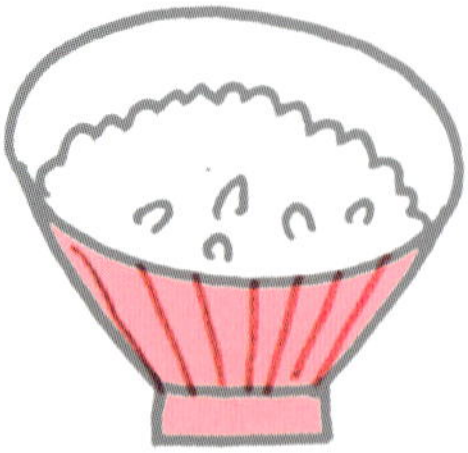

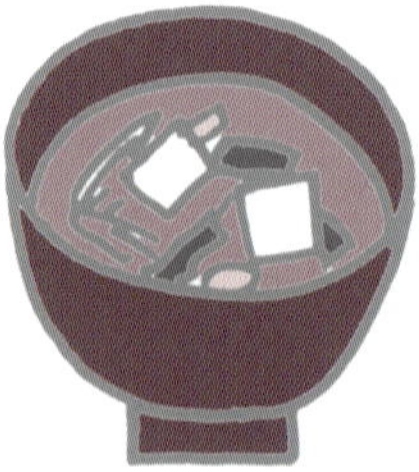

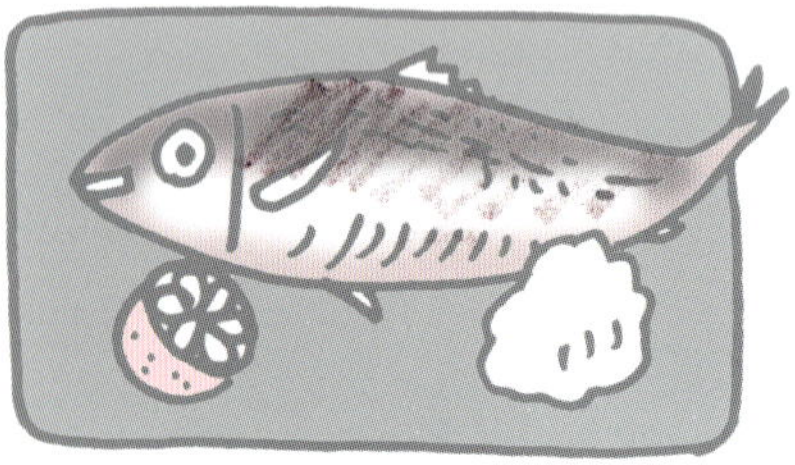

主菜
魚介類や肉、卵（鶏卵）、大豆製品を主材料としたメインのおかず。毎食1品。主にたんぱく質を補給します。肉は控えめにし、毎食材料をかえると栄養のバランスがよくなります。

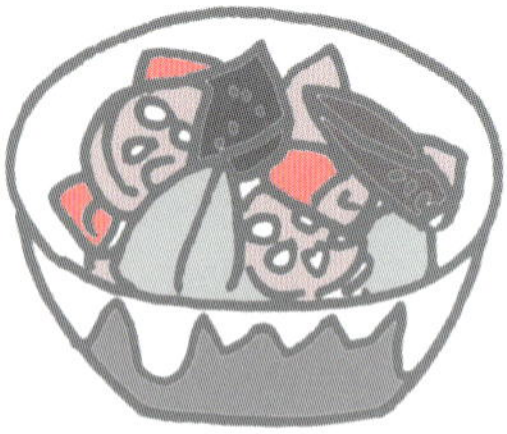

副菜
野菜、いも類、きのこ、海藻類を主材料としたおかず。主にビタミンやミネラル、食物繊維を補給します。尿のアルカリ化に役立つ野菜はたくさん食べましょう。

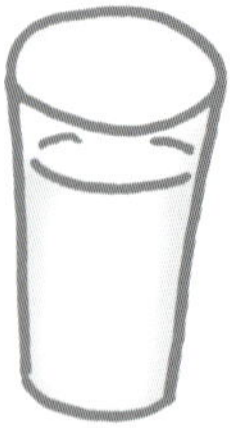

その他
牛乳、乳製品、くだものなどを適量。くだものには果糖が含まれるので、食べすぎに注意。

副々菜
主に副菜にない食材を使ったおかず。おひたし、酢のもの、あえもの、つけものなど。

第1章

脂質異常症とはどのような病気か

脂質異常症の何が問題なのか

Point

- ●企業などの健康診断で、もっとも多く見つかるのが脂質異常症
- ●異常値が出ても、症状がないため重大に受け止められない
- ●脂質異常症を放置していると、心筋梗塞や脳梗塞などのリスクが高まる

異常が見つかっても重大に受け止めない

現在、企業などが行っている職場健診でもっとも多く見つかるのが脂質異常症です。

ただ、健診で高いコレステロール値が出ても、それを受け止める側はあまり深刻にとらえない傾向があります。総コレステロール値が基準値の220㎎／dLを超えた人を調査したところ、多くの人が自分の数値そのものを「知らない（忘れた）」と答えています。この傾向は特に30歳代に強く、男性では47・8％、女性では55・2％が無関心という結果でした（平成12年厚生労働省循環器疾患基礎調査）。

血液中の脂質は、通常は体に必要な量が一定に保たれています。しかし、何らかの理由で増えたり減ったりしてバランスがくずれても、自分では感じることができません。これが、この病気の問題点の一つです。

つまり、**特に体に変調を感じないため、「たいしたことはない」とそのまま放置してしまうケースが多い**のです。

対処をせず放置すると深刻な病気につながる

脂質異常症は、医師まかせでは改善することがむずかしい病気です。つまり、**自分で日常生活（食事や運動）を改めていくことが非常に重要**なのです。

脂質異常症を適切な対処をしないまま放置すると、**血管の壁にコレステロールがたまって動脈硬化をまねき、それが心筋梗塞、狭心症、脳梗塞といった深刻な「血管病」の原因になります**（56ページ参照）。

動脈硬化は時間をかけて進行しますが、その間、血管の傷みもじわじわと進みます。

そして、動脈硬化がある程度進んでしまうと、あとから脂質の異常を改善しても、傷んだ血管を元の健康な状態に戻すのはきわめて困難になります。

また、脂質異常症が進むと、「動脈硬化性疾患」以外にも、**胆石や脂肪肝、膵炎《すいえん》、肝脾腫《かんひしゅ》といった病気を引き起こす**ようになります。

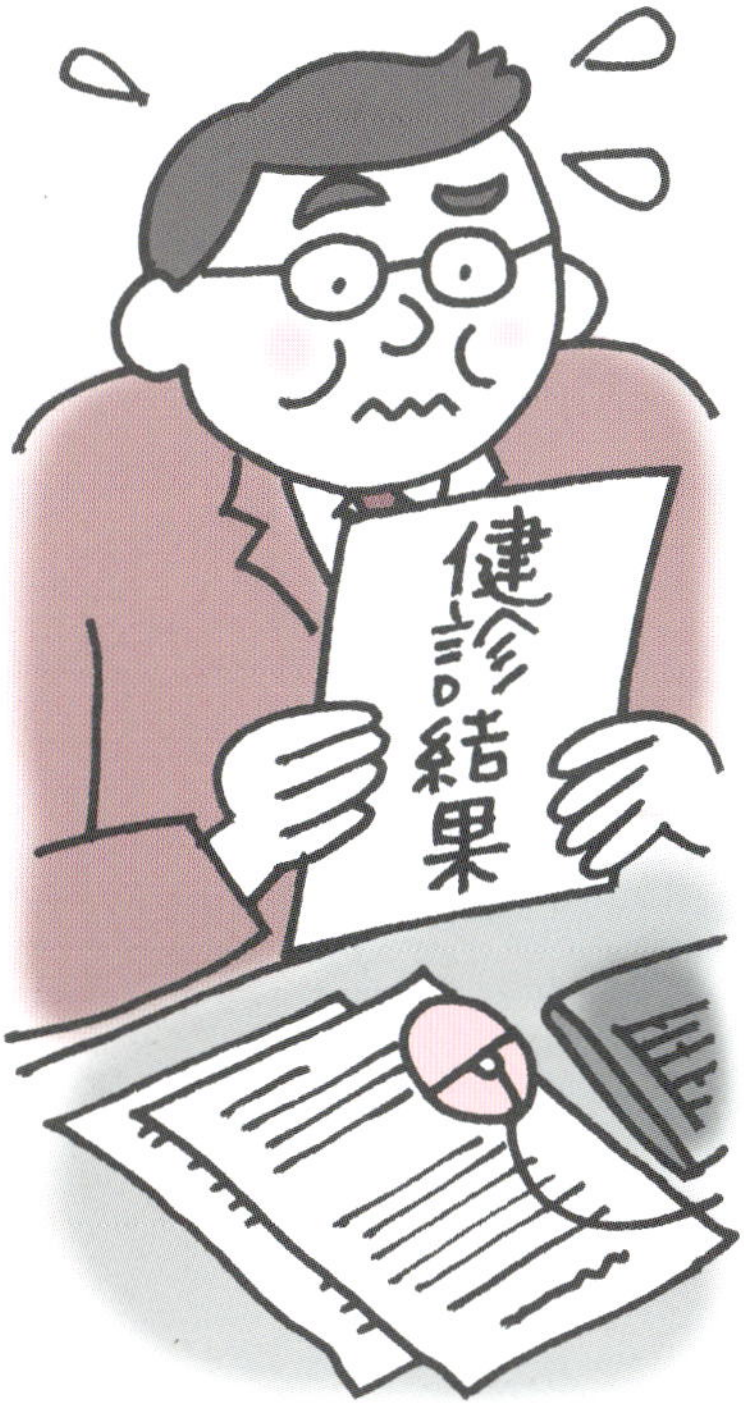

脂質異常症には、このようにさまざまな問題がありますが、早期に発見して対処をすれば、コントロールしていくことが十分に可能です。

健診などで脂質異常症が見つかったら、重大な病気を未然に防ぐためのよい機会ととらえ、有効な対処をすぐにはじめることが大切です。

脂質異常症とは？

●血中脂質のバランスが悪くなる病気

血液中の脂質には次の４種類があります。

①**コレステロール（LDLとHDL）**

②**中性脂肪（トリグリセライド）**

③**リン脂質**

④**遊離《ゆうり》脂肪酸**

この中で、脂質異常症に関係するのは、コレステロールと中性脂肪です。

血中脂質の異常には、悪玉といわれるLDLコレステロールが多すぎる「高LDLコレステロール血症」、善玉といわれるHDLコレステロールが少なすぎる「低HDLコレステロール血症」、中性脂肪が多すぎる「高中性脂肪血症」の３つがあり、これらの異常のうち１つでもあれば脂質異常症と診断されます（18ページ参照）。

脂質異常症とは、いってみれば、血液中の脂質が多すぎたり少なすぎたりして、バランスが悪くなっている状態だといえます。

脂質異常症には3つのタイプがある

Point

- 悪玉コレステロール値が高い、または善玉コレステロール値が低いタイプ
- 悪玉(LDL)と善玉(HDL)のちがいは、輸送カプセルにある
- 中性脂肪値が高いタイプもコレステロールに影響し、動脈硬化のリスクになる

いずれのタイプも、動脈硬化のリスク因子

脂質異常症は、家族性高コレステロール血症（26ページ参照）のようなまれな場合を除き、**基本的に無症状**です。そのため、ほとんどの人は特定健康診査（いわゆるメタボ健診）や人間ドックなどでの血液検査で見つかります。

脂質異常症を判定する診断基準値には、左ページのように3つのタイプがあり、いずれか1つでもあてはまると脂質異常症と診断されます。

しかし、16ページでも述べたように、同じ健康診断で出た数値でも、血圧や血糖値などとちがって、脂質の数値はさほど重大に受け止められない傾向があります。数値の意味するところがわかりにくいことも原因かもしれませんので、脂質についての概略を見てみましょう。

コレステロール値には、LDL（悪玉）とHDL（善玉）の2つがありますが、コレステロール自体は同じものです。ちがいは、コレステロールを運んでいる**「リポたんぱく」**という輸送カプセルにあります。

LDLは、全身にコレステロールを配る配達専門の輸送カプセルです。一方、HDLは、体の中で使われずに余っているコレステロールを回収する輸送カプセルで、血管にしみ込んでいる余分なLDLコレステロールを引き抜いて運び去る働きもあります。

LDLコレステロールが増えて、数値が140mg／dL以上になると、体にはそれだけ余分なコレステロールがあるということで、余ったコレステロールは血管内にしみ込んで、動脈硬化の引き金になります。

脂質異常症の診断基準値

血液検査で、下の3つのうち1つでもあてはまれば「脂質異常症」と診断されます。

血液中の脂質	基準値	診断結果
LDLコレステロール	140㎎ /dL以上	**高LDLコレステロール血症**
	120 ～ 139㎎ /dL	**境界域高LDLコレステロール血症**注1
HDLコレステロール	40㎎ /dL未満	**低HDLコレステロール血症**
中性脂肪(トリグリセライド)	150㎎ /dL以上	**高中性脂肪血症**注2

（日本動脈硬化学会：動脈硬化性疾患予防ガイドライン 2012 年版より）

注1　境界域高LDLコレステロール血症は、2012年版のガイドラインで加えられたもので、LDLコレステロール140㎎ /dL以下でも、この領域にある場合はリスクの高い病態（糖尿病、慢性腎臓病など）がないかどうかを検討し、治療の必要性を考慮します。

注2　中性脂肪はトリグリセライド（TG）という呼び方もあり、高中性脂肪血症は「高トリグリセライド血症」ともいわれます。

LDLコレステロール値の計算法

※一般的な健康診断ではLDLコレステロール値を測定しないことが多いので、その場合は以下の計算式で求めることができます。

① 中性脂肪値が 400 ㎎/dL 未満の人の場合

LDLコレステロール値 ＝ 総コレステロール値 － HDLコレステロール値 － （中性脂肪値 ÷ 5）

② 中性脂肪値が 400 ㎎/dL 以上の人の場合

non-HDLコレステロール値 ＝ 総コレステロール値 － HDLコレステロール値

※中性脂肪値が400㎎ /dLを超えると、誤差が大きくなり、正確なLDLコレステロール値を算出することがむずかしくなります。その場合は「non-HDLコレステロール値」という基準値が使われます。non-HDLコレステロール値はLDLコレステロール値より約30㎎ /dL高くなりますので、たとえばnon-HDLコレステロール値が170 ㎎ /dLの場合は、LDLコレステロール値は大体140 ㎎ /dLとなります。non-HDLコレステロール値が170㎎ /dL以上であれば脂質異常症の疑いがあります。

また、HDLコレステロールが減って、数値が40㎎／dL未満になると、余ったコレステロールをうまく回収できなくなり、やはり動脈硬化のリスクが高くなります。

一方、中性脂肪は、コレステロールとは別の輸送カプセル（VLDL〈超低比重リポたんぱく〉やカイロミクロン）で運ばれますが、数値が150㎎／dL以上になると、やはり問題が起こります。

血液中で中性脂肪が余ると、LDLを小型化してより血管にしみ込みやすくしたり、HDLを減らしたりするため、動脈硬化の危険性が高まるのです。

これが脂質異常症の3タイプのおおまかな姿ですが、血液中の脂質の働きや輸送・回収のしくみ、動脈硬化との関係などは40ページから詳しく説明します。

脂質異常の人は日本で2千万人以上

Point

- 日本人の総コレステロール値は、米国人とほぼ同レベルになっている
- 中性脂肪値を見ると、50歳代男性の2人に1人が高中性脂肪血症
- 脂質異常症のこわさを認識している人は少なく、理解されていない

中年男性の2人に1人は中性脂肪が基準値以上

もともと日本人は、世界の中でもコレステロール値が低い国民でした。現在も、動脈硬化による心筋梗塞で死亡する割合は欧米人にくらべるとかなり低いのですが、心配な面もあります。**総コレステロール値が、米国人とほぼ同水準に上がってきているのです**（左ページのグラフ参照）。

米国では、動脈硬化による心臓病（冠《かん》動脈疾患）が死因の第1位で、成人男性の3人に1人が何らかの心臓血管疾患を持っています。そのため、1970年代から国家レベルの教育プロジェクトを行い、国民のコレステロール値を下げてきました。一方、日本では1960年代以降、国民のコレステロール値は上昇をつづけてきました。

2000年代以降は、日本人のコレステロール値もほぼ横ばいですが、**脂質異常症の人は、境界領域の潜在患者も含めると2200万人もいます**（平成12年厚生労働省循環器疾患基礎調査）。

脂質異常症の診断基準の1つである中性脂肪だけを見ても、**男性では30歳代から50歳代にかけて増えはじめ**、50歳代ではおよそ2人に1人が、また**女性では50歳代から増えはじめ、**60歳代ではおよそ3人に1人が高中性脂肪血症です。

しかし、自分が脂質異常症であることを自覚している人は少なく、わずかに30％です（平成18年国民栄養調査）。同じ生活習慣病の高血圧症や糖尿病にくらべると、脂質異常症のこわさについては「わからない」という人が多いことも問題になっています（左ページのグラフ参照）。

■ 日米比較・40歳男女の平均総コレステロール値の推移

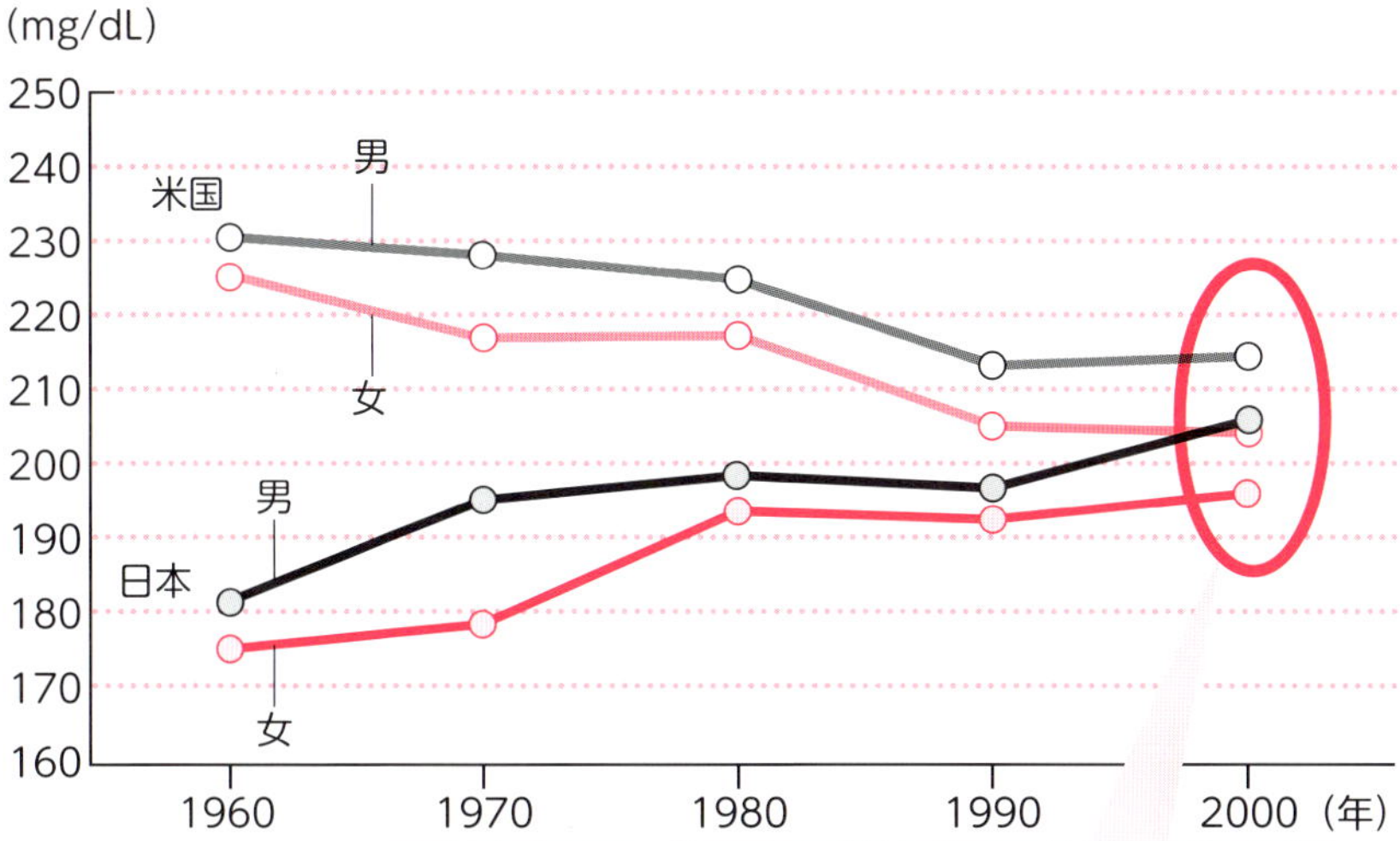

40年間で、日本人の総コレステロール値が米国人とほぼ同じレベルになっている

■ 生活習慣病に関する世論調査

質問：生活習慣病をこわい病気だと思いますか

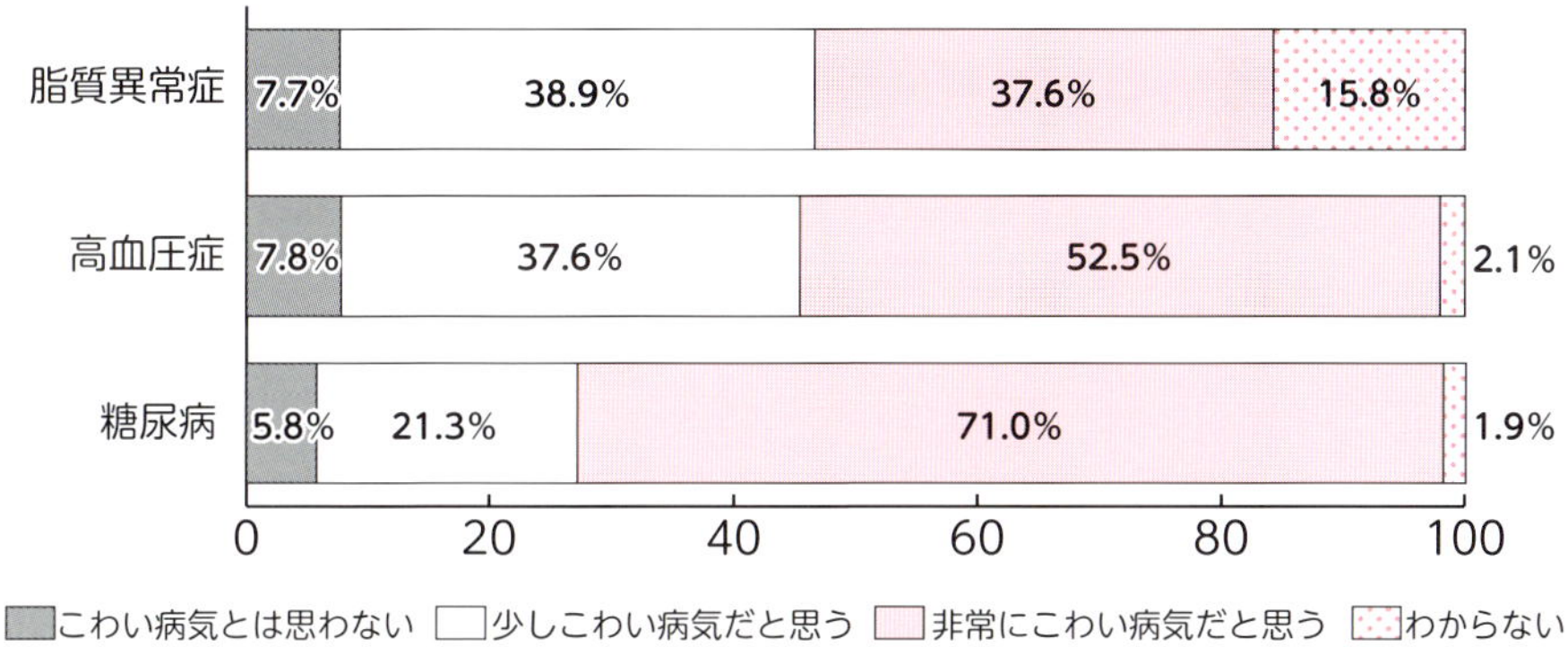

(総理府「生活習慣病に関する世論調査結果」平成12年)

※生活習慣病への意識を質問したところ、高血圧症や糖尿病にくらべ、脂質異常症は「わからない」という人が多く見られます。「非常にこわい病気だと思う」という回答も、高血圧症や糖尿病とくらべて少なく、脂質異常症の本質がまだよく知られていないことが、この調査からもうかがえます。

こんな人が脂質異常症になりやすい

Point
- 食事や運動などの生活習慣が乱れ、脂質の代謝能力が落ちている人
- ＬＤＬコレステロール値が高くなる遺伝子や体質を受け継いでいる人
- 脂質異常症を起こしやすい病気を持っている人や、薬を服用している人

生活習慣だけでなく、遺伝的因子なども関係する

脂質異常症は、いわば**「生活の習慣」がもたらす病気**です。欧米型の食事、運動不足、喫煙、肥満（特に内臓脂肪型肥満）などが発症に大きくかかわるからです。

しかし、脂質異常症の原因は、ほかにもさまざまなものがあり、大きくは「原発性《げんぱつ》」と「二次性（続発性《ぞくはつ》）」の2グループに分けられます。

【脂質異常症の原因】

①原発性
- 家族性脂質異常症
- 遺伝によるもの

②二次性（続発性）
- ほかの病気（糖尿病、甲状腺機能低下症、慢性腎臓病など）や、薬剤（降圧薬、免疫抑制薬など）によるもの
- 生活習慣の乱れ（過食、運動不足、飲酒、喫煙など）によるもの

主に遺伝的な因子によるものを「原発性」、ほかの病気や生活習慣など遺伝子以外のさまざまな原因によるものを「二次性（続発性）」といいます。

脂質異常症の家族がいる人は要注意

遺伝的な要因で起こる脂質異常症に、**「家族性脂質異常症」**があります。

家族性脂質異常症にはいくつかの種類がありますが、代表的なものは**「家族性高コレステロール血症」**です。ＬＤＬコレステロール値が高くなる遺伝子を受け継いでいると発症しやすくなります。両親ともに遺伝子を持っていなくても、片方の親にあれば、２００～５００人に１人と、少なくない割合であらわれます。

■脂質異常症の原因はさまざま

●遺伝・体質

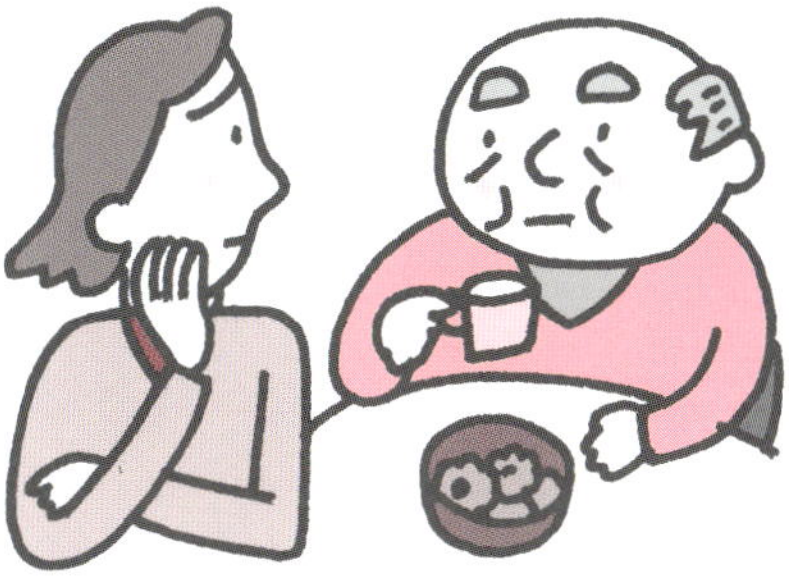

家族性脂質異常症、遺伝子の個人差

LDLコレステロールの処理機能に異常がある遺伝子を持っていると、生活習慣に問題がなくても脂質異常症を発症する。遺伝子のちがいによる「なりやすい体質」も発症に影響する。

●ほかの病気・薬剤

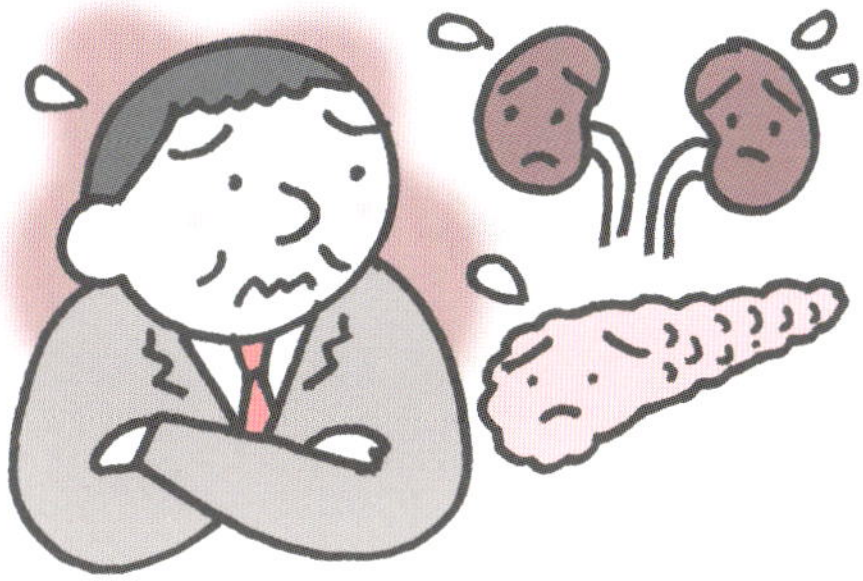

糖尿病、甲状腺機能低下症、慢性腎臓病などの病気。また、降圧薬、免疫抑制薬などの薬

病気や薬の一部には、脂質の代謝に異常を起こすものがある。

●生活習慣の乱れ

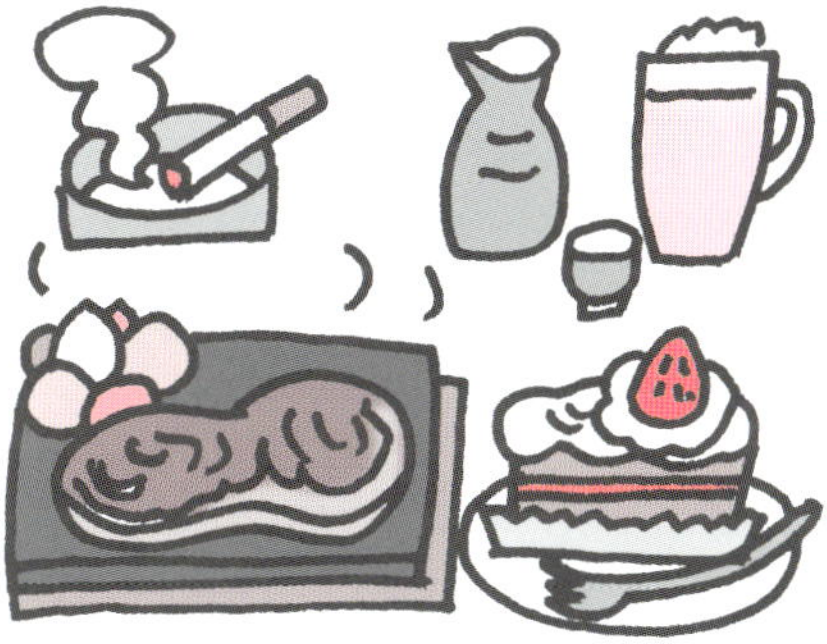

カロリーオーバー、動物性脂肪や糖分のとりすぎ、運動不足、内臓脂肪型肥満、喫煙、大量の飲酒など

食事や運動など生活習慣の乱れは、脂質異常症の原因としてもっとも大きなものだが、それだけで発症するわけではなく、体質も影響する。

※脂質異常症の原因は１つとは限らず、１人の人に複数の原因が複雑に関与するケースもよく見られます。たとえば、なりやすい体質を持っている人が生活習慣を乱すと、脂質異常症の危険性が高くなります。逆に、遺伝子や体質を持っていても、食事や生活習慣に気をつければ、発症を防ぐことができます。いずれにしても、脂質異常症の治療法を選択する場合は、原因を見きわめることが重要になります。

家族性高コレステロール血症を放置すると、ＬＤＬコレステロール値が２００～３００mg／dL、人によっては４００mg／dL以上にまで上がります。そのため早くから動脈硬化が進み、男性は30歳代、女性は50歳代で心筋梗塞を起こす確率が高くなってきます。

同じく遺伝によって起こる脂質異常症には、「**家族性複合型高脂血症**」のように、高コレステロール血症や高中性脂肪血症が複合してあらわれるものもあります。

さらに、遺伝子の異常ではないものの、遺伝子の個人差によって脂質異常症になりやすい「体質」のタイプがあり、発症に影響することがわかってきています。

両親のうちどちらかが若くして心筋梗塞になっている、両親やきょうだいなどに脂質異常症の家族がいる、といった人は、定期的に血液検査を受けて、早期に病気を見つけることが大切です。

糖尿病などの病気や降圧薬などの薬も原因に

脂質異常症は、ほかの病気によっても引き起こされることがあります。原因疾患でもっとも多いのは**糖尿病**で、**甲状腺機能低下症**、**慢性腎臓病（ＣＫＤ）**、肝臓病などでも起こります。

また、**降圧薬**や**ホルモン剤**、**免疫抑制薬**、**向《こう》精神薬**などの薬によって脂質異常症になることもあります（詳しくは30ページ参照）。検査でＬＤＬコレステロール値や中性脂肪値が高かったり、ＨＤＬコレステロール値が低い場合、もし服用している薬などがあったら、医師に伝えることが大切です。

食生活の乱れや運動不足が大きく影響

脂質異常症は、左ページにあるように、**日常生活の食事や運動などが大きく影響**します。

食べすぎや飲みすぎによるカロリーオーバー、甘いものや動物性脂肪（飽和《ほうわ》脂肪酸）を多く含む肉などをよく食べるといった食生活は、ＬＤＬコレステロールや中性脂肪を増やします。また、タバコにはＨＤＬコレステロール値を低下させる作用があります。

さらに、運動不足も問題です。運動はＨＤＬコレステロールを増やしますが、車中心の生活では、どうしても運動不足になりがちです。

生活習慣以外にも、**加齢**は女性にとってリスクになります。女性ホルモンの関係で、閉経《へいけい》後はＬＤＬコレステロールが多くなり、ＨＤＬコレステロールが少なくなるため、注意が必要です。

■こんな生活が脂質異常症をまねく

食生活

●高カロリーの食事

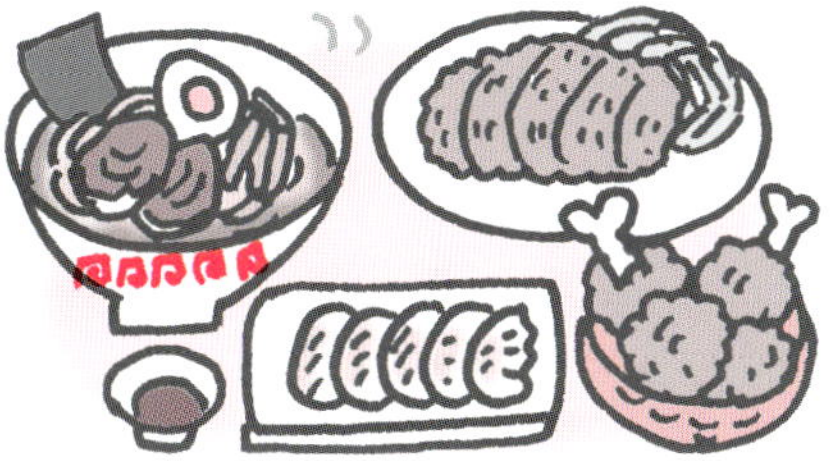

過剰なエネルギー摂取は、コレステロールや中性脂肪を増やす

●動物性脂肪のとりすぎ

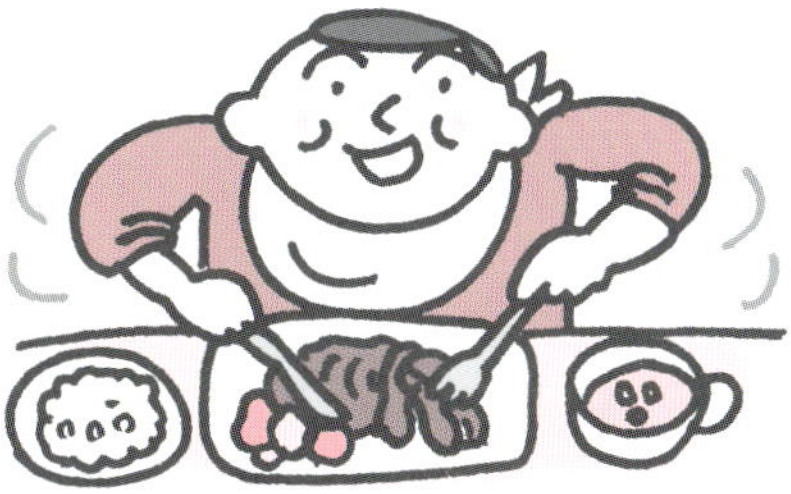

コレステロール値を上昇させ、内臓脂肪型肥満になりやすい

●お菓子やくだものの食べすぎ

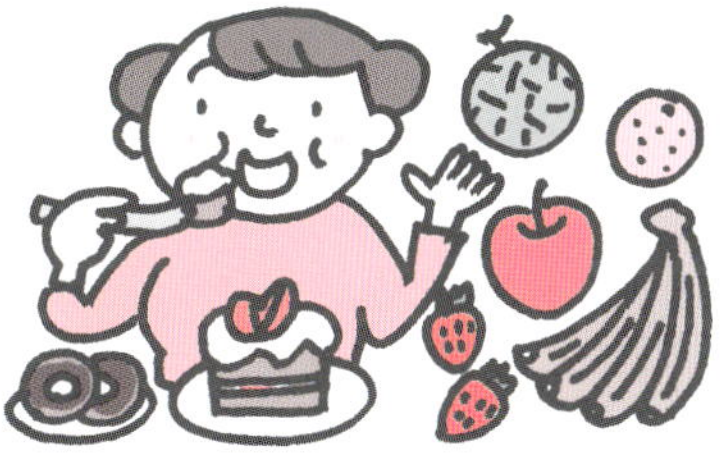

過剰な糖分の摂取は中性脂肪を増やす

●アルコールの飲みすぎ

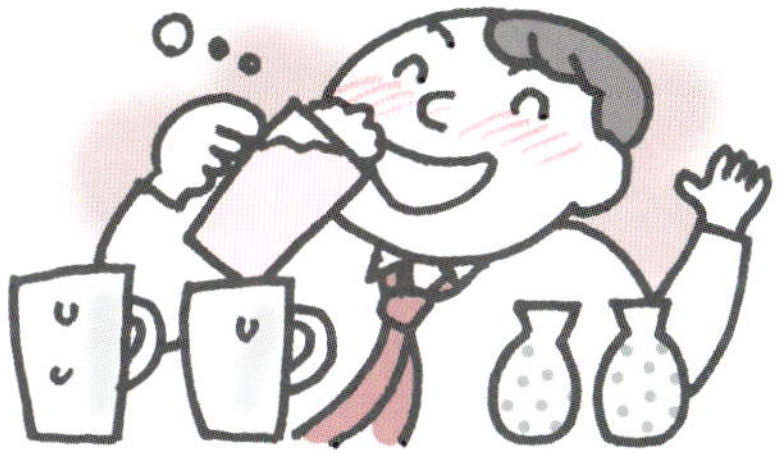

エネルギー過剰で中性脂肪を増やす。適量ならHDLコレステロールを増やすといわれる

そのほか

●運動不足

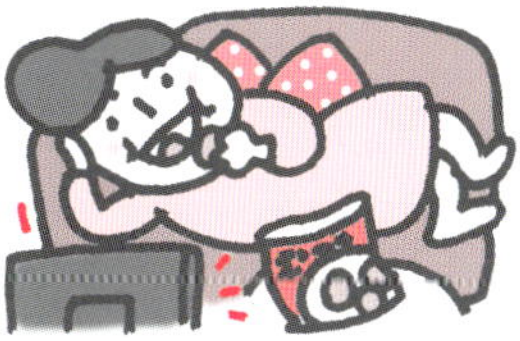

LDLコレステロールや中性脂肪の代謝《たいしゃ》能力が落ちる。運動をするとHDLコレステロールが増える

●喫煙

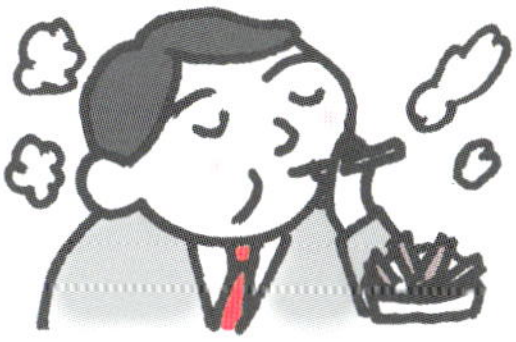

ニコチンなどの作用でHDLコレステロールが減り、LDLコレステロールが増える

●過剰なストレス

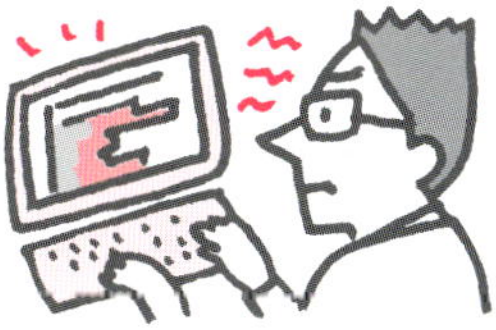

肝臓でのコレステロールや中性脂肪の合成を促進する

脂質異常症の原因2

遺伝的な要因で起こる脂質異常症

Point

- 脂質の代謝に異常が起こる遺伝子を親から受け継いで発症する
- 家族性高コレステロール血症は、代表的な家族性脂質異常症
- 若いころから動脈硬化が進み、心筋梗塞などの冠動脈疾患を起こす

予後が悪い家族性の高コレステロール血症

脂質の代謝能力に遺伝的な欠陥があるために発症するのが、家族性脂質異常症です。いくつかの種類がありますが、代表的なものに「**家族性高コレステロール血症**」があります。

家族性高コレステロール血症には、次のような特徴があります。

●ＬＤＬ受容体の異常

先天的にＬＤＬコレステロールを受け取る受容体の遺伝子に欠損《けっそん》や異常があります。そのため、コレステロールは必要とする組織の細胞に取りこまれず、血液中にとどこおってしまい、ＬＤＬコレステロール値が高くなります。

●ホモ型とヘテロ型の2タイプ

ＬＤＬ受容体に異常がある遺伝子は、優性《ゆうせい》遺伝します（優性遺伝は、両親のどちらかに因子があれば遺伝します）。遺伝子を父母ともに持ち、双方から受け継いだ場合が「**ホモ型**」、片方の親だけが持ち、それを受け継いだ場合が「**ヘテロ型**」です。ホモ型のホモとは「２つが同じ」という意味で、ヘテロは「２つが異なる」という意味です（ともにギリシャ語）。

ホモ型の家族性高コレステロール血症は１００万人に１人とまれなのですが、ヘテロ型は２００～５００人に１人と多く、日本の患者数は25万人に上ると推定されています。

ＬＤＬコレステロール値はホモ型のほうが高くなり、５００～９００mg／dLにもなります。ヘテロ型はホモ型ほどではないものの、それでも１５０～４２０mg／dLと、健常な人の２倍程度になります。

●若年で動脈硬化が進む

家族性高コレステロール血症の人

そのほかの家族性脂質異常症

病名	総コレステロール値	中性脂肪値	特徴
家族性複合型高脂血症	少し高い～かなり高い	少し高い～かなり高い	●100人に1人と、遺伝性の脂質異常症ではもっとも頻度が高い ●原因は単一ではなく、症状も多彩 ●高コレステロール血症と高中性脂肪血症が複合してあらわれる ●動脈硬化性疾患を高率で合併する
家族性Ⅲ型高脂血症	少し高い～かなり高い	少し高い～かなり高い	●5000 ～ 30000人に1人と、頻度は低い ●脂質の代謝に重要なアポたんぱく（アポE）の異常に、後天的な要因（肥満、糖尿病など）が加わり、成人になってから発症する ●冠動脈疾患や動脈硬化性疾患を合併する ●手のひらに独特の黄色腫（手掌《しゅしょう》線条《せんじょう》黄色腫）が見られる
家族性Ⅳ型高脂血症	正常	かなり高い	●診断基準が明確ではないため頻度は不明 ●中性脂肪を運ぶVLDL（超低比重リポたんぱく）の合成が亢進《こうしん》し、中性脂肪値が高くなる ●動脈硬化性疾患との関連は不明 ●多くは健診で発見される
家族性リポたんぱくリパーゼ欠損症	正常～少し高い	非常に高い	●100万人に1人と、頻度はまれ ●中性脂肪の代謝に重要なリポたんぱくリパーゼが欠損するため、中性脂肪値が1000 ～ 15000㎎／dLといちじるしく増加する ●しばしば急性膵炎《すいえん》を合併する ●発疹《ほっしん》性黄色腫や肝脾腫《かんひしゅ》などが見られる

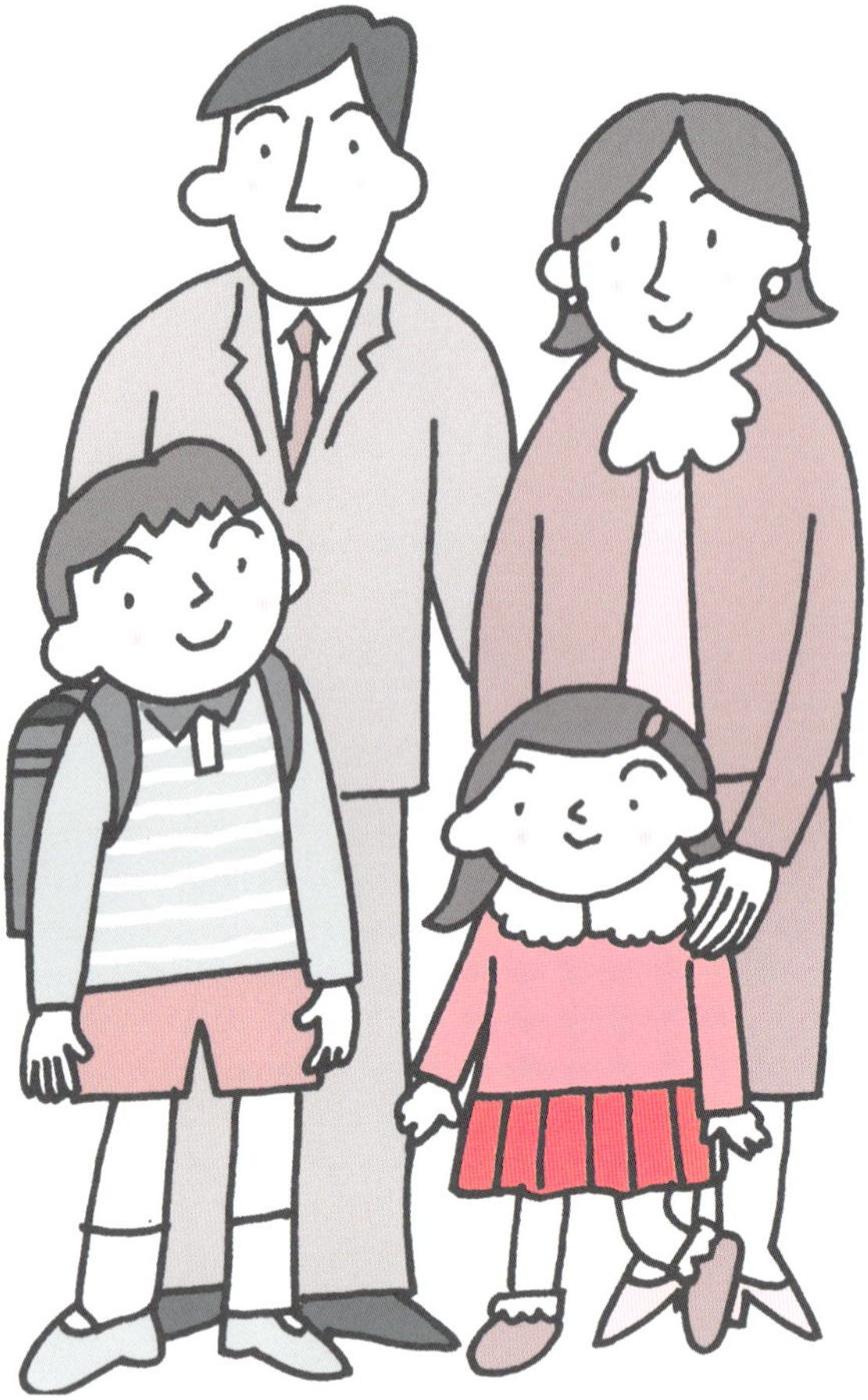

は、食生活などに問題がなくても、子どものころからコレステロール値が高く、早期に動脈硬化が進行します。

40~59歳の冠動脈硬化症による死亡リスクを見ると、ヘテロ型の場合、男性では17歳ごろから、女性では25歳ごろから心臓の冠動脈がかたくなり、治療をしないと65歳までに70%の人が冠動脈疾患で亡くなるといわれています。さらにホモ型の場合は、ヘテロ型の3倍の速度で冠動脈の硬化が進み、平均寿命は37歳といわれます。**家族の中に、60歳以下で心筋梗塞や狭心症になった人がいる場合**は、家族性脂質異常症を考えて、早めに検査を受けることが大切です。家族性高コレステロール血症と判明したら、ただちに治療をはじめる必要があります（詳しくは74ページ参照）。判明した時点で、すでに動脈硬化が発症・進行している可能性が高いからです。

●目に見える症状

脂質異常症は基本的に自覚症状がなく、それは家族性高コレステロール血症の場合も同じです。ただし、コレステロール値が極端に高い状態がつづくと、**黄色腫**《おうしょくしゅ》というコレステロールのかたまりが、まぶた、手指の伸筋腱《しんきんけん》、ひじやひざの関節、アキレス腱などにできることがあります。これは目に見えるわかりやすい症状で、家族性高コレステロール血症の診断基準の1つになっています（症状について詳しくは34ページ参照）。

高脂血症から脂質異常症へ

2007年、日本動脈硬化学会は「動脈硬化性疾病予防ガイドライン」を改訂しました。主な変更点は――

●それまでの「高脂血症」という疾患名を「脂質異常症」に変更する。

●ガイドラインにある「高脂血症の診断基準」を「脂質異常症の診断基準」に改め、基準値から総コレステロール値をはずす。かわりに、LDLコレステロール値、HDLコレステロール値、中性脂肪値を設定する。

総コレステロール値ではなく LDLとHDLを個々に見る

かつては、血液中の脂質が高い状態をすべて高脂血症と呼び、脂質が必要量より異常に多い状態が動脈硬化の危険因子になるとして、「総コレステロール値（LDLとHDLを合わせた値）」と「中性脂肪値」の2つを診断基準にしていました。

しかし、動脈硬化の発症リスクとなるのは、LDLコレステロールが高い状態、あるいはHDLコレステロールが低い状態です。総コレステロール値を見るだけでは、（リスクの少ない）HDLコレステロールが高い人までも含んでしまい、リスクを正確に知ることができませんでした。

また、発症には、LDLコレステロールとHDLコレステロールのバランス（LH比）を見ることも大切であることがわかってきました（82ページ参照）。総コレステロール値だけでは、この対比も知ることができません。

そのため、改訂では、「LDLコレステロール値」「HDLコレステロール値」「中性脂肪値」の3つを診断基準値に定めました。

病名も、高脂血症では、動脈硬化のリスクになるHDLコレステロールが「低い」状態をさす場合には適当でありません。そこで、病名を、「脂質の代謝とバランスの異常」をあらわす「脂質異常症」へと変更したわけです。

高脂血症という名称は いまでも使われる

ただし、高脂血症という名称が廃止されたわけではなく、医療の場ではいまでも必要に応じて使われています。

たとえば、コレステロール全体（総コレステロール）が高い高コレステロール血症や高中性脂肪血症のように、血液中の脂質の値が高くなる病態については、いまでも「高脂血症」という診断名を使うことがあります。

脂質異常症の原因3

脂質異常症を引き起こす病気や薬剤

Point

- 糖尿病や甲状腺機能低下症は脂質異常症を起こしやすい
- 降圧薬やホルモン剤などの薬剤によって脂質異常症が起こることがある
- 原因となっている病気の治療をしたり薬を変えることで改善する

糖尿病などの病気や、降圧薬などの薬が原因に

脂質異常症を引き起こす原因となる病気で、もっとも注意しなければならないのは**糖尿病**です。糖尿病の患者さんの20～50％に脂質異常症が見られるといわれています。

糖尿病は、血糖値を下げるインスリンというホルモンの効き目が悪くなり（インスリン抵抗性。33ページ参照）、高血糖をまねきます。同時に、脂質の代謝も悪化させ、血液中の脂質が増えやすくなります。

そのため、**糖尿病と脂質異常症はしばしば合併**します。

甲状腺ホルモンが不足する**甲状腺機能低下症**も、脂質異常症の原因になります。甲状腺ホルモンが減ると、LDLコレステロールが細胞でうまく使われなくなり、血液中のLDLコレステロールが増えてしまうのです。

さらに、尿にたんぱくが出る**ネフローゼ症候群**という腎臓の病気や、**クッシング症候群**という副腎《ふくじん》の病気、肝臓や胆道の病気なども脂質異常症を引き起こします。

また、病気の治療などで服用している薬剤が脂質異常症を引き起こすこともあります。

原因となる薬を左ページの表にまとめてみましたが、この中で特に服用者が多いのは、血圧を下げるための**降圧薬**です。

女性では、**経口避妊薬（ピル）**などが問題になります。

ほかの病気による脂質異常症は、その病気の治療をすることで改善します。また、薬剤の影響によるものは、薬を変更するなどの対策をとります。

脂質異常症を引き起こす病気

病　名	症　状
糖尿病	インスリンの働きが不足するため、血液中の脂質が増える。特に中性脂肪値が高くなり、LDLコレステロール値も上がる。
甲状腺機能低下症	甲状腺ホルモンの合成・分泌が減り、活力がおとろえる。首前部のはれ、全身のむくみ、体重増加などが特徴。中年以降の女性に多い。LDLコレステロール値が上がる。
ネフローゼ症候群	腎臓の病気。尿にたんぱく質が出てしまうため、血液中のたんぱく質が減る。全身のむくみ、体重増加が特徴。高コレステロール血症を起こす。あわせて中性脂肪値が高くなることもある。
慢性腎不全	腎臓の病気。長い年月をかけて慢性の腎臓病が進行し、腎臓がになっている機能をはたせなくなる。中性脂肪値が高くなったり、HDLコレステロール値が低くなったりする。
閉塞《へいそく》性黄疸《おうだん》	胆道の病気。肝臓から十二指腸までの、コレステロールや胆汁《たんじゆう》酸を排出する経路（胆道《たんどう》）が詰まるため、胆汁が逆流し黄疸があらわれる。LDLコレステロール値が高くなり、HDLコレステロール値は低くなる。
クッシング症候群	副腎の病気。副腎皮質《ふくじんひしつ》ステロイドホルモンの1つであるコルチゾールが増えて、高血圧、多毛《たもう》、骨粗しょう症、月経異常などを起こす。中性脂肪値やLDLコレステロール値が上がる。
原発性胆汁性肝硬変（PBC）	肝臓の病気。肝臓の中で胆汁が流れる管（胆管《たんかん》）の流れが悪くなり、胆汁酸の原料であるコレステロールが余るため、高コレステロール血症になる。

脂質異常症を引き起こす可能性がある薬剤

	薬の種類	作　用
降圧薬	●β遮断《ベータしやだん》薬	●中性脂肪値を上げ、HDLコレステロール値を下げる
	●サイアザイド系利尿剤	●中性脂肪値やLDLコレステロール値を上げ、HDLコレステロール値を下げる
ホルモン剤	●経口避妊薬	●中性脂肪値を上げ、HDLコレステロール値を下げる
	●エストロゲン製剤	●中性脂肪値を上げる
	●ステロイドホルモン剤	●中性脂肪値やLDLコレステロール値を上げる
免疫抑制薬	●シクロスポリン製剤	●中性脂肪値を上げる
角化《かくか》症治療薬	●レチノイド製剤	●中性脂肪値やLDLコレステロール値を上げる
向精神薬	●クロルプロマジン	●血中脂質が増える
	●イミプラミン	●HDLコレステロール値を下げる

肥満

Point

- ●たまることが少ない内臓まわりに脂肪が蓄積されるのが内臓脂肪型肥満
- ●内臓脂肪は悪玉サイトカインを分泌し、インスリンの働きを低下させる
- ●インスリンの働きが悪いと、糖尿病、高血圧症、脂質異常症をまねく

2タイプある肥満のうち内臓脂肪型肥満が問題

肥満は脂質異常症だけでなく、高血圧症や糖尿病などの生活習慣病をまねく大きなリスク因子になります。ただし、肥満といっても、**問題になるのは内臓脂肪型肥満です。**

肥満には、皮下《ひか》脂肪型肥満と内臓脂肪型肥満の2タイプがあることは、多くの人に知られるようになりましたが、これには、2008年からはじまった特定健康診査（いわゆるメタボ健診）の役割も大きかったようです。

メタボ健診では、まずおなかのまわりを測定します。これは、単なる肥満チェックではなく、内臓脂肪型肥満をチェックするためです。

内臓脂肪型肥満を厳密に判定するためには、CTスキャン検査や超音波検査で調べる必要がありますが、メタボ健診では、腹囲《ふくい》（おへそまわり）と、ほかの項目（脂質異常、高血圧、高血糖）を見ます。これで、おおよその見当をつけることができます。

内臓脂肪はインスリンの働きを悪くする

内臓脂肪とは、本来はたまることが少ない内臓まわり（腸間膜《ちょうかんまく》）に蓄積した脂肪です。内臓脂肪型肥満は、腸のまわりや肝臓に脂肪がつきますので、見た目にはそれほど太っていないように見えます。

内臓脂肪型肥満が問題になるのは、なぜでしょうか。大きな理由は、脂肪細胞が分泌する「サイトカイン」という生理活性物質にあります。サイトカインには、いくつもの種類が

あり、動脈硬化を抑えるように働く善玉もあれば、動脈硬化を進める悪玉もあります。**内臓脂肪は、悪いほうに働くサイトカインを多く分泌し、善玉のサイトカインを減らしてしまうのです。**

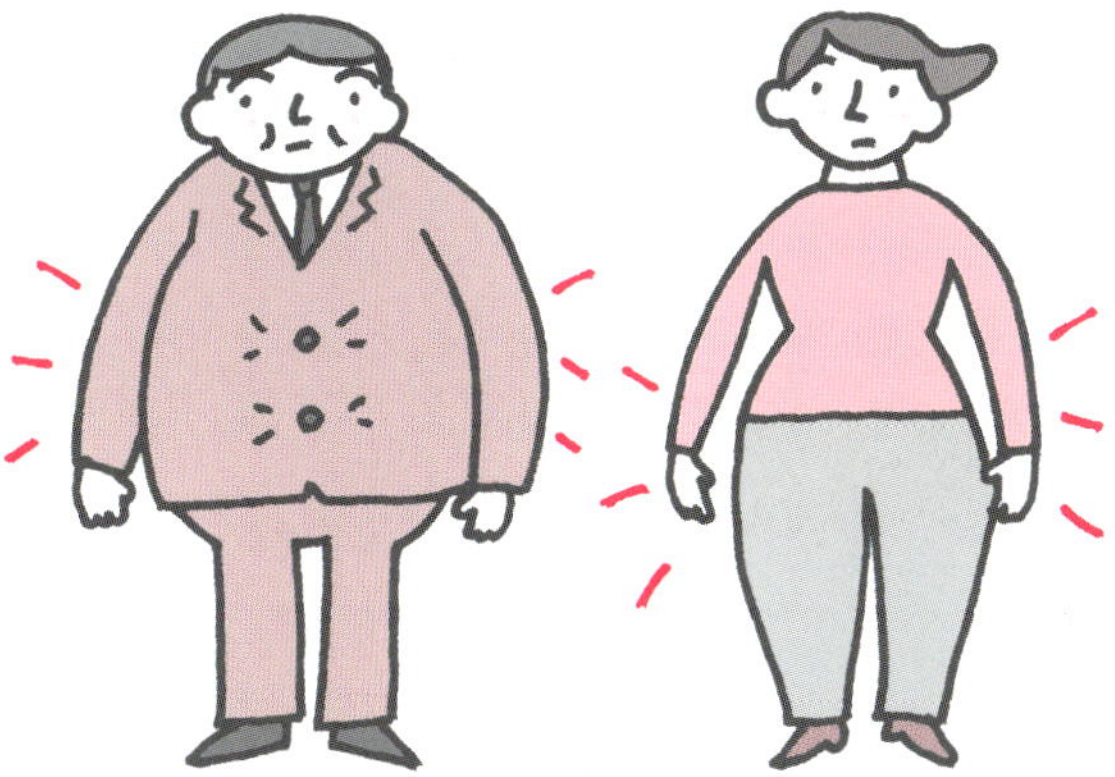

内臓脂肪型肥満　皮下脂肪型肥満

たとえば、悪玉サイトカインの1つに、インスリン（膵臓から分泌されるホルモン）の働きを悪くする物質があります。インスリンがうまく働かないと、**インスリン抵抗性が高い状態**になり（高インスリン血症）、血液中のブドウ糖がスムーズに処理されなくなります。そのため血糖値が下がらず、高血糖の状態がつづき、やがては糖尿病に至ります。

　また、インスリン抵抗性は腎臓の働きにも影響し、それが原因で高血圧になることがあります。さらに、内臓脂肪からは別の悪玉サイトカインが分泌され、血圧を上げるように働きますので、内臓脂肪の蓄積によって高血圧が進みます。

　インスリン抵抗性は、脂質の代謝にもかかわります。インスリンには、中性脂肪を運ぶ輸送カプセル（VLDL〈超低比重リポたんぱく〉）が過度につくられるのを抑えたり、VLDLの積荷である中性脂肪を分解する酵素（リポたんぱくリパーゼ）の働きをよくする作用があります。そのインスリンの働きが悪くなるわけですから、中性脂肪が増えて高中性脂肪血症になりやすくなるのです。

　つまり、内臓脂肪型肥満は、糖尿病、高血圧症、脂質異常症といった生活習慣病の引き金となり、またメタボリックシンドロームの原因となるので、決して軽く見ることはできないのです。

皮下脂肪型肥満とは

　お尻や太ももなど、下半身の皮下（皮膚と筋肉の間）に脂肪がたまる肥満で、見た目から洋《よう》梨《なし》型肥満とも呼ばれます。内臓脂肪型肥満が男性に多いのにくらべ、こちらのタイプは女性に多く見られます。

「沈黙の病」にあらわれる症状

Point

- ●脂質異常症は基本的に無症状だが、まれに症状があらわれる場合がある
- ●家族性高コレステロール血症の黄色腫は外から見てわかる
- ●高中性脂肪血症では、急性膵炎を起こすと激しい腹痛があらわれる

皮膚にできる黄色腫や急性の激しい腹痛

脂質異常症は、基本的には自覚症状がない病気で、気がつかないうちに進み、ほうっておくと動脈硬化に至ります。やっかいなのは、脂質異常症も動脈硬化も、体に変調を感じないまま進行してしまうことで、そのため「沈黙の病」（サイレント・ディジーズ）と呼ばれます。

ただし、まれに症状があらわれる場合がありますので、次のような徴候が見られたら、血液検査を受けて脂質異常症がないかどうか調べることが大切です。

家族性高コレステロール血症

●**黄色腫**《おうしょくしゅ》：コレステロールの沈着で、皮膚に黄色みをおびた斑点状の湿疹《しっしん》、あるいは結節《けっせつ》（直径1㎝以上の隆起）があらわれます。できる部位は、まぶた（眼瞼《がんけん》黄色腫）、アキレス腱《けん》や手指の腱（腱黄色腫）、ひじやひざ（結節性黄色腫）などです。

特に、アキレス腱にできる黄色腫は、家族性高コレステロール血症に特徴的なもので、アキレス腱部のくぼみがなくなり、つまむとしこりを感じます。診断は、X線撮影でアキレス腱の最大径を測定し、9㎜以上ならアキレス腱の肥厚《ひこう》と考えます（正常値は6・3±1・2㎜）。

眼瞼黄色腫は、上まぶたに多くできますが、高齢者では脂質異常症をともなわないこともあります。下まぶたにできると、家族性高コレステロール血症の可能性が高くなります。

●**角膜輪**《かくまくりん》：角膜の周囲にあらわれる白色の輪状の混濁《こんだく》で、50歳前であれば家族性高コレステロール血症が疑われます。60歳以上の場合は老人環《かん》

目に見える症状の特徴を知る

病　名	症　状
眼瞼黄色腫	黄色みをおびた扁平《へんぺい》な隆起が、主に上まぶたの内側にできる。40歳未満なら家族性高コレステロール血症の疑い。高齢者では脂質異常症をともなわない場合もある。
腱黄色腫	アキレス腱や、手の甲にある指の付け根が肥厚する。皮膚の表面は正常で、黄色みをおびない。つまむとしこりを感じる。家族性高コレステロール血症を考える。
角膜輪	角膜のまわりに白色~灰青色の輪ができる。高齢者にも見られるが（老人環）、家族性高コレステロール血症の角膜輪は、老人環より辺縁《へんえん》がシャープに見える。
結節性黄色腫	黄色、または淡紅色の直径1㎝以上の隆起が、ひじやひざ、指の関節、足、お尻によく見られる。重症の家族性高コレステロール血症に特徴的な症状。
手掌線条黄色腫	黄色腫が、手のひらのしわにそったり、手指や指の間にできる。ひどくなると、物が握れなくなる。家族性Ⅲ型高脂血症（病気としては頻度が低い）の特徴的症状。
発疹性黄色腫	お尻、太ももの後ろ、ひじ、ひざ、首などに、直径4~6㎜の丸い丘疹がむらがるようにいくつも集まって見られる。高中性脂肪血症に特徴的な症状。

といい、生理的なものですので、心配はいりません。

家族性Ⅲ型高脂血症

●**手掌線条《しゅしょうせんじょう》黄色腫**：手のひらのしわや、手指、指間に生じる黄色腫で、家族性Ⅲ型高脂血症の特徴的症状です（27ページ参照）。

高中性脂肪血症

●**急性膵炎《すいえん》**：背中まで広がる上腹部痛が急に激しく起こると、高中性脂肪血症による膵炎が疑われます。食欲不振、嘔吐といった症状が出ることもあります。脂肪が多い食事をしたり、お酒を多量に飲んだあとに、激しい腹痛が起こる場合もあります。

●**発疹《ほっしん》性黄色腫**：黄褐色で円形の丘疹《きゅうしん》（直径4~6㎜）が、臀部《でんぶ》、太ももの後ろ、ひじ、ひざ、首などに集まって見られるもので、高中性脂肪血症の特徴的症状です。

血中脂質の正体1

血中脂質の働きとつくられ方

Point

- ●コレステロールは体を構成する細胞膜やホルモンをつくる材料になる
- ●中性脂肪は体内にストックされているエネルギー源
- ●リン脂質はコレステロールと、遊離脂肪酸は中性脂肪と協力して働く

脂質は生命維持に必須の物質

コレステロールや中性脂肪は、数値が高くなると動脈硬化の危険性が高くなるため、とかく悪者にされがちです。しかし、**血中脂質は生命維持には必須のもので、体の組織をつくる材料となるほか、エネルギー源としても重要**です。

専門的にそれほど詳しく知る必要はありませんが、コレステロールや中性脂肪がいったいどういうものなのか、その「正体」を知っておくことは大切です。

コレステロールは細胞膜やホルモンの材料

コレステロールの重要な役割の1つは、細胞膜の材料になることです。私たちの体は、脳、心臓、肝臓などから皮膚や骨に至るまで、それぞれが固有の細胞でつくられ、体全部では約60兆個の細胞があるとされます。その1つ1つの細胞を取り囲む膜をつくっているのが、コレステロールとリン脂質です。そのため、**コレステロールが不足すると、細胞の新陳代謝が弱まり、血管が破れやすくなります**。

また、コレステロールは、性ホルモンや副腎《ふくじん》皮質《ひしつ》ホルモンなどの各種ホルモン、胆汁酸（消化液）、ビタミンDなどの材料にもなります。いずれも体の機能を調整するために欠かせない物質です。

●70～80％は体内でつくられる

私たちが1日に必要とするコレステロールは、大体1000～2000mgだといわれます。このうち70～80％は体内でつくられます。

体内でコレステロールをつくって

いるのは、主に肝臓です。原料になるのはアセチルコエンザイムA（アセチルCoA）で、これは、食べものの炭水化物に含まれる糖質や、たんぱく質に含まれるアミノ酸、脂質に含まれる脂肪酸などが分解されてつくり出される物質です。この物質をもとに肝臓で合成されるコレステロールは、1日700〜1400mgほどです。

コレステロールの合成・吸収と働き

コレステロールの多くは体内で合成され、食事から摂取するのは一部

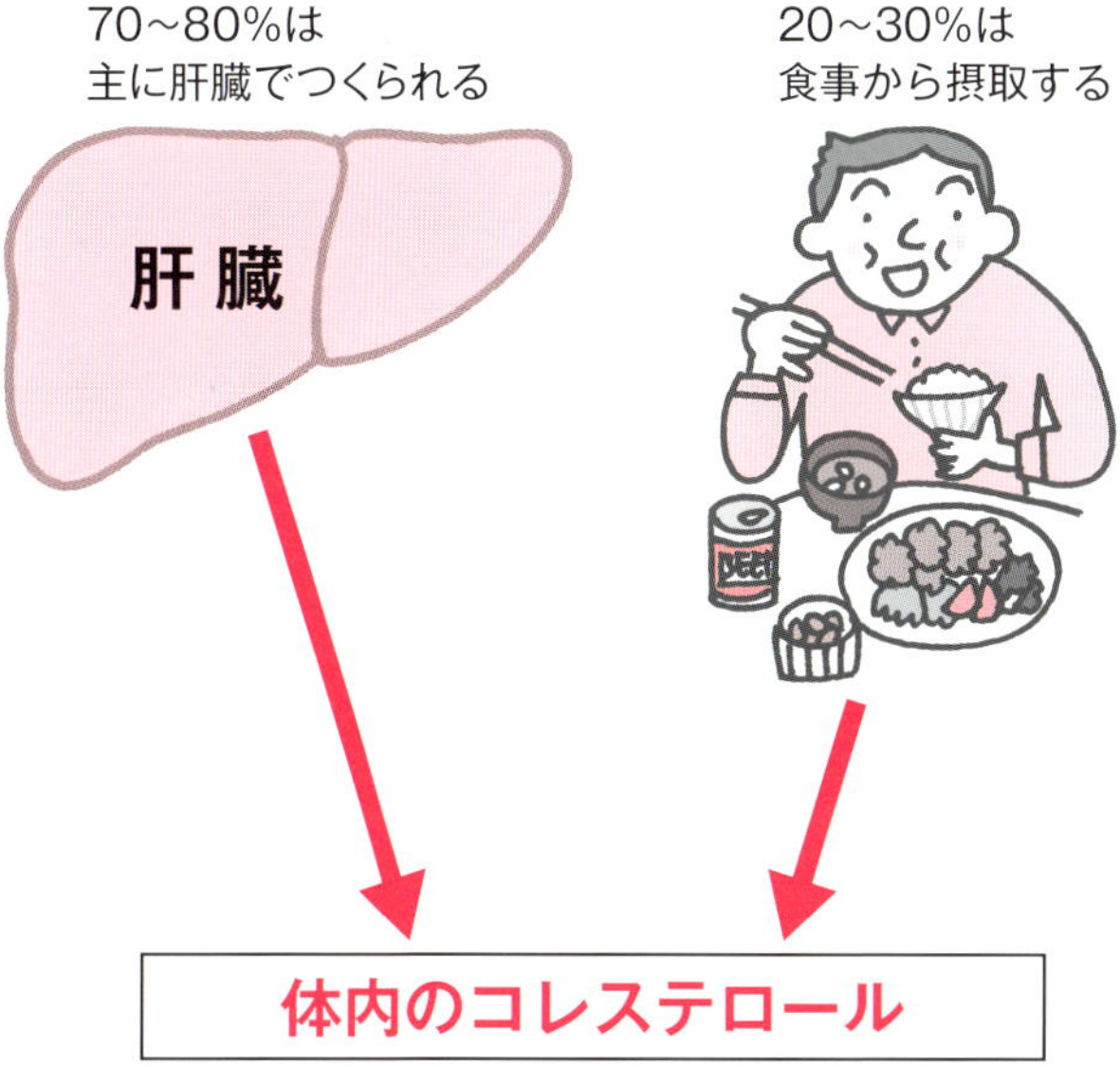

食べものから摂取したコレステロールは、小腸で吸収され肝臓へ運ばれます。食事からのコレステロール量が多いと、肝臓はコレステロールの合成量を調整し、バランスをとります。
体内のコレステロールは、細胞膜の構成成分になったり、ホルモンや胆汁酸などの材料になります。

●20〜30%は食事から

残りの20〜30%のコレステロールは食べものから摂取されます。食べものに含まれるコレステロールは小腸で吸収され、小腸の細胞の中でカイロミクロンという輸送カプセルに組み込まれてから、肝臓へ運ばれます。

こちらのコレステロールは、1日およそ300mgです。

●肝臓の調整機能

食べものから摂取されるコレステロールは、日によって量が多かったり少なかったりしますが、肝臓はそれに合わせて合成量を調整します。

中性脂肪はエネルギーの貯蔵庫

コレステロールが体をつくる材料になるのに対して、**中性脂肪には、体を動かすためのエネルギー源としての役割があります。**

ただし、私たちが活動するためのエネルギーには、まず食べものから摂取する脂質や糖質が使われます。それが足りなくなった場合に、体内にある中性脂肪が使われます。つまり中性脂肪は、いってみればエネルギーの貯蔵庫です。

また、エネルギーとして使われない中性脂肪は、血液を通して皮下や内臓周囲の組織へ運ばれ、皮下脂肪や内臓脂肪となります。これらの脂肪には、生命維持のための別の働きがあります。

1つは、**体温を保つ働き**です。皮下脂肪は断熱材のようになって、体から熱が逃げるのを防ぎ、体温が下がりすぎないようにしてくれます。

また、**臓器を外部の刺激から守る働き**もします。クッションのようになって、臓器を保護するのです。

●2通りのつくられ方

中性脂肪にも、食べものからつくられる経路と肝臓で合成される経路があります。

食べものから直接摂取された脂質や糖質は、分解されて小腸で吸収され、小腸の細胞で中性脂肪に再構成されます。

一方、肝臓では、食べものの糖質からできるグリセロールという物質と、血液にある脂肪酸を原料に中性脂肪が合成されます。

●消費されないと、たまりやすい

このように、中性脂肪は皮下や内臓に貯蔵されますので、貯蔵分が消費されないうちに糖質や脂質をとりすぎると、体脂肪が増え、肥満をまねくのです。

リン脂質と遊離脂肪酸それぞれの働き

血液中には4種類の脂質が含まれています。4種類とは、コレステロール、中性脂肪のほか、リン脂質、遊離《ゆうり》脂肪酸です。

【リン脂質】コレステロールと同じように、細胞膜の主成分になります。また、細胞膜を正常に保ったり、細胞膜が持つ透過《とうか》性（細胞の内と外を水や物質が行き来すること）を維持するのもリン脂質の役割です。さらに、リン脂質には、水と油の両方をなじませる性質があり、コレステロールや中性脂肪を血液や胆汁にとけ込ませる働きもします。

リン脂質は、コレステロールと密接に結びついていますので、コレステロールが増えるとリン脂質の量も増えます。

【遊離脂肪酸】貯蔵されている中性脂肪は、そのままでは使えないため、分解されてから血液中に放出されます。この分解された成分が、遊離脂肪酸です。中性脂肪は遊離脂肪酸になることで、はじめてエネルギーとして使われるわけです。

■ 4つの血中脂質の働き

コレステロール

●細胞膜の構成成分になる

●ホルモンの材料になる

副腎皮質ホルモンや、男性・女性ホルモンなど、生命維持の基本となる重要なホルモンの材料になる。

●ビタミン D の材料になる

日光にあたって紫外線を浴びると、皮膚の細胞でコレステロールからビタミンDが合成される。

●胆汁酸の材料になる

胆汁酸は脂肪の消化・分解にかかわるので、コレステロールが不足すると、腸での脂肪の吸収が悪くなる。

中性脂肪

●エネルギー源になる

食べものからの脂質や糖質が足りなくなったときは、肝臓や脂肪細胞に蓄えられている中性脂肪がエネルギーとして使われる。

●体温を保ち、臓器などを守る

皮下脂肪や内臓脂肪として蓄えられた中性脂肪は、体温が失われないようにしたり、外部からの衝撃や圧力をやわらげ、内臓や骨、筋肉などへの影響を軽減する。

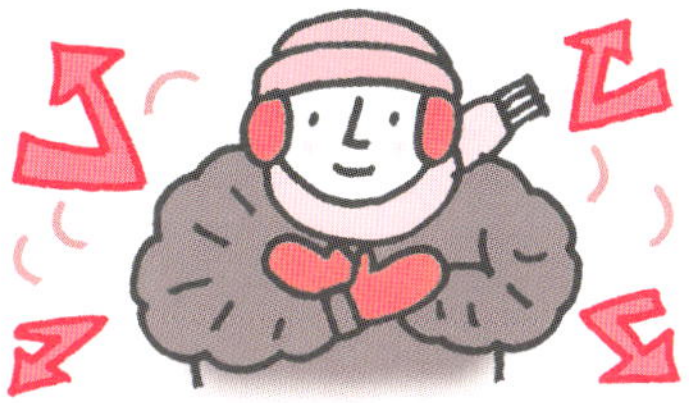

リン脂質

●細胞膜の構成成分になる

●細胞膜の透過性を維持する

細胞の内と外を水や物質が行き来する機能を維持する。

●水にとけにくい物質を水になじませる

コレステロールや中性脂肪を血液中や胆汁にとけ込ませて運搬する。

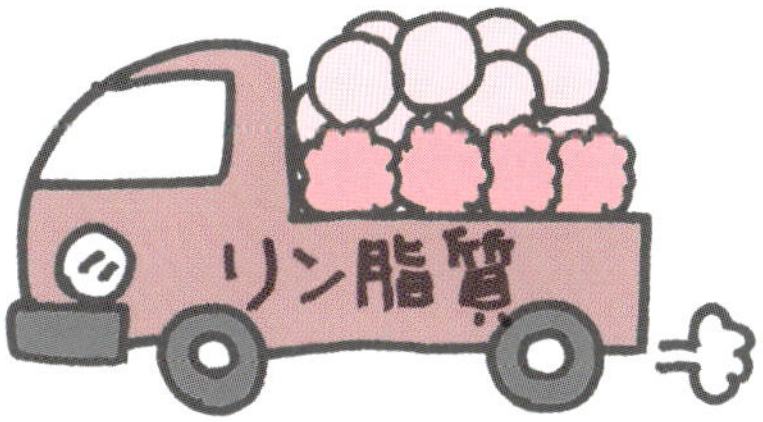

遊離脂肪酸

●直接働くエネルギー源になる

血液中に放出され、体のすみずみへ運ばれて、各組織の細胞でエネルギーとして使われる。

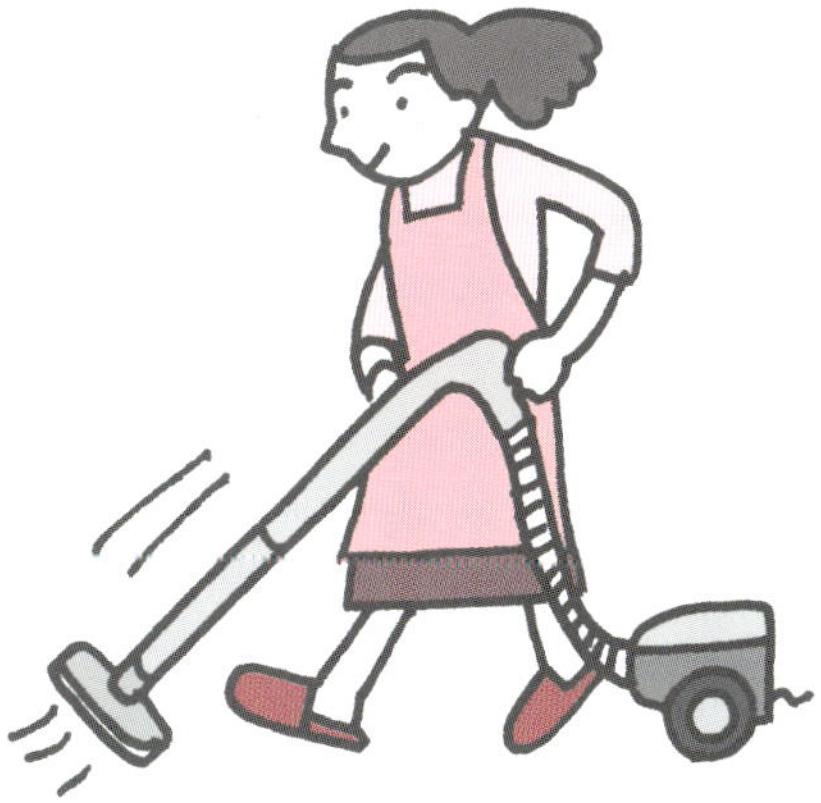

血中脂質の正体2

脂質が全身に運ばれるしくみ

Point

- ●脂質を運ぶのは血液だが、血液はほとんどが水なので、脂がとけ込めない
- ●輸送カプセル「リポたんぱく」に脂質を組み込むと運べるようになる
- ●リポたんぱくは4種類あり、組み込む脂質や役割がそれぞれ異なる

脂質を運ぶカプセル「リポたんぱく」とは

コレステロールや中性脂肪を全身に運ぶのは血液です。ただし、コレステロールも中性脂肪も、脂質、つまり脂《あぶら》なので、そのままの状態では血液にとけ込むことができません。

血液中にとけ込むために、脂質は血液中で「リポたんぱく」という粒子に組み込まれます。

リポたんぱくは、いわば、**脂質を積んで運ぶ輸送カプセル**といえます。

コレステロールや中性脂肪は、リポたんぱくという輸送カプセルに入ることで、安定して血液にまじり、全身の細胞に流れていくことができるのです。そのため、コレステロールや中性脂肪は、常に血液の中ではこのリポたんぱくの形で存在しています。

リポたんぱくは、二重構造になったボール状の粒子です（左ページの図参照）。リポたんぱくには4種類あり、それぞれ働きがちがいます。

●**カイロミクロン**：食べものから摂取され小腸で吸収された脂質（主に中性脂肪）を肝臓へ運びます。

●**ＶＬＤＬ（超低比重リポたんぱく）**：肝臓で合成された脂質（主に中性脂肪）を積んで、脂肪組織や筋肉へ脂肪酸を運びます。

●**ＬＤＬ（低比重リポたんぱく）**：主に肝臓で合成されたコレステロールを積んで、全身の組織へ配送し、余ったコレステロールは肝臓へ戻します。

●**ＨＤＬ（高比重リポたんぱく）**：全身の組織から、使われないで余ったコレステロールを回収し、肝臓へ戻します。また、動脈の壁にたまったコレステロールがあると引き抜いて、肝臓へ戻します。

■ リポたんぱくの構造

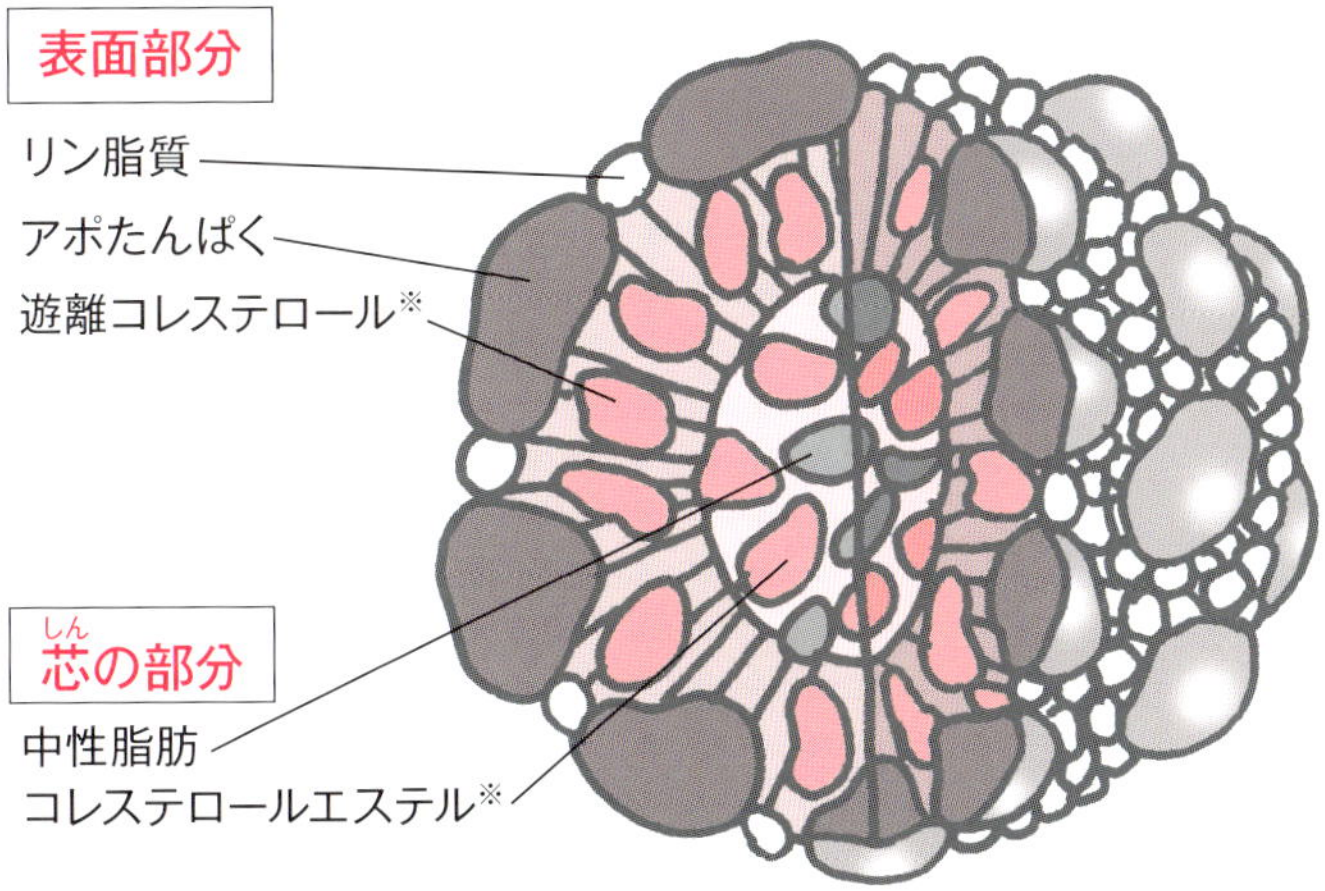

※コレステロールには、脂肪酸と結合したコレステロールエステルと、脂肪酸と結合していない遊離コレステロールの２種類がある。コレステロールエステルはまったくの脂分で、中性脂肪とともに粒子の芯の部分に閉じ込められる。遊離コレステロールには水になじむ性質があり、リン脂質やアポたんぱくとともに、粒子の外側を囲む。

■ リポたんぱくの種類と働き

●カイロミクロン

中性脂肪やコレステロールを小腸から肝臓へ運ぶ。積荷の約 80％は中性脂肪。もっともサイズが大きい

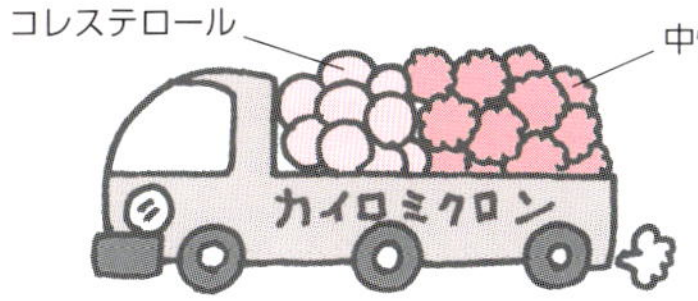

●VLDL

中性脂肪を多く積んでいる。中性脂肪を脂肪組織や筋肉などで降ろしたあとは、サイズが小さくなる。カイロミクロンに次ぐ大きさ

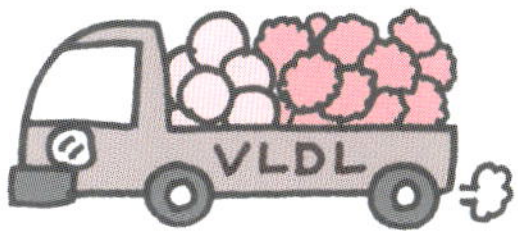

●LDL

コレステロールをたくさん積み、必要な組織へ運ぶ。血液中の LDL が多すぎると、血管の内皮下にしみ込んでたまり、酸化 LDL になって動脈硬化の原因となる

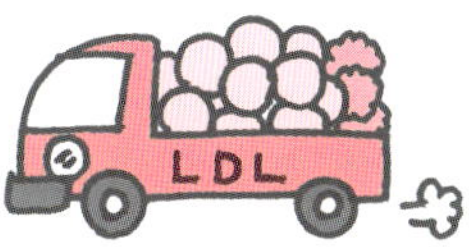

●HDL

全身を循環して、余ったコレステロールを回収する。また、血管にしみ込んだ LDL を引き抜いて回収し、肝臓へ運ぶ。もっとも小さい

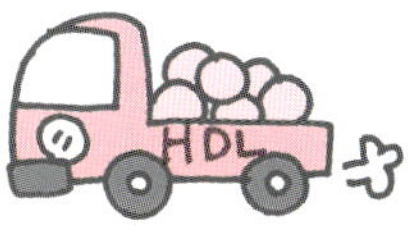

悪玉ＬＤＬと善玉ＨＤＬのちがい

Point

- ＬＤＬは、生命維持に必要なコレステロールを体中の細胞に運ぶ
- ＨＤＬは、動脈硬化をまねかないように余ったコレステロールを回収する
- コレステロール自体は同じものだが、ＬＤＬは配達役、ＨＤＬは回収役

配達役のＬＤＬは余ると動脈硬化をまねく

　コレステロールには、ＬＤＬコレステロールとＨＤＬコレステロールの2種類がありますが、コレステロール自体は同じもので、ちがいはコレステロールを運ぶ輸送カプセル「リポたんぱく」にあることは18ページで述べました。

　ＬＤＬは配達専門の輸送カプセルで、血液の中で余ると血管にしみ込み、動脈硬化の原因となります。そのため「悪玉」と呼ばれるわけですが、なぜ余ってしまうのか、そのしくみを少し見てみます。

　ＬＤＬは、全身の細胞にコレステロールを届けます。細胞には、コレステロールが必要になると、「ＬＤＬ受容体」という鍵穴《かぎあな》のようなものができます。一方、ＬＤＬには「アポＢ」という鍵になるものがあり、その鍵が鍵穴に差し込まれることで、ＬＤＬは細胞の中に入ることができます。そして、細胞内でコレステロールを放出し、そのコレステロールから細胞膜やホルモンなどがつくられます。

　しかし、コレステロールが足りていると、細胞は鍵穴であるＬＤＬ受容体をつくらなくなります。鍵穴がなければＬＤＬは細胞に入れないので、そのまま血液中を流れ、肝臓へ行きます。すると肝臓はそのコレステロールを使って胆汁酸をさかんにつくり、また肝臓の細胞自身もコレステロールを使います。ただし、能力を超えると肝臓でも受容体が減り、そのためＬＤＬは肝臓に入れなくなります。

　こうなると、ＬＤＬは、再び血液中を流れていくことになります。そ

の結果、血液は過剰なＬＤＬであふれ、**高ＬＤＬコレステロール血症**の状態となるわけです。

また、家族性高コレステロール血症のように、ＬＤＬ受容体の遺伝子に欠損や異常がある場合も、ＬＤＬは細胞に入れないため、血液中で過剰になります。

回収役のＨＤＬは動脈硬化の歯止めになる

一方、ＨＤＬは回収専門の輸送カプセルです。血管にしみ込んでいるコレステロールを運び去ってくれますので、「善玉」と呼ばれます。

ＨＤＬは、肝臓や小腸でつくられます。できたてのＨＤＬは、積荷がほとんどない輸送カプセルです。しかし、血流に乗って運ばれていく途中で、しだいに輸送カプセルとしての働きを発揮するようになります。血管にしみ込んでいるコレステロールを引き抜いて回収し、集めたコレステロールは肝臓へ運ばれ、そこで分解されます。

ですから、血管の壁にコレステロールがたまっていても、ＨＤＬが十分にあり、きちんと働いていれば、動脈硬化に歯止めをかけることができます。

ところが、ＬＤＬがそんなに多くなくても、ＨＤＬが少ないと、コレステロールの回収が十分にできなくなるため、血管壁のコレステロールはしだいに増えていき、動脈硬化をまねきます。

これが**低ＨＤＬコレステロール血症**といわれる状態です。

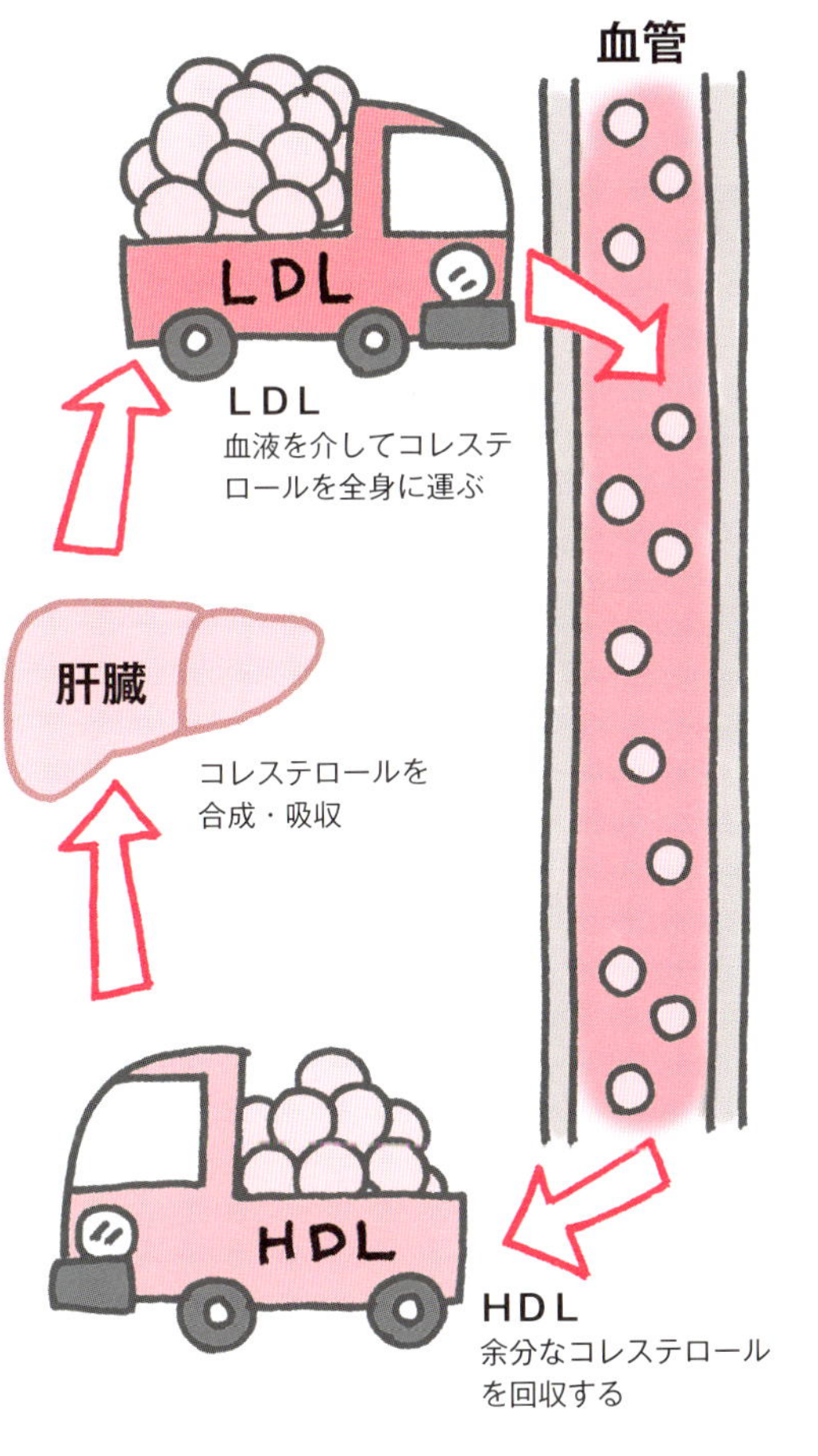

子どもの脂質異常症

若年層にも増えている脂質異常症

日本人の中年層（40歳）の総コレステロール値が米国人とほぼ同じレベルになっていることは前に述べましたが（20ページ）、実は若年層のほうがさらに心配な状態となっています。10～19歳にしぼってみると、日本人の総コレステロール値は、男女とも米国人を上回っているのです。

脂質異常症は、いまや大人だけの問題ではなくなってきています。

幼少時のコレステロール値は大人になってからも影響する

子どものコレステロール値が高い場合、まず考えなければならないのは、遺伝による家族性高コレステロール血症と、病気（主にネフローゼ症候群や甲状腺機能低下症）による二次性の高コレステロール血症です。

二次性の高コレステロール血症の場合は、原因となる病気を見つけて治療することが、何よりも重要です。コレステロール値は、このような病気を見つける手がかりになります。

一方、家族性高コレステロール血症は遺伝ですので、親が高コレステロール血症の場合は、早めに子どものコレステロール値を検査しておくことが大切です。放置すると、ほぼ確実に動脈硬化性疾患へと進行します。男性では、30歳代で心筋梗塞を起こすことが多いというデータもありますので、その前に対策を立てる必要があります。男性は、遅くとも20歳を過ぎたら、薬物療法の開始がすすめられます。

子どもの高コレステロール値で、もう一つ考えなければならないのが、生活習慣病としての高コレステロール血症です。

最近の子どもは、肉を中心にした欧米型の食事やファストフード、スナック菓子などによって、脂肪の摂取量が増えています。加えて、夜型の不規則な生活、運動不足など、さまざまな要因が複合的に重なって、子どものコレステロール値を押し上げていると考えられます。

5～9歳時のコレステロール値は、大人になってからのコレステロール値に影響し、それが心筋梗塞などによる死亡のリスクを高めるという研究データもあります。

食事などの生活習慣は、大人になってからでは変えにくいものです。親が働きかけ、食事を魚や野菜中心の和食にしたり、運動しやすい環境にしてあげることが大切です。

第2章

脂質異常症から動脈硬化に進むと、なぜこわいのか

血液を全身に運ぶ動脈のしくみ

Point

- 動脈の役割は、心臓から送り出された血液を体のすみずみに運ぶこと
- 血液には体に必要な酸素や栄養が含まれており、動脈によって届けられる
- 動脈は、みずから収縮と拡張運動を行って血液の流れを助ける

3層構造の動脈が心臓からの血液を運ぶ

動脈硬化を理解するために、まず血管のしくみを見てみましょう。

血管には動脈と静脈があります。動脈は、心臓から送り出された血液を運ぶための血管で、血液に含まれた酸素や栄養分などを体のすみずみに届けます。一方、静脈は、働きを終えた血液を全身から心臓へ戻すための血管です。

動脈も静脈も、「内《ない》膜」「中《ちゅう》膜」「外《がい》膜」の3層の壁でつくられていますが、動脈のほうが太く、また心臓から送られる血液の高い圧力に耐えられるように中膜が厚くじょうぶになっています。一方、静脈は、心臓に戻る血液の量に応じて血管の太さを変えられるように、薄くしなやかにできています。

左ページに、3層になっている動脈壁の断面図を示しました。

●**外膜**…もっとも外側にあり、血管を保護する働きをしています。動脈壁に栄養を送る血管や神経、リンパ管などが張り巡らされています。

●**中膜**…真ん中の厚い層で、弾力性のある平滑筋《へいかつきん》細胞でできています。血管は「第2の心臓」といわれるように、みずからも収縮と拡張の運動をして血液がスムーズに流れるようにしていますが、その役割の一翼をになっているのが中膜の平滑筋です。

●**内膜**…いちばん内側にある非常に薄い層で、血液と接する面には内皮《ないひ》細胞が隙間なく並び、シートのように内膜をおおっています。この内皮細胞のシートは、血液と血管を隔てるバリアになったり、血液から必要な成分だけを血管壁に取りこむフィルターの役割もしています。

■ 動脈の構造

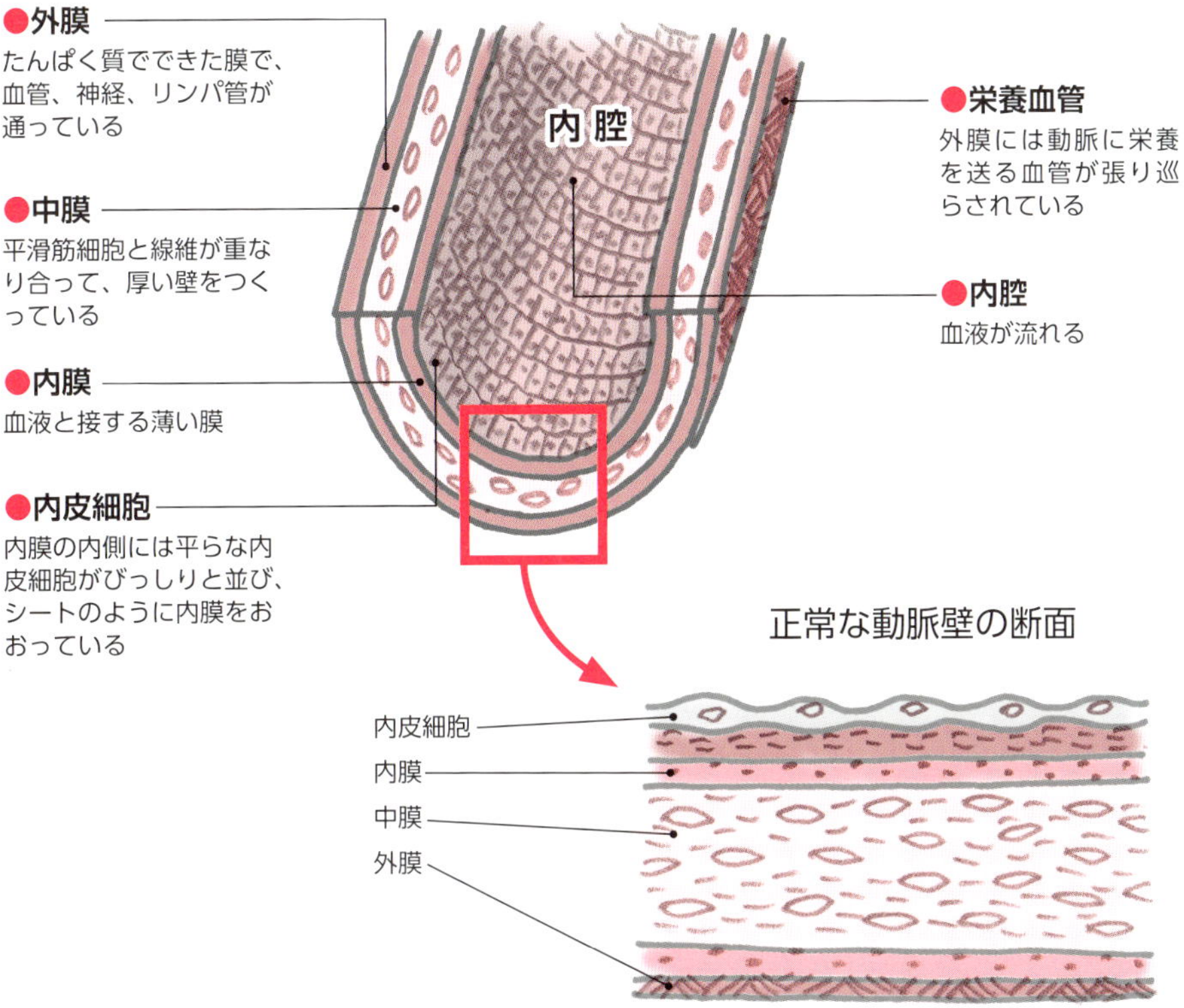
●外膜
たんぱく質でできた膜で、血管、神経、リンパ管が通っている
●中膜
平滑筋細胞と線維が重なり合って、厚い壁をつくっている
●内膜
血液と接する薄い膜
●内皮細胞
内膜の内側には平らな内皮細胞がびっしりと並び、シートのように内膜をおおっている
内腔
●栄養血管
外膜には動脈に栄養を送る血管が張り巡らされている
●内腔
血液が流れる
正常な動脈壁の断面
内皮細胞
内膜
中膜
外膜

また、内皮細胞は、血管の働きを保つために、さまざまな物質を分泌していることが最近わかってきました。これらの物質には、血管の中の血液が固まって血栓《けっせん》ができるのを防ぐ、血管壁の緊張をほぐす、血管をしなやかに保つ、といった作用があり、そのおかげで血液は血管をスムーズに流れることができるのです。

動脈硬化との関係で見ると、特に重要なのが、この内膜と内皮細胞です。血液中にＬＤＬコレステロールが増えると、内皮細胞からＬＤＬがしみ込み、内膜にたまって、動脈硬化の引き金となるのです。

ただし、ＬＤＬが内膜にたまっても、それだけで動脈硬化が起こるわけではありません。これは単なるきっかけで、動脈硬化のメカニズムはもっと複雑ですので、48ページから詳しく述べます。

動脈硬化はどのように進んでいくか

Point

- ●ＬＤＬが血管の内皮細胞からしみ込み、活性酸素で酸化して内膜にたまる
- ●酸化ＬＤＬをマクロファージが取り込み、脂質プラークというコブになる
- ●炎症が強まって脂質プラークが破裂すると、血栓ができて血管を詰まらせる

動脈硬化とは免疫の過剰反応

　ＬＤＬコレステロールは、動脈硬化と密接にかかわるため、「悪玉」と呼ばれます。しかし、ＬＤＬコレステロールが動脈の壁にたまることが、イコール動脈硬化ではありません。

　動脈硬化が進むプロセスは複雑で、免疫細胞や活性《かっせい》酸素などさまざまなものがかかわり、ＬＤＬも血管内も変化していきます。

1 小型高密度ＬＤＬがしみ込む

　ＬＤＬコレステロールが血液中で過剰になると、動脈の内皮《ないひ》細胞が傷つき、そこからＬＤＬがしみ込んで内膜にたまります。これが動脈硬化の引き金になるのですが、さらにやっかいな存在があります。それが「小型高密度ＬＤＬ」です。小型高密度ＬＤＬは、中性脂肪が増えすぎたときにできるもので、小型で密度が高いため、ふつうのＬＤＬより血管にしみ込みやすいという特徴があります。

2 酸化ＬＤＬが免疫細胞を呼ぶ

　血管内膜にたまったＬＤＬや小型高密度ＬＤＬは、活性酸素（左ページの囲み参照）によって酸化・変性し、酸化ＬＤＬ（ＭＤＡ－ＬＤＬなど）になります。この場合、**小型高密度ＬＤＬのほうがいっそう酸化しやすく、性質も悪化しやすい**といわれます。

　酸化とは、物質がサビたり腐ったりすることで、酸化したＬＤＬは体にとっては不要な老廃物です。そこで、これを掃除するため、（血管を守る物質を分泌していた）内皮細胞は、それまでになかった別の物質を分泌し、血液中にある免疫細胞であ

る「単球」を呼び寄せます。

血液から出て血管壁に入った単球は、成熟して「マクロファージ」という〝掃除細胞〟になります。マクロファージは、体内にある細菌や異物を食べるようにして処理する働きがあるため、貪食《どんしょく》細胞とも呼ばれます。

3 免疫の炎症反応がコブをつくる

マクロファージは、内膜にたまった酸化LDLを食べて解体しますが、それにともなって、免疫反応である炎症が起こります。

また、マクロファージは内膜の中を移動することができないため、その場で数を増やしてどんどんふくれあがり、すべてを処理しようとします。食べたコレステロールをかかえ込んでふくれあがったマクロファージは、泡だらけの細胞（泡沫《ほうまつ》細胞）になります。

さらに、マクロファージの作用に

動脈硬化に影響する活性酸素とは

私たちは酸素がなければ生きられませんが、その酸素が体内で変化して、不安定な電子構造になったものが活性酸素です。その不安定な部分を補おうと、活性酸素は近くにある分子から電子を奪います。これが、ものを「酸化させる（サビさせる）」原因です。

活性酸素の攻撃性は、よい方向に働くこともあります。白血球と協力して、細菌を破壊する武器にもなるのです。しかし多くの場合、活性酸素は細胞を酸化させ、細胞の正常な働きをそこなって、動脈硬化以外にもさまざまな病気や老化の引き金になります。

●活性酸素がもたらす老化・病気

皮膚のシミ・シワ、動脈硬化、がん、糖尿病、認知症、白内障、など。

●活性酸素が増える要因

感染症（細菌やウイルスなど異物の侵入）、化学物質（食品添加物の多い加工食品、排気ガスなど）、紫外線、喫煙、電磁波、激しいスポーツ、ストレス、など。

●活性酸素を必要以上に増やさない対策

インスタント食品やファストフードを食べすぎない、禁煙する、ストレスをためない、適度な運動をする、規則正しい生活をする、紫外線を浴びすぎない、など。

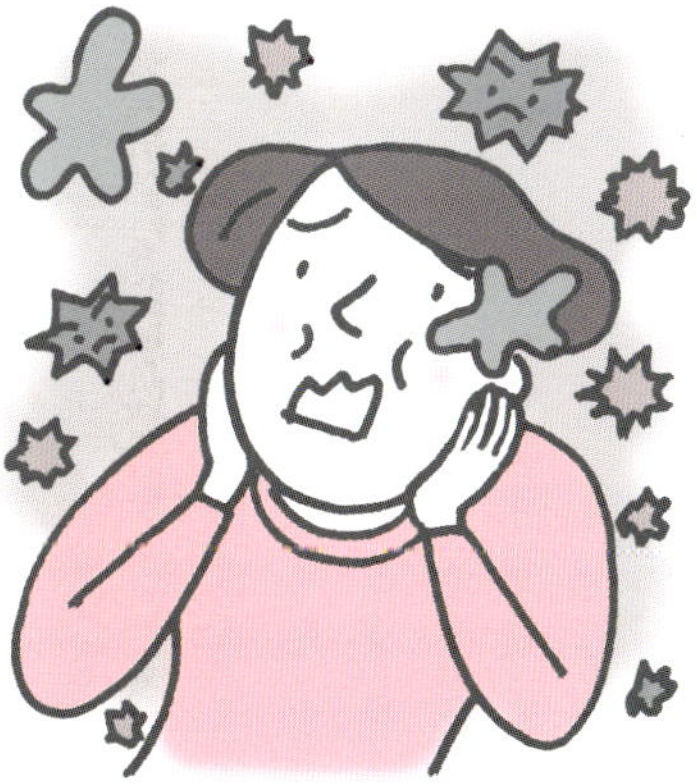

よって、中膜の平滑筋細胞が内膜まではみ出してきて、炎症を起こしているマクロファージをおおいます。すると、マクロファージはさらにふくれ上がり、ついには自壊《じかい》してかたまりのようになります。これが「脂質プラーク」で、プラークとはコブという意味です。中はジュクジュクとした粥《かゆ》状になっているため、粥腫《じゅくしゅ》、またはアテロームとも呼ばれます。

このような粥状の脂質プラークができるのが、**「アテローム性動脈硬化」**（左ページ参照）です。

4 血栓が血管を詰まらせる

脂質プラーク（アテローム）は、血管の内腔《ないくう》で盛り上がるため血流が悪くなりますが、血流が止まることはありません。

さらに大きな問題になるのは、脂質プラークの炎症が強くなって、皮膜が破裂する場合です。破れ目を修復しようと血小板が集まってきて、血栓（血のかたまり）ができます。血栓は、血液の通り道をふさいでしまい、血液は流れなくなります。

これが**心臓の冠動脈に起これば心筋梗塞に、脳の動脈で起これば脳梗塞**となり、命にかかわる重大な事態となります。

マクロファージが酸化ＬＤＬを食べるのも、血小板が血栓をつくるのも、体を守るための免疫のしくみですが、それが過剰に働くと、動脈硬化になるわけです。

動脈硬化には３タイプある

1 アテローム性動脈硬化

アテロームとは、ドイツ語で〝腫れもの〟という意味。通常、単に動脈硬化という場合は、このアテローム性動脈硬化をさします。LDLコレステロール値が高い人がなりやすいタイプです。コレステロールなどによるドロドロしたお粥のような内容物が詰まったコブができるので、粥状《じゅくじょう》動脈硬化ともいいます。脳や心臓の比較的太い動脈に起こります。

2 中膜硬化

動脈の中膜にカルシウムがたまってかたくなります。また、中膜がもろくなって破れることもあります。大動脈、首の動脈、足の動脈に起こりやすいタイプです。

3 細《さい》動脈硬化

動脈の壁の３層全体がもろくなり、破れやすくなります。脳や腎臓の細い動脈に起こりやすいタイプです。

■アテローム性動脈硬化の起こり方

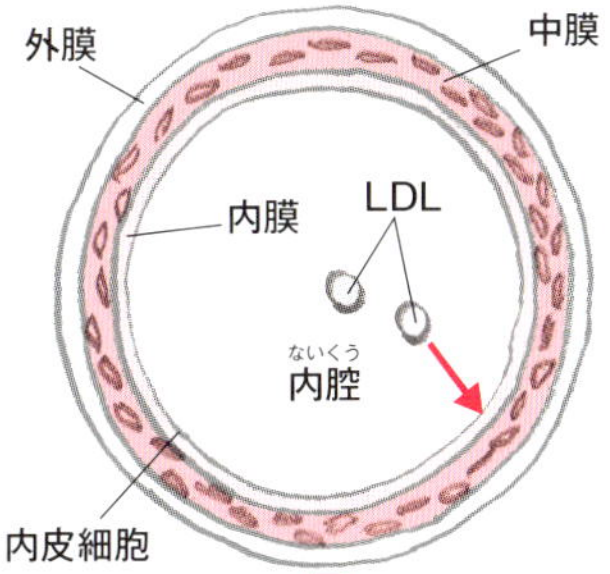

LDLが血管の壁にしみ込み酸化する

LDLが増えたり、高血圧の圧力や糖尿病の高い糖分などがあると、動脈の内皮細胞が傷つき、そこからLDLがしみ込む。また、中性脂肪が増えるとLDLが小型化（小型高密度LDL）し、さらにしみ込みやすくなる。血管の内膜にたまったLDLは、活性酸素によって酸化し、酸化LDLという老廃物になる。

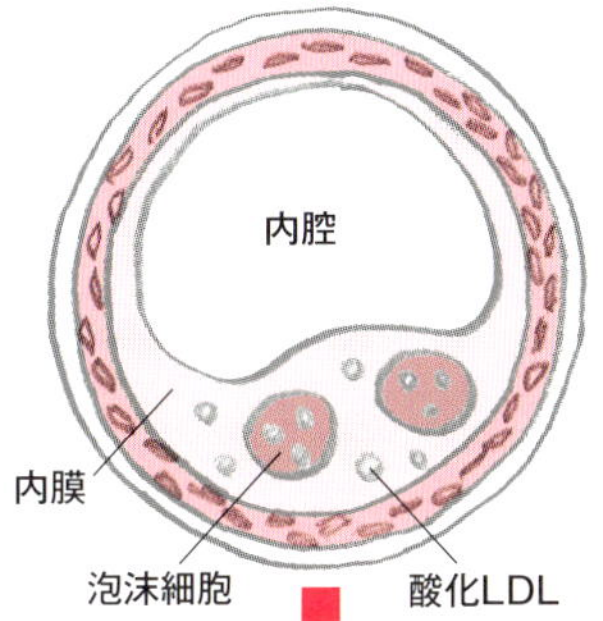

酸化LDLをマクロファージが取り込む

酸化LDLを処理するため、免疫細胞の単球が内膜に侵入。単球は成熟してマクロファージになり、酸化LDLを食べて取り込む。マクロファージは炎症を起こし、取りこんだコレステロールでどんどんふくれ上がり、泡沫細胞となって内膜にたまる。

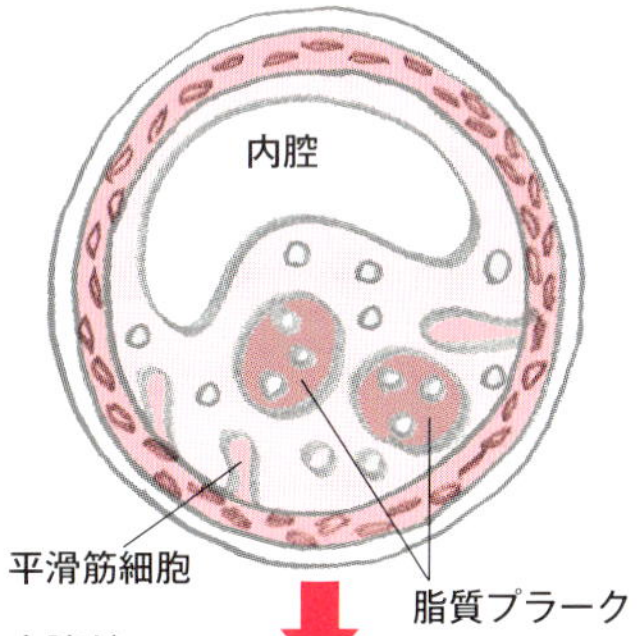

脂質プラークができる

さらに、マクロファージはサイトカインという化学物質を出して中膜の平滑筋細胞を呼び寄せる。中膜が裂け、はみ出してきた平滑筋細胞がマクロファージをおおう。ふくれ上がったマクロファージは、中がジュクジュクとした粥状の脂質プラーク（アテローム）というかたまりになる。脂質プラークのため動脈の内腔が狭くなり、血流が悪くなる。

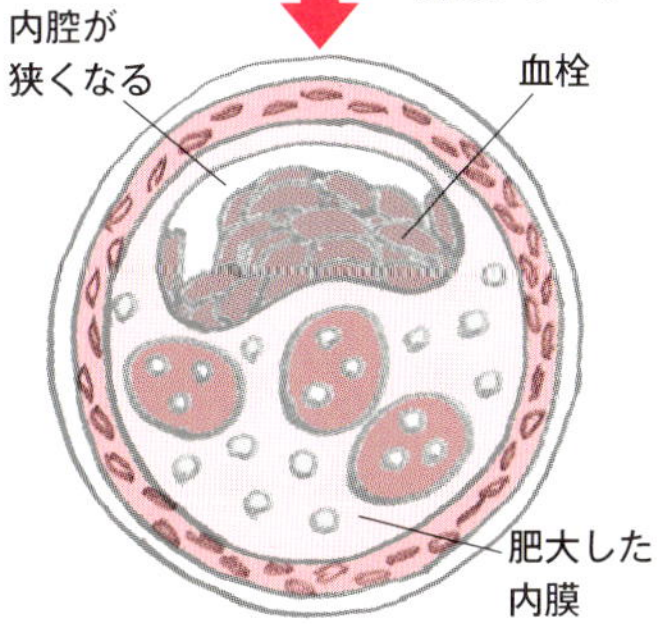

血栓ができて動脈を詰まらせる

炎症が強くなり、脂質プラークの皮膜が破裂すると、修復するために血小板が集まって血栓（血のかたまり）をつくる。血栓は血液の通り道をふさいでしまうので、動脈が詰まって血液が流れなくなる。

リスク因子が重ならないようにする

Point

- 脂質異常症、喫煙、高血圧は、動脈硬化の3大リスク因子
- 程度が軽くても、いくつものリスク因子が重なると危険性が高くなる
- 対策がとれるリスク因子は、治療や生活改善などによって取り除くことが大切

コレステロール以外にもリスク因子がある

血液中のＬＤＬコレステロールや中性脂肪が増えると、動脈硬化の危険性が高くなりますが、動脈硬化のリスク因子は脂質異常症だけではありません。

動脈硬化とは、いわば**血管の老化**です。年齢とともに血管は傷み、血液の流れも悪くなります。そこへ高血圧によって血管に過度の圧力がかかったり、血管の壁を傷つけたりするような物質（糖尿病による糖分、脂質異常症による脂肪分など）が多くなると、血管はより早く年をとります。また、男性と女性では、血管が老いるスピードがちがいます。

動脈硬化のリスク因子には、以下のようにさまざまなものがあり、リスク因子が重なるほど動脈硬化の危険性が高くなります。たとえば、血糖値や血圧の値がそれほど高くなくても、それらが重なり合うことで急激に動脈硬化が起こることもあるので、注意が必要です。

①加齢

「人は血管とともに老いる」、これは臨床医学教育の基礎を築いたカナダの医学者、ウィリアム・オスラーの言葉です。**動脈硬化は体の老いを映し出す鏡**といえるでしょう。実は、動脈硬化の芽は小児期にすでに形成され、それが年齢とともに成長していきます。ですから、ある程度の動脈硬化は、年齢を重ねればだれにでも起こりうる生理的現象でもあるのです。

加齢は動脈硬化の大きなリスク因子です。大規模調査によると、日本では、男性は45歳から、女性は閉経《へいけい》

■動脈硬化のリスク因子

対策がとれるリスク

- **脂質異常症**
- **高血圧**
- **喫煙**

（以上　**3大リスク因子**）

- 糖尿病
- メタボリックシンドローム（86 ページ参照）
- 運動不足（善玉の HDL コレステロールが減る）
- ストレス（コレステロール値や中性脂肪値を上げる）

> リスク因子が重なるほど、動脈硬化になる危険性が高くなります。きちんと対策をとって、リスク因子を減らすようにしましょう。

対策がとれないリスク

- 加齢
- 性別（男性）

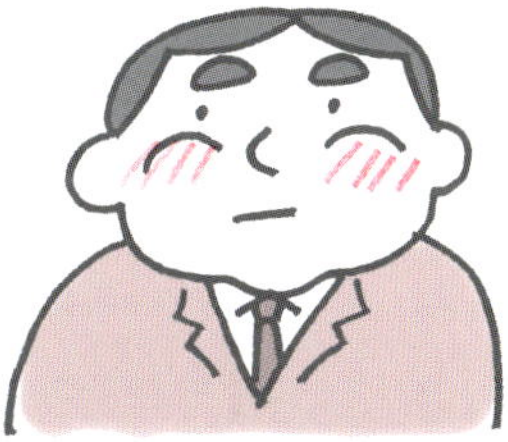

後の55歳ごろから心筋梗塞や脳卒中など動脈硬化性疾患の発症率や死亡率が上昇します。そして、高齢になるほどその数値は増えていきます。

しかし、中高年の病気と思われている動脈硬化ですが、**最近では若い世代にも増えており**、10歳ごろからはじまるケースも見られます。これには、食事の欧米化なども影響していると考えられます。

年をとることは避けられませんが、年齢とともに血管も老化することを意識して、生活に気を配ったり、健診などで定期的にチェックすることが重要です。

②性別（男性）

この項の冒頭で、加齢は動脈硬化のリスク因子になると述べました。特に病気がなくても、ある年齢以上になると、動脈硬化の危険性が高まるのです。その年齢は、**男性が45歳**

以上、女性は55歳以上です。女性と男性で10歳の差があるのは、ホルモンのちがいです。

女性に動脈硬化が起こりにくいのは、女性ホルモン（エストロゲン）の働きがあるためです。エストロゲンの働きとは、1つはLDLコレステロールを減らし、HDLコレステロールを増やす作用です。また、血管壁が厚くなったり、かたくなるのを防いで、血管を守る抗動脈硬化作用もあります。

さらに、エストロゲンの影響で、女性は太っても、ほとんどは皮下脂肪型肥満で（エストロゲンは内臓脂肪を分解しやすくするといわれます）、脂質異常症につながる内臓脂肪型肥満になることが少ないのです。

男性にはこのようなエストロゲンの恩恵がないため、動脈硬化になるリスクが高いのですが、ただし女性も閉経すると、男性に近い状況になります。エストロゲンの分泌が激減するため、LDLが増え、内臓脂肪がつくようになってしまうのです。女性は動脈硬化になりにくいと軽く考えず、閉経後のリスクは男性とほぼ同じになることをぜひ知っておいてください。

③喫煙

喫煙は健康にさまざまな害をおよぼしますが、動脈硬化に限ってみても、次のような問題があります。

タバコの煙に含まれるニコチンなどの有害物質には、体内に入ると血管壁の内皮細胞を傷つける作用があります。また、中性脂肪を増やす作用もありますので、その影響で**善玉のHDLコレステロールが減り、より悪玉の小型高密度LDLが増えます**。さらに、49ページで述べたように、**喫煙は活性酸素を発生させます**ので、内膜にたまったLDLの酸化が進みます。

血管壁を傷つけ、LDLを血管壁にしみ込みやすくさせ、そしてしみ込んだLDLの酸化を促す――喫煙は、動脈硬化のいくつものプロセスにかかわり、動脈硬化を進行させるのです。

また、喫煙は、糖尿病や高血圧など、動脈硬化のリスク因子になるほかの病気も悪化させます。

1日1箱のタバコを吸うと、心筋梗塞などの虚血性心疾患になる確率が50～60％も上昇するという研究報告もあります。

このようなリスクを取り除くためには、禁煙しかありません。

④高血圧

高血圧は、脂質異常症、喫煙と並び、動脈硬化の3大リスク因子の1つです。

動脈には、1分間に約5リットル

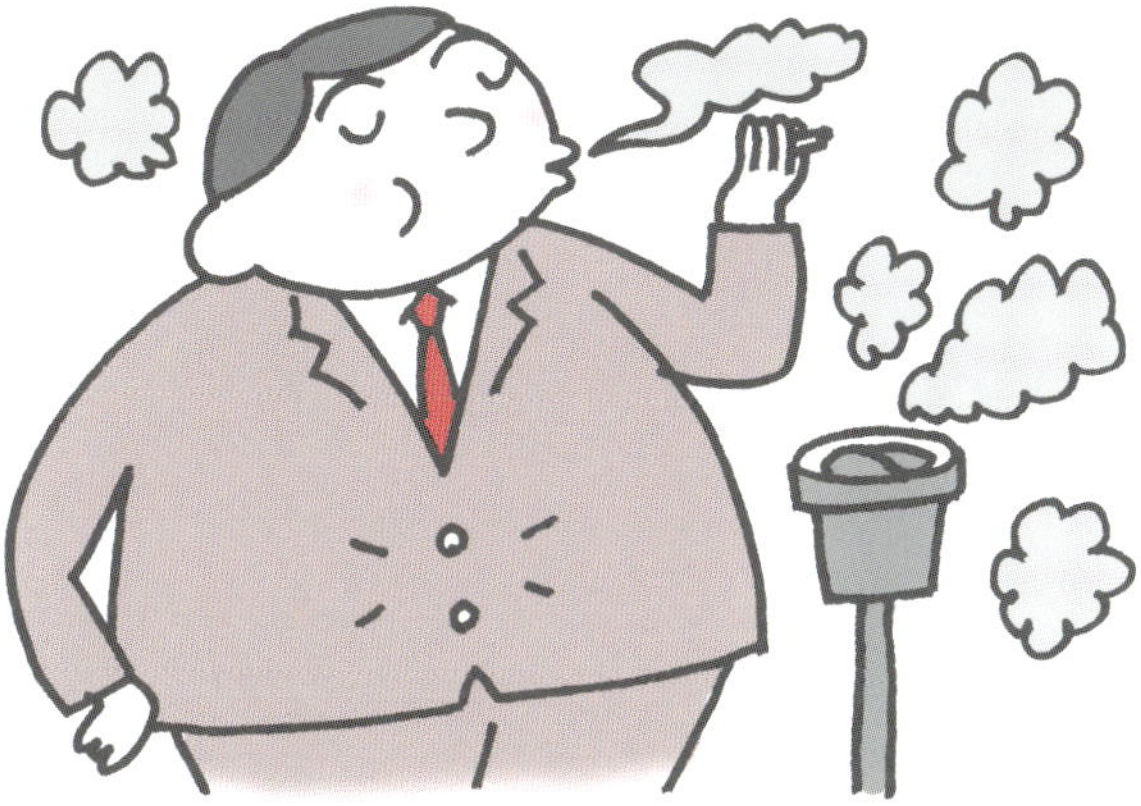

もの血液が心臓から押し出されてきますが、この血液が血管を押す力(圧力)が血圧です。圧力が高い高血圧の状態がつづくと、血管の壁が強く押されてもろくなり、傷つきやすくなります。壁に傷ができれば、そこからLDLコレステロールがしみ込み、動脈硬化が進みます。

高血圧の人は、血圧が正常な人にくらべて2倍動脈硬化になりやすく、脂質異常症と合併するとさらに上がり、約4倍動脈硬化性疾患になりやすいといわれます。高血圧の場合は、脳卒中、特に脳出血を起こす危険性が高くなります。

しかし、高血圧の場合は、降圧薬によって血圧をコントロールすれば、脳出血などのリスクを減らせることが、多くの研究で明らかになっています。

⑤糖尿病

糖尿病がある人は、動脈硬化に注意が必要です。というのも、**糖尿病の患者さんが心筋梗塞を起こす危険度は健康な人の3倍以上高く、脳梗塞にも2倍以上なりやすい**のです。

糖尿病になると、体内の糖の利用率が下がって、血液中のブドウ糖濃度が高い状態（高血糖）がつづきます。常に血液中に過剰なブドウ糖がある状態で、この糖が血管壁を傷つけます。

また、糖尿病になると、インスリンの働きが悪くなり（これをインスリン抵抗性といいます。33ページ参照）、中性脂肪の分解が十分に進まなくなります。一方、余っている糖からは、中性脂肪がつくられます。つまり、血液中には中性脂肪も過剰になるわけで、これが小型高密度LDLを増やし、HDLコレステロールを減らすために、動脈硬化が進みやすいのです。

糖尿病の患者さんは、ほかのリスク因子（高LDLコレステロール血症、高血圧など）が重なりやすいので、血糖のコントロールだけではなく、動脈硬化予防のためのきびしい管理が必要です。

動脈硬化が進行して起こる病気

Point

- 「動脈が狭くなる」「詰まる」「もろくなる」などが原因で全身に病気が起こる
- 特に注意が必要なのが、脳に起こる「脳梗塞」と心臓に起こる「心筋梗塞」
- 命にかかわる病気が多く、助かっても後遺症のため生活が困難になりやすい

生命をおびやかしたり機能障害を残すことも

動脈硬化によって動脈の内腔が狭くなったり、血栓ができて動脈が詰まるようになると、起こった部位によって、さまざまな障害があらわれるようになります。

中でも注意が必要なのが、心臓の冠《かん》動脈に起こる「**心筋梗塞**」や、脳に起こる「**脳梗塞**」です。

心筋梗塞では、血栓によって血流が途絶え、その先の細胞が壊死《えし》するような事態になると、命にかかわります。脳梗塞では、障害された脳の部位によって症状は異なりますが、手足のマヒやろれつが回らないといった症状があらわれ、後遺症が残る場合も少なくありません。

また、動脈硬化を起こした血管はもろくなっていますので、突然血管の壁が破れたり裂けたりすることがあります。おなかにある大動脈の一部にコブ（大動脈瘤《りゅう》）ができ、それが破裂する「**大動脈瘤破裂**」や、血管が内側から裂ける「**大動脈解離《かいり》**」は、いずれも命にかかわります。

腎臓の血管で動脈硬化が進むと、腎臓への血流が不足して「**慢性腎臓病（CKD）**」から「**腎不全**」に進むだけでなく、心筋梗塞や脳卒中といったほかの血管病の発症リスクも高くなります。また、足に起こる「**閉塞性動脈硬化症**」でも、潰瘍《かいよう》や壊死を起こします。

動脈硬化による病気は進行がわかりづらく、多くはある日突然症状があらわれます。生命がおびやかされたり、機能障害が残るなど、重篤な病気ばかりですので、できるだけリスク因子を減らし、動脈硬化を進行させないことが何よりも大切です。

■ 全身に起こる動脈硬化性疾患

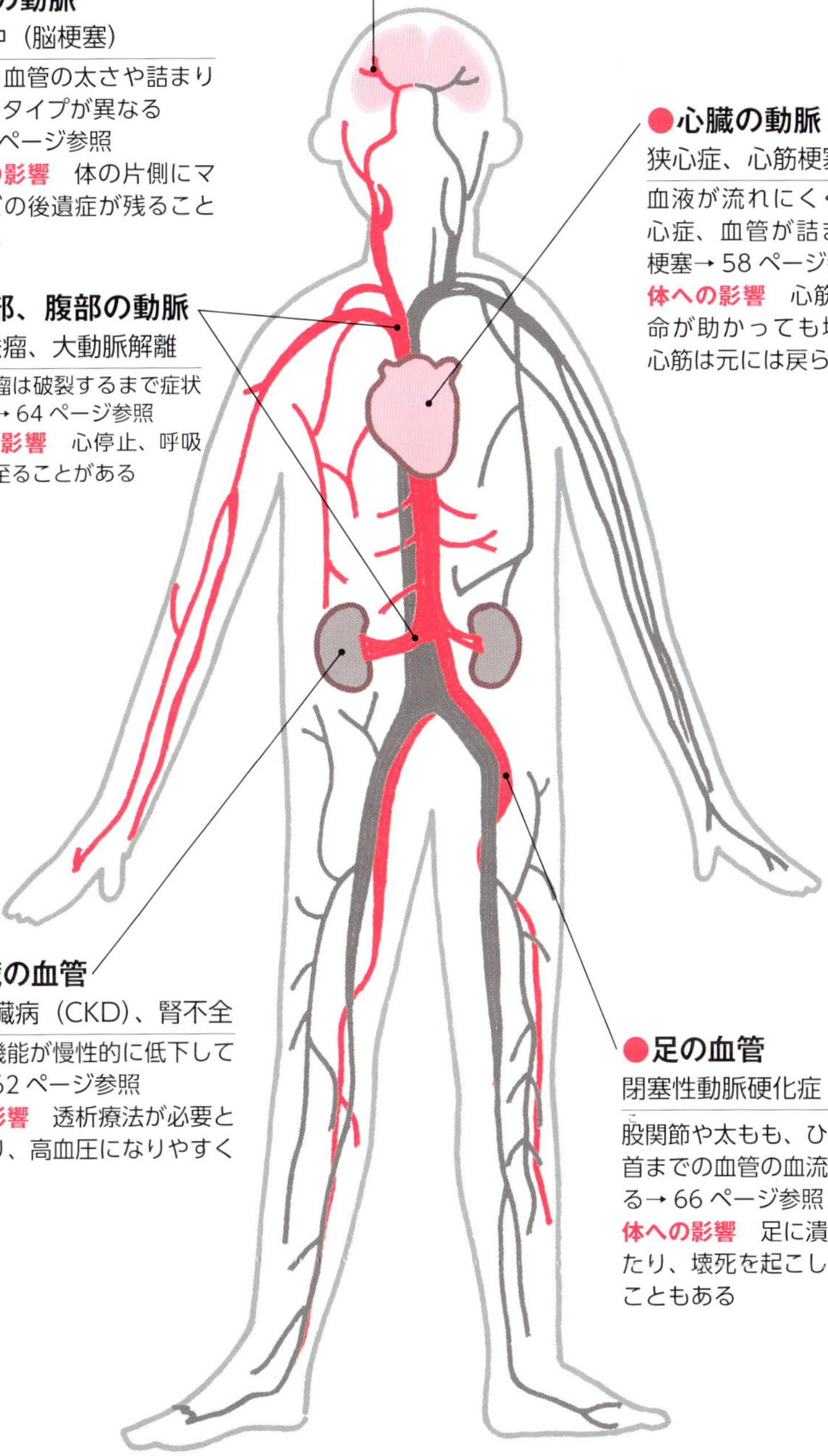

●脳の動脈

脳卒中（脳梗塞）

起こる血管の太さや詰まり方で、タイプが異なる
→ 60 ページ参照

体への影響　体の片側にマヒなどの後遺症が残ることが多い

●心臓の動脈（冠動脈）

狭心症、心筋梗塞

血液が流れにくくなる狭心症、血管が詰まる心筋梗塞→ 58 ページ参照

体への影響　心筋梗塞は、命が助かっても壊死した心筋は元には戻らない

●胸部、腹部の動脈

大動脈瘤、大動脈解離

大動脈瘤は破裂するまで症状がない→ 64 ページ参照

体への影響　心停止、呼吸停止に至ることがある

●腎臓の血管

慢性腎臓病（CKD）、腎不全

腎臓の機能が慢性的に低下していく→ 62 ページ参照

体への影響　透析療法が必要となったり、高血圧になりやすくなる

●足の血管

閉塞性動脈硬化症

股《こ》関節や太もも、ひざから足首までの血管の血流が悪くなる→ 66 ページ参照

体への影響　足に潰瘍ができたり、壊死を起こしたりすることもある

動脈硬化が引き起こす病気1

狭心症・心筋梗塞

Point

- ●心臓の心筋へ酸素や栄養を届ける冠動脈に動脈硬化が起こる
- ●冠動脈にできた脂質プラークが血流を悪くさせ、狭心症になる
- ●脂質プラークが破れ、できた血栓で冠動脈が詰まると心筋梗塞になる

冠動脈の動脈硬化は酸素不足や壊死をまねく

心臓は心筋《しんきん》という筋肉でできており、血液を体中に送り出す働きをしています。心筋のポンプ機能には大量の酸素が必要ですが、これを供給するパイプラインが、心臓を取り巻くように走る冠《かん》動脈です。

冠動脈は、心臓を支える命綱のような動脈ですが、LDLコレステロールが増えると、この冠動脈に動脈硬化が起こりやすくなります。コレステロールを抱え込んだ脂質プラーク（アテローム）という〝コブ〟が冠動脈にでき、内腔が狭くなって血液の流れが悪くなるのです。そのためコブから先へ十分な酸素が供給されず、冠動脈にけいれんが起こるようになります。これが「**狭心症**」です。また、冠動脈にたまった脂質プラークが不安定になると、心拍《しんぱく》数や血圧の上昇、血流の変化といったことをきっかけに、プラークの皮膜《ひまく》に亀裂が入り、破れてしまうことがあります。それを修復しようと血栓《けっせん》（血のかたまり）ができ、血栓によって血液の流れがさまたげられると、「**不安定狭心症**」という重症の狭心症になります。

さらに深刻なのは、血栓によって冠動脈が完全に詰まってしまう場合です。これが「**急性心筋梗塞**」です。詰まった先には血液が行かないため心筋は壊死し、壊死の範囲が広いと心臓全体が酸素不足、栄養不足に陥って機能しなくなり、そのまま命を落とすこともあります。現在では、カテーテル治療や冠動脈バイパス手術などの治療法が発達して、心筋梗塞の死亡率は下がりましたが、それでも10％を超えるといわれます。

■ 冠動脈に動脈硬化が起こると……

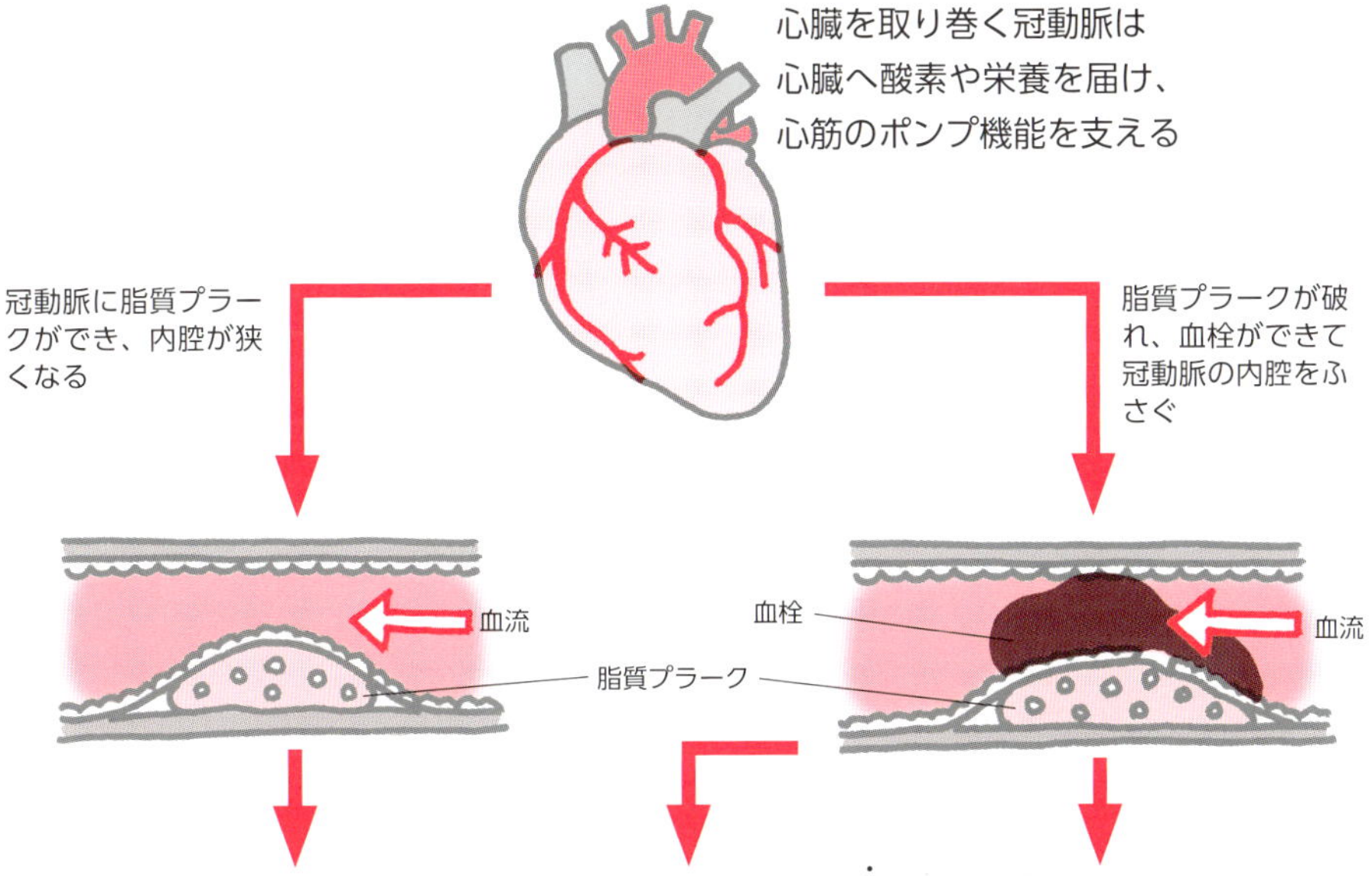
心臓を取り巻く冠動脈は
心臓へ酸素や栄養を届け、
心筋のポンプ機能を支える
冠動脈に脂質プラークができ、内腔が狭くなる
脂質プラークが破れ、血栓ができて冠動脈の内腔をふさぐ
血流
血栓
脂質プラーク
血流

●狭心症

心筋に十分な酸素や栄養が届かなくなり、一時的な酸素不足になる。特に運動時など、より多くの酸素を必要とする際に起こりやすい。

●不安定狭心症

血栓ができても内腔が完全に詰まらず酸素不足の状態。（心筋は壊死しない）

◎狭心症の症状

階段や坂道を上るなどふだんより強く体を動かしたときに、胸が締めつけられるように感じたり痛くなる。安静時でも、明け方などに胸が痛くなる症状があらわれる。

◎対処

硝酸薬（ニトログリセリン、ニトロペンなど）を服用し、20分以上症状がおさまらない場合は病院へ。

●心筋梗塞

血栓によって、内腔が詰まって血流が途絶え心筋が壊死する。時間とともに壊死が広がり、命にかかわる。

◎心筋梗塞の症状

突然、激しい胸の痛み、吐き気や嘔吐といった症状が起こる。

◎対処

救急車などですぐに病院へ行き、専門的な治療を受ける。

ドクターアドバイス

胸の痛みがないこともある

糖尿病の人や高齢者は、感覚がにぶっていることもあって痛みを感じにくく、症状を訴えない場合があります。そのために発見が遅れると、深刻な事態になります。心筋梗塞では、息苦しさ、落ち着かない気分といった、痛み以外の症状があることも知っておきましょう。

動脈硬化が引き起こす病気2

脳卒中（脳梗塞）

Point

- 脳に動脈硬化が起こる脳卒中には、脳梗塞、脳出血、くも膜下出血がある
- もっとも多いのが脳梗塞で、脂質異常症とのかかわりが大きい
- アテローム血栓性脳梗塞では、血管に脂質プラーク（アテローム）ができる

脳卒中は突然起こる 迅速な対応がカギ

脳の血管で動脈硬化が進むと、脳卒中が起こりやすくなります。脳卒中には、脳の血管が詰まる「脳梗塞」、脳の血管が破れる「脳出血」「くも膜下出血」の3つがありますが、現在日本でもっとも多いのが脳梗塞で、脳卒中の4分の3を占めます。

脳梗塞には、ラクナ梗塞、アテローム血栓性脳梗塞、心原《しんげん》性脳塞栓症の3つのタイプがあり、起こる血管の太さや詰まり方が異なります。

この中で、脂質異常症による動脈硬化が深く関係するのが「**アテローム血栓性脳梗塞**」です。脂質プラーク（アテローム）ができて血流が悪くなったり、プラークが破れてできた血栓が血管の内腔を詰まらせるもので、比較的太い血管で起こります。

一方、「**ラクナ梗塞**」は、細い血管に起こるもので、主な原因は高血圧です。かつて日本では、ラクナ梗塞が圧倒的に多かったのですが、現在は減りつつあります。

「**心原性脳塞栓症**」の主な原因は心《しん》房細動《ぼうさいどう》という不整脈で、それによって心臓にできた血栓が、血流に乗って脳へ流れ着き、脳の血管を詰まらせるものです。

脳梗塞でも脳出血でも、症状は突然に起こります。左ページにあるような症状が見られたら、ただちに病院に行ってください。**脳梗塞の場合、発症後4時間半以内であれば、血栓をとかす薬で治療することが可能で**す。ただし、再発や後遺症の問題は残ります。脳卒中を何度もくり返し、運動障害や言語障害、寝たきり、認知症（脳血管性認知症）などで悩む人が増えているのです。

■ 脳卒中のサイン「ＦＡＳＴ《ファスト》」

Face
顔の片方がゆがむ

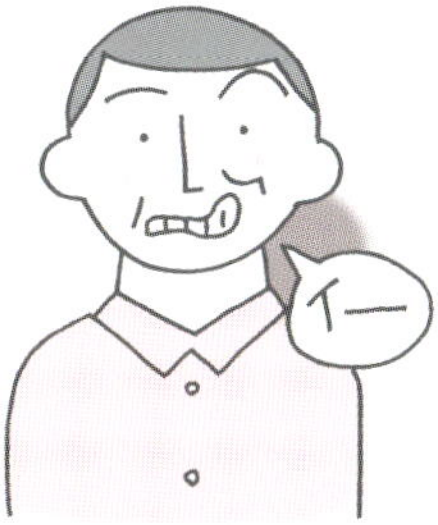

ニッコリ笑う、もしくは「イー」と言うと、口や顔の片方だけがゆがみます。

Arm
片腕が上がらない

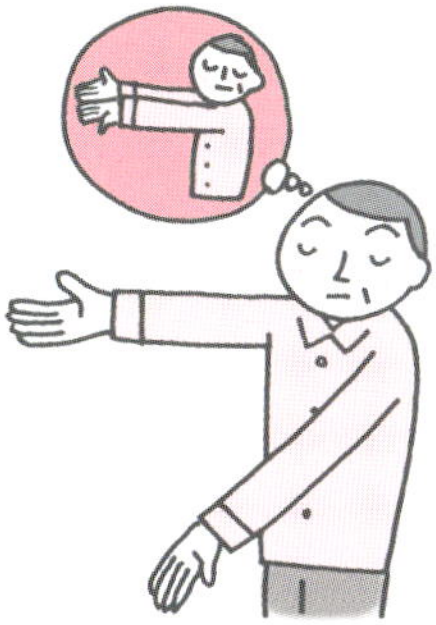

手のひらを上にして、まっすぐ肩の位置まで両腕を上げて目をつむると、5つ数える間に片方の腕が下がってしまいます。

Speech
ろれつが回らない

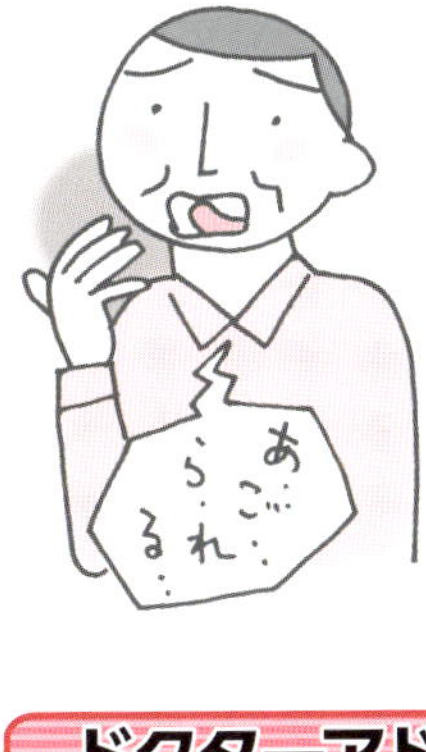

「今日は天気がよい」など、短い文章がうまく言えません。特に、「らりるれろ」の発音がうまくできません。

Time
時間を確認

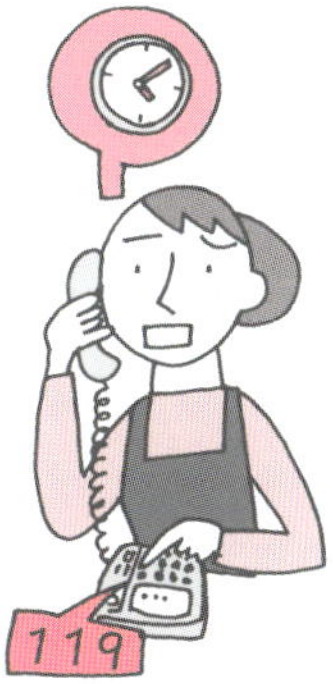

脳卒中は急に発症するのが特徴です。何時に発症し、どのくらい時間がたっているかを確認します。脳梗塞の場合、発症後4時間半以内であれば、t-PAという血栓を強力にとかす作用のある薬を使うことができます。

ドクターアドバイス

脳梗塞の前ぶれ発作を放置しない

脳梗塞を起こした人の約3割が、本格的な発作の前に「前ぶれ」ともいえる発作を経験しています。この前ぶれ発作を「ＴＩＡ（一過性脳虚血発作）」といいます。ＴＩＡは文字通り「一過性」のもので、多くは数分から数十分でおさまります。しかし、欧米の報告では、ＴＩＡを治療しないで放置した場合、3カ月以内に10～15％の人が脳梗塞を発症し、そのうち半数は最初の2日以内に発症しています。上のような症状があらわれた場合は、すぐにおさまっても放置せず、一刻も早く医療機関を受診することが大切です。

動脈硬化が引き起こす病気3

腎硬化症・慢性腎臓病（ＣＫＤ）

Point

- 腎臓のフィルター役である糸球体の毛細血管に動脈硬化が進む「腎硬化症」
- 腎硬化症を含め、腎臓の機能が慢性的に低下する病気が「慢性腎臓病（ＣＫＤ）」
- 脂質異常症とＣＫＤは相互に影響し合い、発症させたり悪化させる

腎臓の機能低下は体中に影響する

腎臓には、体の老廃物を排出し、ミネラルやたんぱくなど必要な成分は再吸収して、体内の環境を調整する働きがあります。

ネフロン（糸球体《しきゅうたい》と尿細管で構成されている）は、腎臓の働きの中枢をになう部分で、ここに動脈硬化が進むのが、「**腎硬化症**」です。動脈硬化のタイプとしては、動脈の壁の3層全体がもろくなる細《さい》動脈硬化（50ページ参照）で起こります。

糸球体は、毛細血管が集まった器官で、血液をろ過する役割があります。腎硬化症が起こり、また高血圧がつづくと、糸球体のフィルターが目詰まりしたり目が粗《あら》くなり、ろ過機能が落ちてしまいます。

このように、腎臓の機能が慢性的に低下し、たんぱく尿が出るなど腎臓に異常がつづく病気を「**慢性腎臓病（ＣＫＤ）**」といいます。これには腎硬化症だけでなく、糖尿病によって引き起こされる糖尿病性腎症や、尿に大量のたんぱくが出てしまうネフローゼ症候群など、慢性的な腎臓の病気はすべて含まれます。

ＣＫＤがやっかいなのは、脂質異常症や高血圧、糖尿病など、ほかの病気を悪化させることです。脂質異常症でいえば、ＬＤＬを増やし、ＨＤＬを減らします。つまり、**脂質異常症はＣＫＤを発症させ悪化させますが、さらにＣＫＤが脂質異常症を悪化させる、という悪循環に陥るの**です。

実際、ＣＫＤになると、心筋梗塞や脳卒中を発症しやすくなり、発症した場合の死亡率も高くなることがわかっています。

■腎臓の働きと、それが低下したときの症状

●老廃物を排出する

ネフロンは糸球体と尿細管で構成されていて、血液をろ過し、必要なものと不必要なものとをこし分ける。不必要な老廃物は尿として体の外へ出し、必要なものは吸収して再び血液に運ぶ。

働きが低下→たんぱく尿が出るようになる

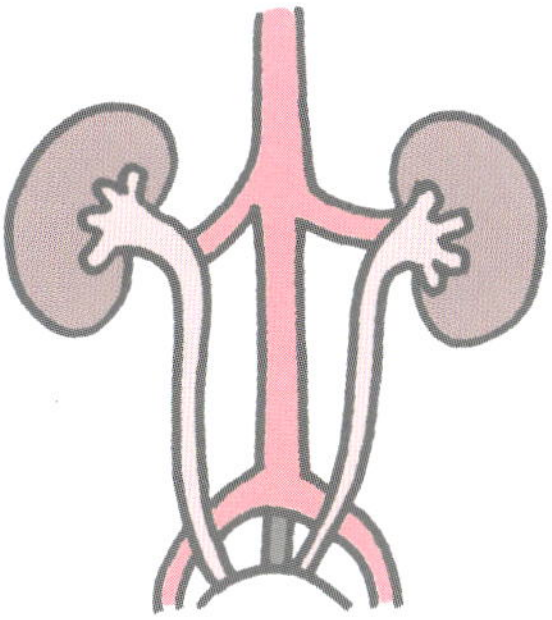

●血圧を調節する

腎臓は塩分と水分の排出量をコントロールし、血圧を調整する。

働きが低下→高血圧になりやすくなる

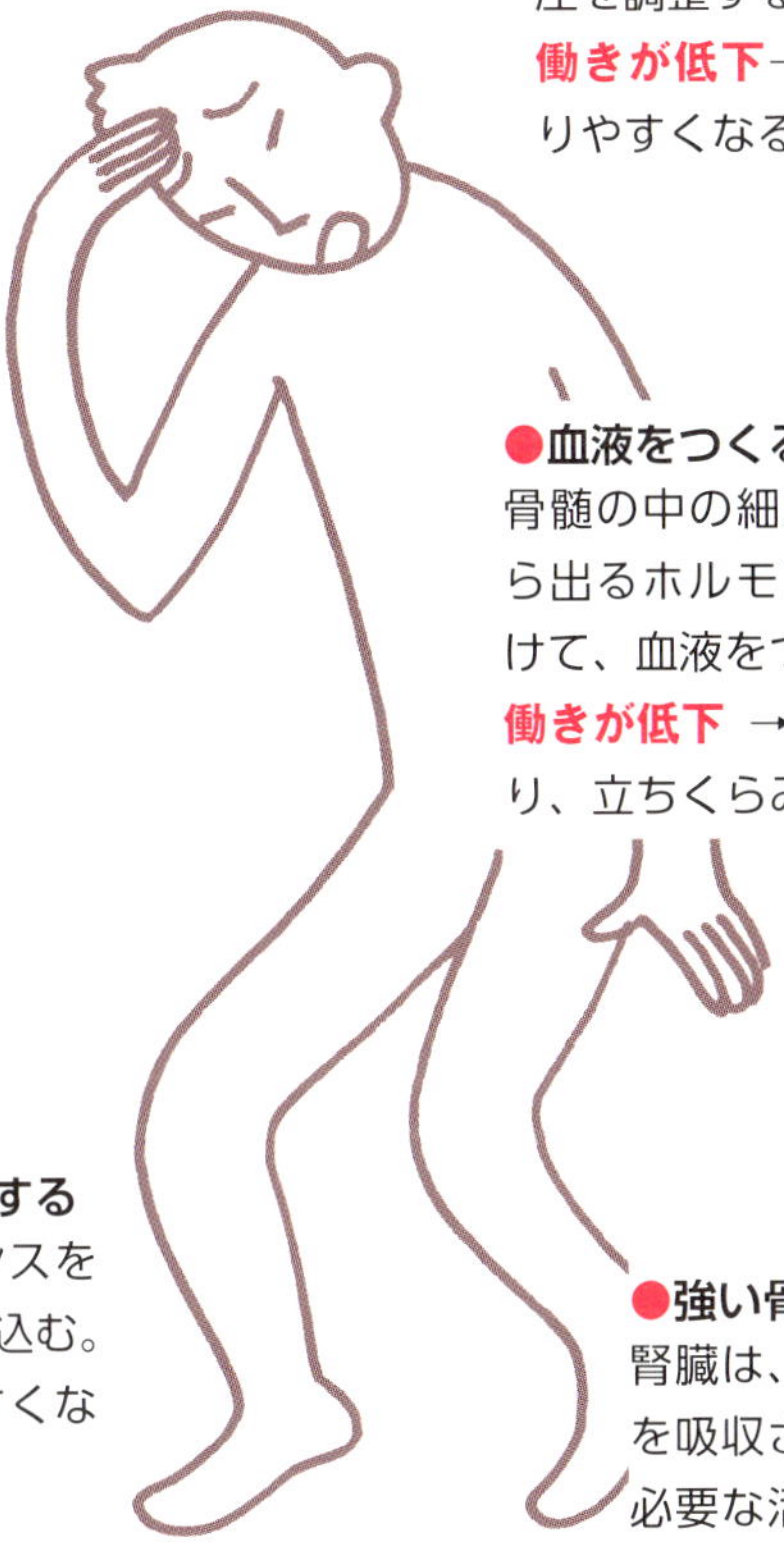

●血液をつくる司令を出す

骨髄の中の細胞は、腎臓から出るホルモンの刺激を受けて、血液をつくる。

働きが低下 →貧血になったり、立ちくらみを起こす

●体液量や、イオンバランスを調節する

腎臓は体内の体液量やイオンバランスを調節し、体に必要なミネラルを取り込む。

働きが低下→体がむくむ、疲れやすくなる、めまいがする

●強い骨をつくる

腎臓は、カルシウムを吸収させるために必要な活性型ビタミンDをつくる

働きが低下→骨が弱くなる

ドクターアドバイス

腎不全に進むのを防ぐ

CKDの患者さんは、現在、1330万人以上いると考えられています。20歳以上を見ると、8人に1人という多さです。CKDは進行すると腎不全になり、人工透析が必要な状態になることもあります。腎臓の機能は、ある程度以上に悪化すると元には戻せません。そうならないためには、初期の症状(尿たんぱく)があらわれた時点で精密検査を受けることが大切です。また、生活習慣の改善や、高血圧、メタボリックシンドロームの治療も重要です。

動脈硬化が引き起こす病気4

大動脈瘤・大動脈解離

Point

- もっとも太い血管、大動脈にできるコブが大動脈瘤で、症状はほとんどない
- 大動脈の内膜に亀裂ができ、中膜が解離する大動脈解離は激しい痛みがある
- 大動脈瘤も大動脈解離も危険な病気なので、早期発見・早期治療が大切

動脈硬化でもろくなった血管にできるコブや亀裂

体の中でもっとも太い大動脈は、心臓と直接つながっている血管で、全身に血液を送るための中心的存在です。心臓の上のほうから出て、脳、消化管、腎臓などの臓器に向けて枝を出しながら、おへその下あたりで左右に分かれています。この大動脈に生じるコブが大動脈瘤《りゅう》です。

動脈硬化が進んで、血管壁の弱くなった部分が心臓から送り出される血液の圧力に耐えかね、コブのようにふくらんでしまうのです。できやすい部位は、心臓から出てすぐのところ（胸部大動脈瘤）と、おへその下で左右に分かれる手前のところ（腹部大動脈瘤）で、**大動脈瘤の4分の3は腹部にできます**。

大動脈瘤ができても、破裂しない限り、自覚症状はほとんどありません。しかし、破裂をすると症状は激烈で、激しい痛み、呼吸困難、意識障害などを起こし、80～90％が死に至ります。ですから、大動脈瘤は破裂をする前に見つけ、治療をすることが何よりも重要です。

一方、**大動脈解離も、動脈硬化や高血圧で弱った部分に起こります**。大動脈の3層壁のいちばん内側の内膜に亀裂が入り、そこから血液が一気に流れ込んで次の中膜が裂け、解離を起こすのです。〝引き裂かれるような〟と表現されるほどの痛みをほとんどの人が感じます。しかも、痛みはしばしば、胸から背中や肩、腹部へと移動します。患部が広がっていくためで、痛みをがまんしていると解離はどんどん大きくなり、死亡率も高くなりますので、一刻も早く医療機関へ行く必要があります。

■ 大動脈瘤

【症状】破裂するまではほとんどあらわれないのですが、胸部にできた大動脈瘤が、声帯の神経を圧迫するとしわがれ声になる、気管を圧迫すると呼吸が苦しくなる、食道を圧迫すると飲み込みづらくなる、といったことがあります。また、腹部にできると、おなかのあたりにドクドクという拍動を感じることがあります。

【検査】定期健診やほかの病気の検査のために受けた「X線検査」や「超音波検査」で大動脈瘤が見つかることがあります。また、ほかの病気のスクリーニング法として「胸部ＣＴ検査」が普及したことで、以前より見つかるようになっています。なお、診断の確定のために「MRI」や、必要に応じて「血管造影」が行われることがあります。

【治療】直径が5㎝未満の場合は、破裂することはめったにないため、降圧薬で血圧を下げ、禁煙します。直径が5~5.5㎝を超えると、手術がすすめられます。

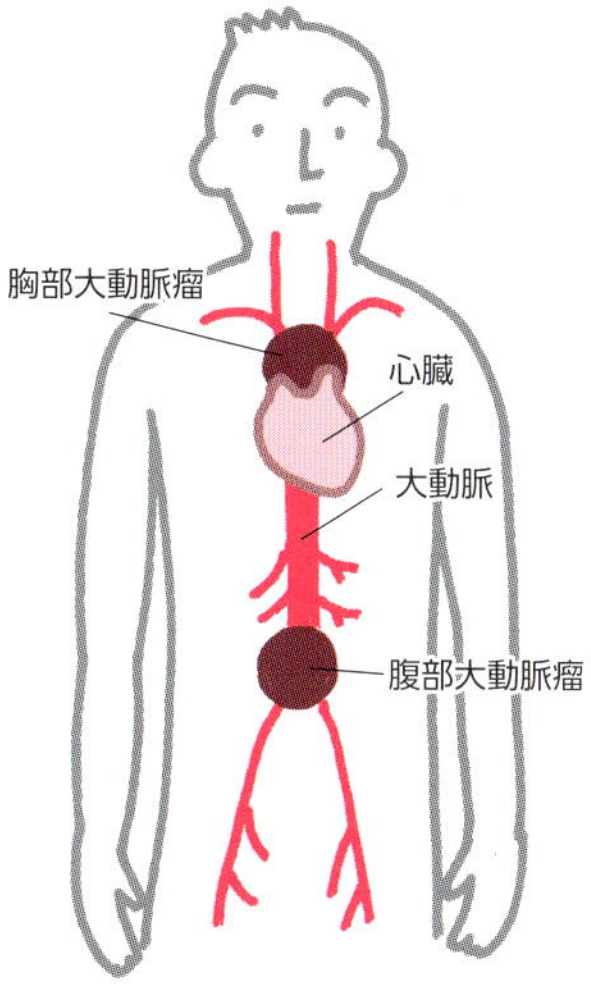

大動脈瘤ができやすい場所

■ 大動脈解離

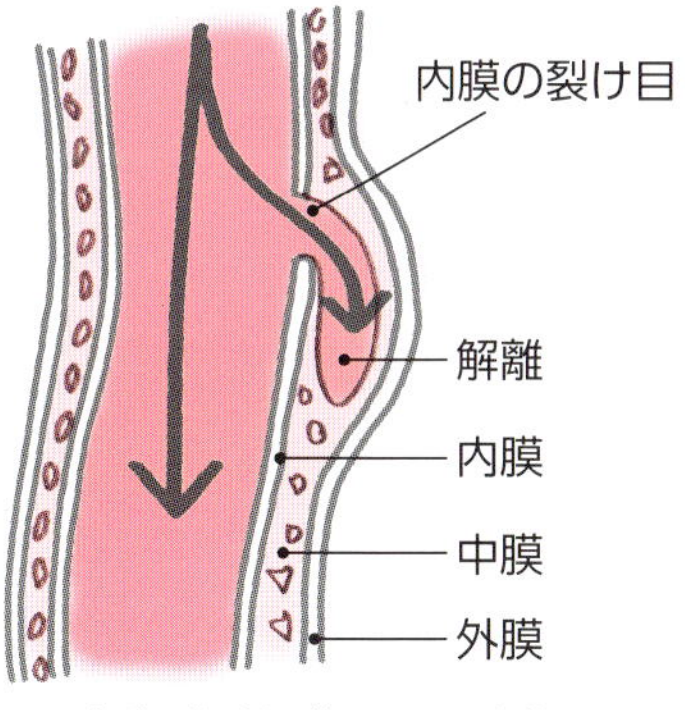

大動脈解離が起こった血管

【症状】引き裂かれるような痛みを、胸から背中に感じます。痛みはさらに肩、腹部へと移動することもあります。いったん改善することもありますが、注意が必要です。

【検査】「X線検査」や「超音波検査」で見つかることもありますが、「CT検査」を行うと、より正確な位置や大きさが判断できます。

【治療】患部そのものへの治療（人工血管に取りかえる手術など）と、内膜が破れてほかの動脈をふさぐ危険性を防ぐための治療があります。選択肢として薬による治療と手術がありますが、手術は合併症などの危険性があるため、医師とよく相談しましょう。

ドクターアドバイス

予防のためには、まず血圧の管理

大動脈瘤も大動脈解離も、高血圧が大きなリスク因子になります。そのため、日常の血圧管理が非常に重要です。血圧が高いと、血管への負担が大きくなり、大動脈瘤ができやすく、内膜の亀裂も起こりやすいのです。また、すでに動脈硬化になっている可能性が高い人は、食事の内容、運動はもちろん、アルコールの飲みすぎや喫煙などについて、医師の指導を受け、生活全般を見直しましょう。

閉塞性動脈硬化症とは

70歳以上の男性に多い足の動脈硬化

動脈硬化性疾患で大きな問題となるのは、血管が詰まり、その先の組織に血液が行かなくなる場合です。心臓や脳の動脈で起こると命にかかわることは前述しましたが、足に起こる「閉塞性動脈硬化症」の場合も、深刻な影響が出ることがあります。

閉塞性動脈硬化症は、動脈硬化によって足の血管の内腔が狭くなったり詰まったりする病気で、特に70歳以上の男性に多く見られます。

初期は足に冷感やしびれが出て、少し進むと、間欠性《かんけつせい》跛行《はこう》という特徴的な症状があらわれます。一定の距離を歩くと太ももやふくらはぎが痛み、ひと休みするとおさまってまた歩けるようになる症状で、筋肉に血液が不足するために起こります。

しかし、高齢者や糖尿病の人は、無症状だったり、症状があっても本人は気づかない場合があります。足指やかかとに潰瘍ができたり、壊死が起こるため、周囲の人が見つけるケースも多く、注意が必要です。

潰瘍や壊死が起こっても足を失わない治療がある

血管が詰まって壊死が起こった足は、冷たくなり、感覚がなくなって、皮膚の色が白っぽい状態から黒ずんだ状態になっていきます。血豆のように見えたものが、徐々に広がっていくこともあります。

このような壊死が起こると、かつては足を切断することもまれではありませんでした。

しかし、現在では、重症の下肢《かし》虚血《きょけつ》でも治療することが可能になっています。カテーテル治療（血管の狭くなっている部分を押し広げる）や、バイパス手術（血液の通り道を新しくつくる）、血管再生治療などによって、血流を再開させられるようになるのです。そのため、いまは閉塞性動脈硬化症によって足を失う例は数%といわれ、予後もよくなっています。

ただし、閉塞性動脈硬化症がある人は、脳や心臓にも動脈硬化による病変を起こす可能性が高いので、軽く見ることは禁物です。

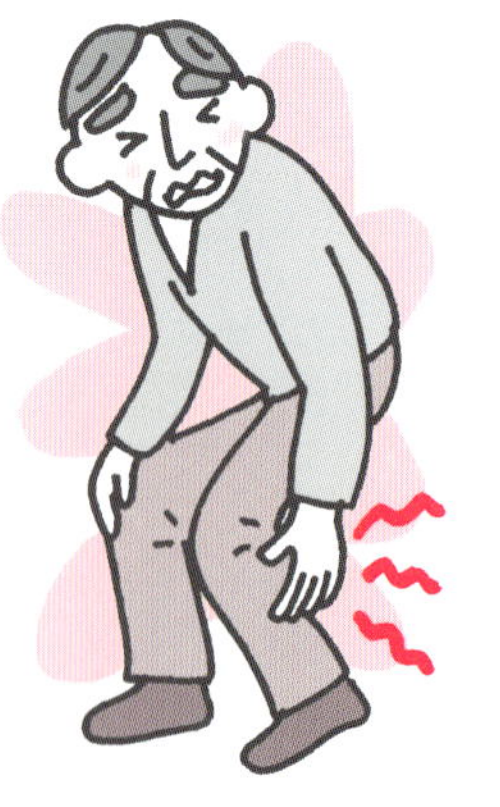

一定距離歩くと足が痛む間欠性跛行

第3章

脂質異常症の検査・診断・治療

治療の前には詳しい診察が必要

Point

- ●脂質異常症は、健康診断などで定期的にチェックすることが大切
- ●脂質異常症を指摘されたら、内科を受診して詳しい診察を受ける
- ●診察結果をもとに、ＬＤＬコレステロール値を管理する治療方針を立てる

治療の目標値設定のため リスク因子をチェック

脂質異常症かどうかは、健康診断や人間ドックなどでの血液検査によって調べることができますので、40歳を過ぎたら定期的に検査を受けることが大切です。

診断基準値は、動脈硬化性疾患を予防する観点から設定されており、「高ＬＤＬコレステロール血症」「低ＨＤＬコレステロール血症」「高中性脂肪血症」かどうかをチェックします。診断基準値は19ページでも紹介しましたが、再度左ページに掲載しました。

この基準値は、脂質異常症があるかどうかをスクリーニング（ふるい分け）するためのものですので、検査の結果、「コレステロールが高め」「中性脂肪が高め」とわかっても、すぐに薬物療法を開始しなければならないということではありません。ただし、高い数値をそのままにしておくと動脈硬化につながりますので、対策が必要です。

治療は医師と相談しながら行うことになります。脂質異常症と指摘されたら、まず内科を受診しましょう。

治療ガイドライン（日本動脈硬化学会「動脈硬化性疾患予防ガイドライン２０１２年版」）に沿って、左ページのような手順で、まず治療方針を立てるための診察を行います。

脂質異常症の治療では、ＬＤＬコレステロール値の目標値を設定し、コントロールしていくことが重要です（70ページから詳しく述べます）。目標値は、冠動脈疾患の既往《きおう》や糖尿病など、リスク因子の有無で変わりますので、よく調べた上で、まず生活改善などの治療をはじめます。

Ⅰ スクリーニング

診断基準値から脂質異常症を見つける

高LDLコレステロール血症 境界域高LDLコレステロール血症	140mg /dL以上 120 ～ 139mg /dL
低HDLコレステロール血症	40mg /dL未満
高中性脂肪血症	150mg /dL以上

Ⅱ 再検査・治療

治療方針を立てる診察～治療への流れ

病態把握

●問診● 自覚症状の有無／脂質異常症を指摘された医療機関・時期／食習慣／生活習慣（職業、運動、喫煙、飲酒、常用薬など）／既往歴（特に動脈硬化性疾患の有無、過去の最大体重）／家族歴（親族の脂質異常症、冠動脈疾患、脳血管障害の有無）

●身体所見● 黄色腫など脂質異常症（家族性高コレステロール血症）に特徴的な症状の有無

●検査所見● 血清脂質の測定（総コレステロール、中性脂肪、ＨＤＬコレステロール、アポたんぱく、ほか）／生化学的検査（肝機能、筋酵素、腎機能、その他）／内分泌学的検査（甲状腺ホルモン、下垂体・副腎系のホルモン）／尿検査など

▼

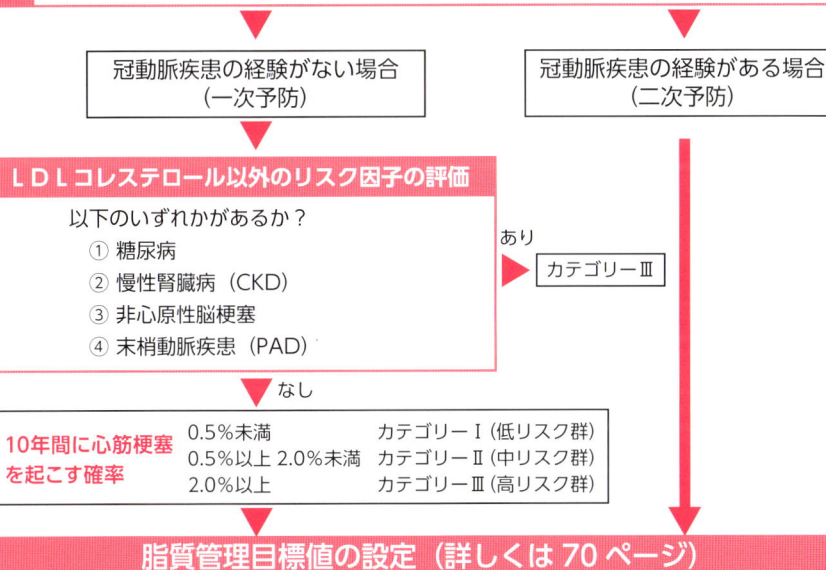

冠動脈疾患の経験がない場合（一次予防）

▼

ＬＤＬコレステロール以外のリスク因子の評価

以下のいずれかがあるか？
① 糖尿病
② 慢性腎臓病（CKD）
③ 非心原性脳梗塞
④ 末梢動脈疾患（PAD）

あり ▶ カテゴリーⅢ

▼ なし

10年間に心筋梗塞を起こす確率		
	0.5％未満	カテゴリーⅠ（低リスク群）
	0.5％以上 2.0％未満	カテゴリーⅡ（中リスク群）
	2.0％以上	カテゴリーⅢ（高リスク群）

▼

冠動脈疾患の経験がある場合（二次予防）

▼

脂質管理目標値の設定（詳しくは 70 ページ）

（一次予防）
▼
生活習慣の改善
▼
目標到達の評価
▼
到達の状態によって、薬物治療を考慮する

（二次予防）
▼
生活習慣の改善
薬物治療の考慮

治療の目標は血中脂質の管理

Point

- 脂質異常症の治療では、血中脂質の目標値を設定してコントロールする
- ＬＤＬコレステロールの目標値は、その人が持つリスク因子によって変わる
- 中性脂肪とＨＤＬコレステロールは、診断基準値を目安にする

患者のカテゴリー別に目標値を設定する

脂質異常症は、遺伝や、糖尿病などほかの病気によっても起こりますが、原因として**もっとも影響が大きいのは生活習慣**です。

そこで、治療では、生活習慣の改善が第一にすすめられます。具体的には、**食事や運動、肥満の改善のほか、禁煙は必須**です（治療法の柱は左ページ参照）。生活習慣の改善については、第４章から詳しく述べますが、この治療の目標となるのが脂質管理です。

実際には、ＬＤＬコレステロール値を中心に脂質の目標値を設定します。ＬＤＬコレステロールが中心になるのは、**動脈硬化の最大のリスク因子だから**です。数値が高いほど、心筋梗塞や脳梗塞などの動脈硬化性疾患が起こる危険性が高くなるため、コントロールが重要です。

しかし、一口に脂質異常症といっても、人によって状態は異なります。そこで、ガイドラインでは、患者さんを動脈硬化が進む危険度（発症のリスク因子）によってカテゴリーに分け、目標値を設定しています（左ページの表参照）。

心臓病経験者などハイリスクな人の目標値

冠動脈疾患（心筋梗塞や狭心症）になったことがある人は、もっとも危険度が高いカテゴリーに入ります。

このような心臓病経験者は、すでに動脈硬化が進んでいますから、ただちにその状態に歯止めをかけ、改善しなければなりません。ＬＤＬコレステロール値を徹底的に下げる必要があるため、目標値を１００㎎／

■患者のカテゴリー別・脂質管理のための目標値

治療方針	患者のカテゴリー		脂質管理目標値（mg/dL）			
	10年間に心筋梗塞を起こす確率（リスク評価）で分ける		LDLコレステロール	HDLコレステロール	中性脂肪	non-HDLコレステロール
一次予防（病気にならないための対策）まず生活習慣の改善を行ったのち、目標値到達を評価して、薬物療法の適応を考慮する	Ⅰ（低リスク群）	リスク評価：0.5%未満	<160			<190
	Ⅱ（中リスク群）	リスク評価：0.5%以上2.0%未満	<140			<170
	Ⅲ（高リスク群）	リスク評価：2.0%以上	<120	≧40	<150	<150
二次予防（再発を防ぐための対策）生活習慣の改善を行うとともに、薬物療法を考慮する	冠動脈疾患の既往（心筋梗塞・狭心症など心臓疾患の経験あり）		<100（<70）※			<130（<100）※

（日本動脈硬化学会「動脈硬化性疾患予防ガイドライン2017年版」より改変）

※家族性高コレステロール血症、急性冠症候群のときに考慮する。糖尿病でも他のリスク病態（非心原性脳梗塞、末梢動脈疾患、慢性腎臓病、メタボリックシンドローム、主要危険因子の重複、喫煙）を合併するときはこれに準ずる。
●一次予防における管理目標達成の手段は非薬物療法が基本であるが、低リスクにおいてもＬＤＬコレステロールが180mg/dL以上の場合は薬物療法を考慮するとともに、家族性高コレステロール血症の可能性を念頭におくこと。
●まずＬＤＬコレステロールの管理目標値を達成し、その後non-ＨＤＬコレステロールの達成を目指す。
●これらの値はあくまでも到達努力目標値であり、一次予防（低・中リスク）においてはＬＤＬコレステロール低下率20～30%、二次予防においてはＬＤＬコレステロール低下率50%以上も目標値となりえる。

■脂質異常症の治療の柱

●食事療法

食事から摂取するエネルギー量をコントロールし、食べすぎを防ぐ。脂質や糖質の制限も行う。高LDLコレステロール血症と高中性脂肪血症では内容が異なる。

●運動療法

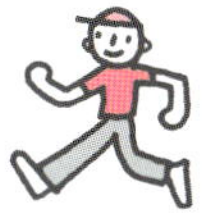

エネルギーの消費量を増やして脂肪の代謝を促す。肥満を解消する、中性脂肪を減らす、HDLコレステロールを増やす、などの効果がある。

●生活リスクの改善

酒、タバコ、ストレスは、脂質異常症や動脈硬化にとってリスク因子になるので、節酒（禁酒）や禁煙をし、ストレスはためないようにする。

●薬物療法

脂質異常症の治療に使われる薬には、LDLコレステロールを下げる薬と、中性脂肪を下げる薬がある（薬物療法については76ページ参照）。
※食事・運動・生活改善の療法については第4章から詳しく述べます。

dLに設定します。

次にハイリスクなのは、糖尿病、脳梗塞、閉塞性動脈硬化症などがある人です。脂質異常症の人で、これらの疾患があると、心筋梗塞になるおそれが高くなります。

なお、脳の動脈は、心臓の冠動脈ほどコレステロールの影響を受けないと考えられていますが、それでも無視できない影響があります。すでに脳梗塞を起こしたことがある人は、再発のリスクが高く、ほかの動脈硬化性疾患になる危険性もあります。

そこで、このグループに該当する人は、ＬＤＬコレステロールの目標値を１２０㎎／dLにして、できるだけ下げるようにします。

ハイリスク群に入る人にも、治療としては生活習慣の改善が提案されますが、待ったなしの状態の人もいます。明日にでも心筋梗塞が起こりかねない危険な状態と医師が判断した場合は、薬を使って治療します。

ＬＤＬの目標値はリスク評価で変わる

ハイリスク群に該当しない人でも、脂質異常症から心筋梗塞などに進む危険性はありますが、その危険度は、動脈硬化のリスク因子がどれくらいあるかで評価をします。

リスク因子としては、高ＬＤＬコレステロール血症のほかに、次の4つの病態が高リスクです。このうち１つでもあればカテゴリーⅢ（高リスク群）となります。
①糖尿病
②慢性腎臓病（ＣＫＤ）
③非心原性脳梗塞（心臓疾患が原因ではない脳梗塞）
④末梢動脈疾患（ＰＡＤ。手や足に起こる動脈硬化）
また、性別、年齢、「現在喫煙」の有無、動脈硬化性疾患の家族歴、収縮期血圧、総コレステロール値、ＨＤＬコレステロール値などもリスクを知る目安となりますので、チェックします。これらからリスク評価をして、患者さんを低リスク群〜高リスク群のカテゴリーに分け、ＬＤＬコレステロールの目標値が設定されます。

リスク因子は重なれば重なるほど、心筋梗塞や脳卒中で亡くなる危険性が高くなりますが、その危険度はリスク評価で示されます。

目標値は、リスク評価が０・５％未満と低ければ１６０㎎／dL程度ですが、０・５％以上２・０％未満であれば１４０㎎／dL、２・０％以上になると１２０㎎／dLと、きびしく設定されることになります。

ただし、この**目標値はあくまでも目安**です。この数値まで厳格にＬＤＬコレステロール値をコントロールしなければ、心筋梗塞などの動脈硬

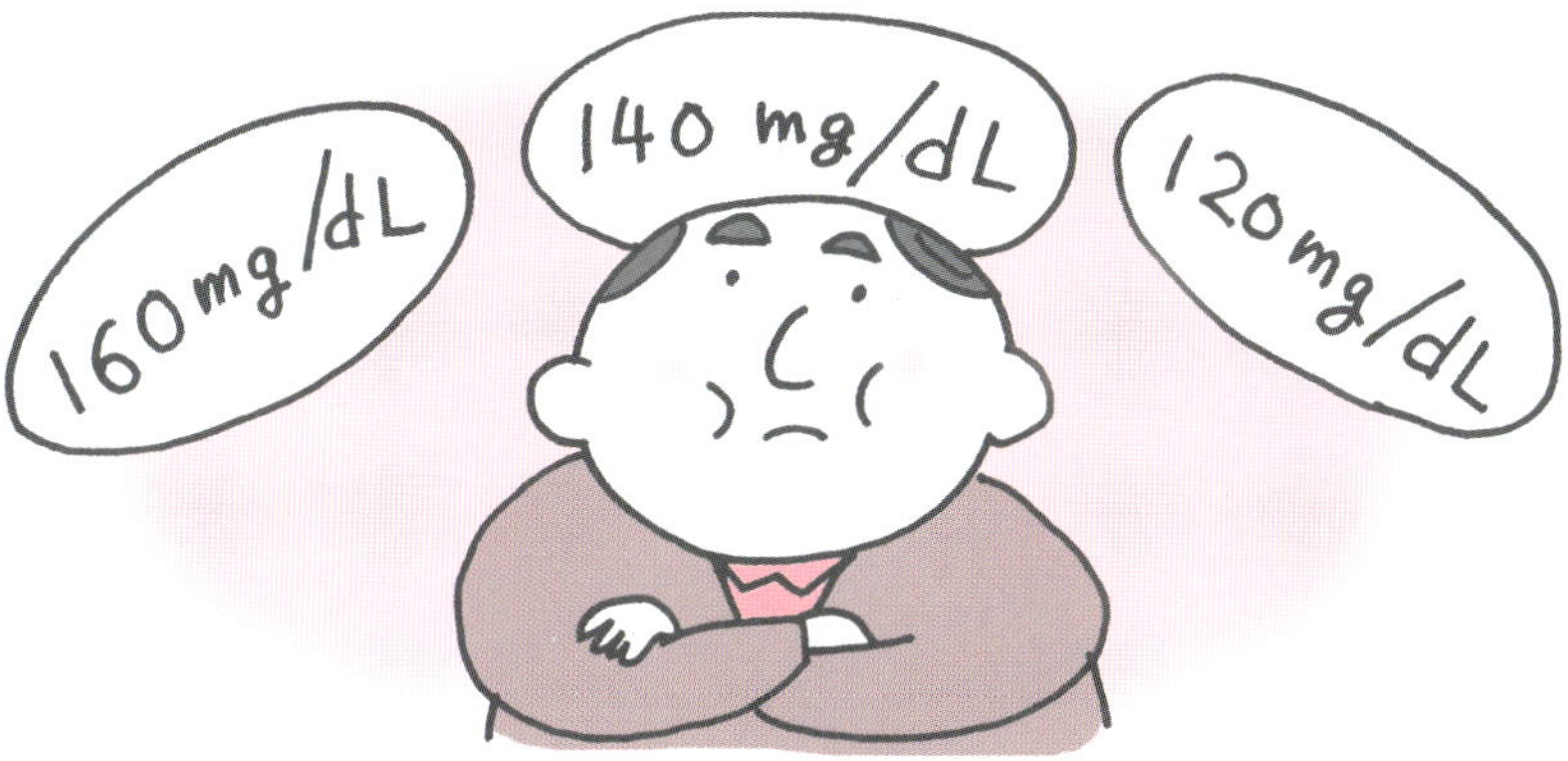

リスク評価が高いほど、ＬＤＬの目標値はきびしくなる

化性疾患を発症してしまうのかというと、まだはっきりとした科学的根拠（エビデンス）はありません。しかし、ハイリスクの人やリスクが積み重なっている人は、まずＬＤＬコレステロール値をきちんと下げることが大切です。そこまで至っていない人でも、予防を心がけることが必要なことはいうまでもありません。

目安は基準値。中性脂肪は下げ、ＨＤＬは上げる

　一方、中性脂肪やＨＤＬコレステロールの目標値は、ＬＤＬコレステロールのように、リスク別にはなっていません。中性脂肪やＨＤＬコレステロールの場合は、その人のリスク因子に応じて目標値を変えることにどれほどの効果があるのか、まだはっきりしていないからです。

　また、ＬＤＬコレステロールにはよく効く薬があり、数値をきめこまかく管理できますが、**中性脂肪やＨＤＬコレステロールは薬によるコントロールがむずかしく、こまかな目標値が立てられない**という理由もあります。

　しかし、中性脂肪値もＨＤＬコレステロール値も、動脈硬化と大きく関係しますので、コントロールが必要なことはまちがいありません。脂質異常症の診断基準値（中性脂肪は150mg／dL未満、ＨＤＬコレステロールは40mg／dL以上）を目安に、高い中性脂肪値は下げ、低いＨＤＬコレステロール値は上げることが必要です。

Key Word

心筋梗塞は遺伝する？

　リスク因子の中には、「家族に心筋梗塞など冠動脈疾患の人がいる」という項目が入っています。現在のところ、発症にかかわる遺伝子は見つかっていませんが、遺伝的な要素はゼロではありません。実際、心筋梗塞の家族を持つ人は、自身も心筋梗塞（動脈硬化）になりやすいという傾向があります。

家族性高コレステロール血症の治療

Point

- 遺伝性で、冠動脈疾患による死亡リスクが高いため、早期の診断が重要
- コレステロール値、症状、家族歴で診断。疑わしい場合は遺伝子検査を行う
- 治療は、食事療法と運動療法だけでなく、薬物療法が不可欠になる

早期診断と治療でリスクにそなえる

家族性高コレステロール血症は、LDL受容体に欠損や異常がある遺伝性の脂質異常症で、左ページにあるように、通常の脂質異常症とは診断基準が異なります。

●LDLコレステロール値が高い（未治療で180㎎／dL以上）
●黄色腫がある（28ページ参照）
●家族性高コレステロール血症、または若年性冠動脈疾患の家族がいる

このうち2項目があてはまれば、家族性高コレステロール血症と診断されます。

家族性高コレステロール血症には、対立遺伝子が両方とも異常であるホモ型と、片方の遺伝子だけが異常なヘテロ型があり、**ホモ型がより重症**です（26ページ参照）。

LDLコレステロール値は、ヘテロ型で150〜420㎎／dL、ホモ型では500〜900㎎／dLと非常に高く、治療をしないと冠動脈疾患によって若年（40〜59歳）で亡くなるリスクが非常に高い病気です。

治療のためには、早期診断が何よりも重要です。家族に高コレステロール血症や冠動脈疾患の人がいる場合は、成人でも子どもでも、必ず医師の診察を受けるようにしてください。疑わしい場合は、遺伝子検査で調べることが望ましいのですが、検査ができる医療機関は限られますので、できれば大学病院や一般病院などを受診しましょう。

家族性には薬物療法が不可欠

家族性高コレステロール血症では、ホモ型の場合はきわめて若いころか

■家族性高コレステロール血症の診断基準

●成人（15歳以上）・ヘテロ型の診断基準

1 **高LDLコレステロール血症**である
　未治療時のLDLコレステロール値180㎎/dL以上
2 **腱《けん》黄色腫**（手の甲、ひじ、ひざなどの腱黄色腫あるいはアキレス腱肥《ひ》厚《こう》）あるいは**皮膚結節性黄色腫**
3 **家族性高コレステロール血症**、あるいは**若年性冠動脈疾患の家族**（2親等以内）がいる

※2項目以上あてはまる場合は家族性高コレステロール血症とする。
※LDLコレステロール値が250㎎/dL以上の場合は、家族性高コレステロール血症を強く疑う。
※皮膚結節性黄色腫に眼瞼《がんけん》黄色腫は含まない。
※アキレス腱肥厚は、X線撮影により９㎜以上で診断する。
※若年性冠動脈疾患は、男性は55歳未満で、女性は65歳未満で発症の場合。

●小児・ヘテロ型の診断基準

1 **高LDLコレステロール血症**
　未治療時のLDLコレステロール値≧140㎎/dL
2 **家族性高コレステロール血症**あるいは**若年性冠動脈疾患の家族**（2親等以内）がいる

※小児の場合、黄色腫などの症状は乏しいため、家族歴を診断することが重要。

ら、ヘテロ型でも60歳くらいまでには、ほとんどの人が動脈硬化性疾患をかかえるようになります。

そのため、治療では、**冠動脈硬化症などの動脈硬化症を予防することがきわめて重要**です。

診断がつけば、ただちに食事療法や運動療法をはじめますが、家族性高コレステロール血症の場合、それだけではＬＤＬコレステロールを下げることはむずかしいため、薬物療法も同時にはじめます。

コレステロールの合成を抑制する薬や、吸収を抑える薬を使う療法で、家族性高コレステロール血症の治療には不可欠です（薬物療法は76ページから参照）。

ただし、ホモ型には薬の効果が期待できないため、血液中からＬＤＬコレステロールを取り除く特別な治療が、早くから（幼児～青年期）必要です。

薬物療法をはじめるのはいつからか

Point

- 薬でコレステロール値を下げる治療は、冠動脈疾患の予防に有効
- 生活習慣の改善を3～6カ月つづけ、目標値に届かない場合は薬を検討する
- 心臓病経験者などハイリスク群や家族性の場合は、はじめから導入する

薬物療法を開始するタイミング

脂質異常症の治療は、生活習慣（食生活や運動）の改善が基本となります。ただし、それだけでは不十分で、薬による治療を考えなければならない場合があります。

●冠動脈疾患の経験なしの場合（一次予防）

脂質異常症と診断されると、目標値を設定し、その人に合った食事療法や運動療法が提案されます。

これを3～6カ月つづけても、脂質の検査データが目標値から遠く、うまく達成されていない場合は、薬物療法が検討されます。

ただし、薬物療法を開始するかどうかは、その人にリスク因子がどれだけあるかも考慮されます。

糖尿病、高血圧、喫煙、家族に冠動脈疾患の人がいる、といった冠動脈疾患のリスク因子がない人は、食事療法や運動療法の継続で経過観察する場合もあります。

●冠動脈疾患の経験ありの場合（二次予防）

すでに冠動脈疾患（心筋梗塞や狭

MEMO

薬剤服用中の検査

薬物療法は、最初は単剤から開始し、十分な効果が得られない場合は、薬剤の増量や、多剤併用が考慮されます。

効果のあらわれ方を見るために、最初の3カ月は毎月検査を行い、その後は3カ月に1回くらいを目安に検査します。

検査内容は、LDLコレステロール値と、副作用検査として、肝機能、腎機能、末梢《まっしょう》血液、クレアチンキナーゼ（筋肉の酵素）を調べます。

■脂質異常症治療薬の働き

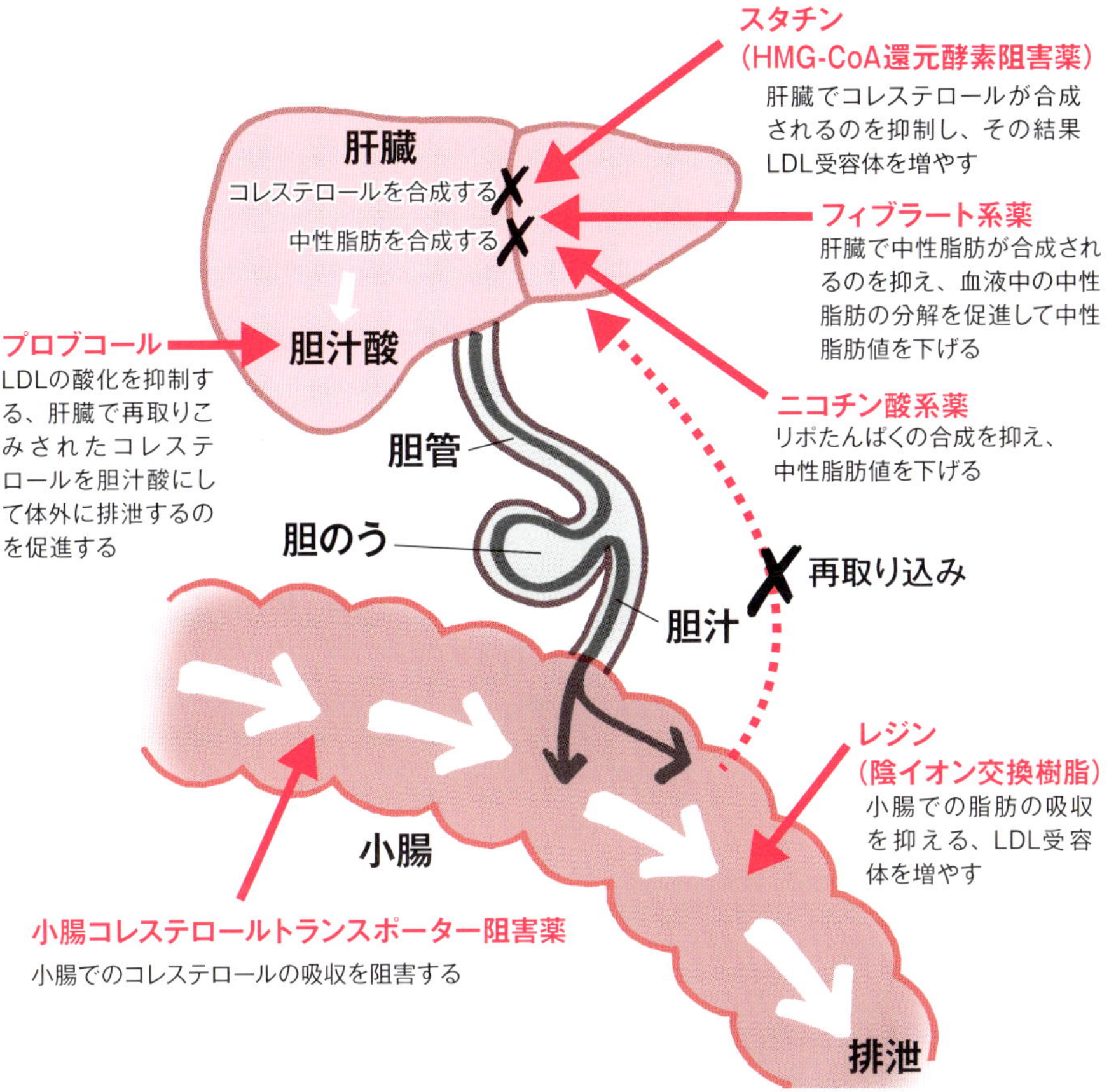
スタチン
（HMG-CoA還元酵素阻害薬）
肝臓でコレステロールが合成されるのを抑制し、その結果LDL受容体を増やす
肝臓
コレステロールを合成する
中性脂肪を合成する
フィブラート系薬
肝臓で中性脂肪が合成されるのを抑え、血液中の中性脂肪の分解を促進して中性脂肪値を下げる
プロブコール
LDLの酸化を抑制する、肝臓で再取りこみされたコレステロールを胆汁酸にして体外に排泄するのを促進する
胆汁酸
ニコチン酸系薬
リポたんぱくの合成を抑え、中性脂肪値を下げる
胆管
胆のう
再取り込み
胆汁
レジン
（陰イオン交換樹脂）
小腸での脂肪の吸収を抑える、LDL受容体を増やす
小腸
小腸コレステロールトランスポーター阻害薬
小腸でのコレステロールの吸収を阻害する
排泄

心症）の経験があるハイリスク群の人や、リスク因子の多い人は、**診断がつきしだい、すぐに薬物療法の導入を検討**します。薬でコレステロール値を下げる治療が冠動脈疾患の再発予防に有効であることは、大規模臨床試験でも証明されています。

また、家族性高コレステロール血症のような遺伝性の脂質異常症の場合も、診断が確定したらただちに薬物療法を開始します。

ただし、一次予防でも二次予防でも、**食事療法や運動療法は、治療の土台になるものですので、薬物療法を開始してからもつづけることが重要です。**

なお、薬の効果が感じられなかったり、逆に体調がよくなったりして、薬をやめたい、あるいは量を減らしたいと思うことがあるかもしれません。そのような場合は、自分で判断せず、必ず医師と相談してください。

脂質異常症のタイプで使い分ける

Point

- ●ＬＤＬコレステロール値を下げる治療では、まずスタチンが選ばれる
- ●中性脂肪値を下げる治療では、主にフィブラート系薬が使われる
- ●使う薬は1種類が基本だが、効果が出ない場合はほかの薬を併用する

スタチンを中心に適した薬を選ぶ

脂質異常症の治療に使われる薬剤には、主に**ＬＤＬコレステロール値を下げる薬**と、**中性脂肪値を下げる薬**とがあります（薬の一覧は80～81ページを参照）。

多くの種類がある薬の中から、患者さんの脂質異常症のタイプや状態に応じて、単独、あるいは併用で使います。

●ＬＤＬコレステロール値が高い場合

ＬＤＬコレステロール値を下げる必要がある場合は、もっとも効果の高いスタチンがまず選ばれます。スタチンは、作用の強さにちがいがありますので（左ページ参照）、患者さんの状態によって使い分けます。

ほかに、ＬＤＬコレステロール値を下げる薬としては、レジン、小腸コレステロールトランスポーター阻害薬、プロブコールのほか、中性脂肪値とＬＤＬコレステロール値の両方を下げるニコチン酸系薬、フィブラート系薬などがあります。

1種類の薬で効果が十分出ない場合は、ほかの薬を併用して調整する場合もあります。たとえば、スタチンとレジンの併用は、ＬＤＬコレステロールを下げる効果が強力になると同時に、糖代謝の改善も期待できます。

●中性脂肪値が高い場合

中性脂肪値を下げる薬には、フィブラート系薬、ニコチン酸系薬、多価不飽和脂肪酸（ＥＰＡやＤＨＡなど）があり、いずれか1種類を使います。主に使われるのはフィブラート系薬です。

●ＬＤＬコレステロール値と中性脂

肪値が高い場合

スタチン、小腸コレステロールトランスポーター阻害薬、フィブラート系薬のいずれかを単独で使ったり、併用する場合は、スタチンとニコチン酸系薬の組み合わせで治療します。

なお、心筋梗塞のリスクが高い場合は、スタチンとフィブラート系薬の併用も効果が期待できますが、副作用として横紋筋《おうもんきん》融解《ゆうかい》症（181ページ参照）の危険性があるため、慎重に行います。また、腎臓が悪い人には禁忌《きんき》となります。

● HDLコレステロール値が低い場合

多くの場合、脂質異常症では、中性脂肪値が高いとHDLコレステロール値が低く、中性脂肪値が下がるとHDLコレステロール値が上がります。そこで、HDLコレステロール値が低い場合は、中性脂肪値を下げる薬を使います。ただし、HDLコレステロール値のみが低い場合の治療法は、まだ確立されていません。

■ スタチンの効き目の強弱

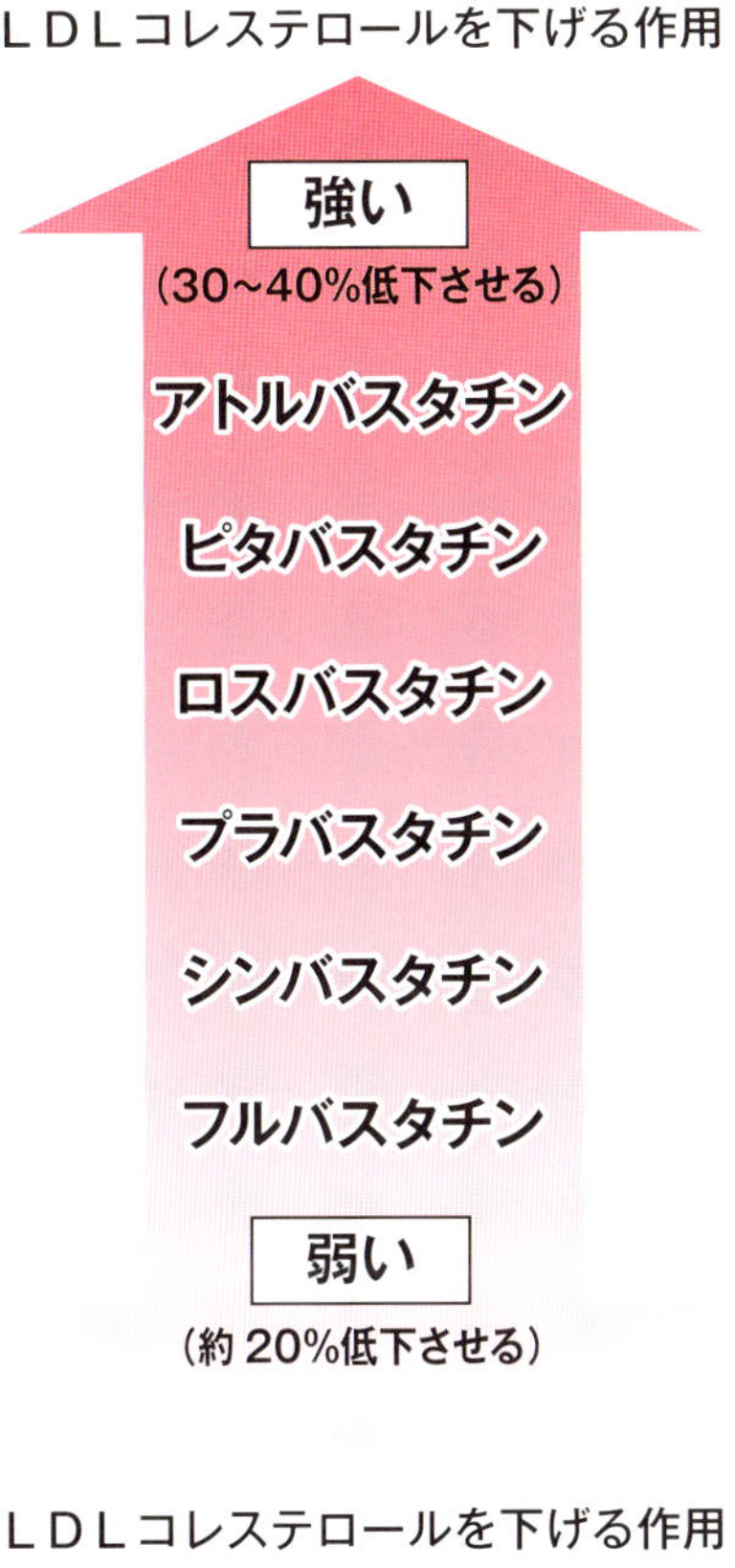
ＬＤＬコレステロールを下げる作用
強い
（30～40％低下させる）
アトルバスタチン
ピタバスタチン
ロスバスタチン
プラバスタチン
シンバスタチン
フルバスタチン
弱い
（約 20％低下させる）
ＬＤＬコレステロールを下げる作用

スタチンの肝臓での作用

コレステロールは肝臓で合成されますが、スタチンは、その合成過程で働くHMG-CoA還元酵素という酵素の働きをさまたげます。その結果、コレステロールの合成が抑えられ、LDLもあまりつくられなくなります。

そこで、肝臓の細胞は、自分が必要なコレステロールを確保するため、LDL受容体をたくさんつくり、血液中を流れているLDLを取り込むようになります。その結果、体内のコレステロールを20～40％も減らすことができるのです。

2021年1月現在

主な薬剤　一般名（商品名）	注意点など
●プラバスタチン（メバロチン） ●シンバスタチン（リポバス） ●フルバスタチン（ローコール） ●アトルバスタチン（リピトール） ●ピタバスタチン（リバロ） ●ロスバスタチン（クレストール）	消化器症状、肝障害、横紋筋融解症などの副作用
●コレスチラミン（クエストラン） ●コレスチミド（コレバイン）	消化器症状などの副作用
●エゼチミブ（ゼチーア）	消化器症状、肝障害などの副作用。筋肉中の酵素値が上昇することも
●プロブコール （シンレスタール、ロレルコ）	消化器症状などの副作用

主な薬剤　一般名（商品名）	注意点など
●ベザフィブラート （ベザトールSR） ●フェノフィブラート （リピディル、トライコア） ●クロフィブラート（クロフィブラート「ツルハラ」） ●ペマフィブラート（パルモディア）	腎臓の機能異常が強い人は、横紋筋融解症の副作用が起こることがあるので使用不可。特にスタチンとの併用は横紋筋融解症の危険が高まる。肝機能が低下している人は、肝障害が起こることがある
●トコフェロールニコチン酸エステル（ユベラN） ●ニセリトロール（ペリシット） ●ニコモール（コレキサミン）	日本人の場合、顔面紅潮や頭痛などの副作用が多いとされるが、アスピリンの服用で予防できる
●イコサペント酸エチル［EPA］（エパデール） ●オメガ-3脂肪酸エチル（ロトリガ）	出血傾向や発疹などの副作用

■ 脂質異常症の治療で使用される主な薬

●主に**コレステロール**を下げる薬

分類	主な働き	ほかの作用
スタチン（HMG-CoA還元酵素阻害薬）	コレステロールの合成を抑制し、LDL受容体を増やす	中性脂肪値を下げ、HDLコレステロール値を上げる作用もある
レジン（陰イオン交換樹脂）	コレステロールの小腸での再吸収を阻害し、LDL受容体を増やす	HDLコレステロール値を上げる作用もある
小腸コレステロールトランスポーター阻害薬	小腸でのコレステロールの吸収を阻害する	中性脂肪値を下げ、HDLコレステロール値を上げる作用もある
プロブコール	LDLの酸化を抑制し、コレステロールの排泄を促進する	HDLコレステロール値を下げる作用もある

●主に**中性脂肪**を下げる薬

分類	主な働き	ほかの作用
フィブラート系薬	中性脂肪の合成を抑え、分解を促進する	LDLコレステロール値を下げ、HDLコレステロール値を上げる作用もある
ニコチン酸系薬	リポたんぱくの合成を抑え、中性脂肪値を下げる	LDLコレステロール値を下げ、HDLコレステロール値を上げる作用もある
多《た》価《か》不《ふ》飽《ほう》和《わ》脂肪酸	腸からの中性脂肪の吸収を抑制、肝臓での中性脂肪の合成を抑制する	

注目されている「ＬＨ比」とは

高ＬＤＬより、ＬＤＬとＨＤＬの脂質バランスの異常が問題

血液中に悪玉のＬＤＬコレステロールが増えると、血栓ができやすくなり、心筋梗塞などのリスクが高まります。そのため、ＬＤＬコレステロール値については、現在の診断基準よりもっときびしくしたほうがよいとの指摘が以前からありました。

実際に、ＬＤＬコレステロール値が正常（１４０㎎／dL未満）であるにもかかわらず、心筋梗塞を起こしたという例が少なくないことが、各地の医療機関などから報告されています。

最近の研究では、心筋梗塞などの動脈硬化性疾患は、高ＬＤＬコレステロール値だけでなく、ＬＤＬコレステロール値とＨＤＬコレステロール値のバランスの異常が主な原因だということが明らかとなっています。

このＬＤＬコレステロール値とＨＤＬコレステロール値のバランスを示す指標が、「ＬＨ比」です。ＬＨ比は、ＬＤＬコレステロール値÷ＨＤＬコレステロール値で求めることができます。

望ましいＬＨ比とは？

では、ＬＨ比はどの程度ならいいのでしょうか。病院での調査例などから、ＬＨ比が２・０を超えると動脈硬化が疑われ、２・５を超えると血栓ができている可能性があり、心筋梗塞のリスクも高くなるといわれます。反対に、ＬＨ比が１・５以下の場合は、血管が健康な状態といえます。

そこで、ＬＨ比の目安としては、「ほかに病気がない場合には２・０以下」が望ましく、「高血圧や糖尿病がある場合、あるいは心筋梗塞などの病歴がある場合には１・５以下」にすることが望ましい、とされています。

特に、すでに心筋梗塞などを起こした人では、ＬＨ比を１・５以下に管理することで、ある程度進んでしまった動脈硬化を改善することもできます。

$$\text{LH比} = \frac{\text{LDL コレステロール値}}{\text{HDL コレステロール値}}$$

ＬＨ比	血管内の状態
1.5以下	きれいで健康な状態
2.0以上	コレステロールの蓄積が増え、動脈硬化が疑われる
2.5以上	血栓ができている可能性がある心筋梗塞のリスクも

第4章

日常生活での予防・改善1
体重管理・運動療法

効果が認められている4つの生活改善

Point

- 生活習慣の改善は、脂質異常症の治療・予防に明らかな効果がある
- 改善の基本は、「体重管理」「運動」「食事」「禁煙」の4つ
- 生活改善をして数値がよくなれば、薬をやめられることもある

生活習慣の改善は治療と予防の基本

脂質異常症の治療や予防の方法として、世界的に効果が認められているのが「**生活習慣の改善**」です。

生活の改善など、あまりにもあたりまえのことと思われるかもしれません。しかし、脂質異常症には生活習慣が大きくかかわっているので、それを変えることには重要な意味があるのです。

生活改善によって悪玉のＬＤＬコレステロールを減らし、善玉のＨＤＬコレステロールを増やせば脂質異常をコントロールできることは、医学的な研究からも明らかとなっています。

基本となるのは次の４つです。

①禁煙をする
②適度に体を動かす
③食生活を改善する（エネルギーや脂肪の摂取量を適正にする）
④体重を適正に保つ

喫煙、内臓脂肪型肥満（メタボリックシンドローム）、運動不足、食事の乱れ——これらが脂質異常症を進行させ、動脈硬化の大きなリスク因子となることは、これまでも述べてきました。

生活改善を実行するのは患者さん自身ですから、本人の「変えたい」という強い気持ちが大切です。しかし、頭ではよくないとわかっていても、長年にわたって身についた生活習慣を変えるのは、なかなか大変です。また、自己流でやっていると、無理をして健康を害したり、途中で挫折することもあります。

やはり、病院で適切な方法を指導してもらいながら、経過のチェックを受けることをおすすめします。

■生活改善の４本柱と、その効果

1　禁煙
（タバコを吸っている人はやめる）
効果➡ＬＤＬコレステロールの酸化やＨＤＬコレステロールの減少を防ぎ、血栓をできにくくする。詳しくは 112 ページから

2　体重の管理
（自分にとって適正な体重を算出し、減量をして維持するようにする）
効果➡内臓脂肪を減らし、動脈硬化を防止する。詳しくは86ページから

3　適度な運動（運動療法）
（ウオーキングなどの有酸素運動を行う。筋トレで筋力をアップする。家の中でもこまめに体を動かす）
効果➡ＨＤＬコレステロールを増やし中性脂肪を減らす。インスリン抵抗性を改善する。詳しくは 92 ページから

4　食生活の改善（食事療法）
（脂質が多い食品を控え、脂質の代謝をよくする食品を多くとる。１日の摂取エネルギーを適切にして食べすぎない）
効果➡ＬＤＬコレステロール値を下げる。中性脂肪値を下げる。詳しくは次の第５章で

●体重の管理は、食事療法や運動療法の前提となる重要なポイントです。
●ＬＤＬ（悪玉）コレステロールを減らすには食事療法が、ＨＤＬ（善玉）コレステロールを増やすには運動療法が有効です。

ドクターアドバイス

効果が上がると薬をやめられることも
薬を服用している人でも、生活改善によって、ＬＤＬコレステロール値、中性脂肪値、ＨＤＬコレステロール値といった数値がよくなると、薬をやめられることがあります。また、数値がどうしても下がらず、薬をやめられない人でも、生活改善をつづけることでコレステロールや中性脂肪を管理しやすくなりますので、動脈硬化を予防できるようになります。

体重の管理1

内臓脂肪は体重を落とせば減る

Point

- 高血糖、高血圧、脂質異常などの生活習慣病は、内臓脂肪が引き起こす
- メタボ健診によって内臓脂肪の蓄積を見つけ、動脈硬化を予防する
- 体重を落とす（コントロールする）と、内臓脂肪を減らすことができる

メタボ健診で見つける内臓脂肪の蓄積

体重をコントロールして肥満（内臓脂肪型肥満）を解消することは、生活改善の重要なポイントです。

高血糖、高血圧、肥満、脂質異常といった、動脈硬化のリスク因子になる生活習慣病は、一人の人に複数の病気が重なって起こることもまれではないのですが、これは偶然に重なっているわけではありません。**ベースに内臓脂肪の蓄積があるため、必然的に起こる**のです。

このような考えを背景に、2005年にはメタボリックシンドロームの診断基準が発表され、メタボ健診がはじまりました。

左ページの図のような、「下流」にある個々の病気に対して治療を行うのではなく、「上流」の内臓脂肪の蓄積を早期に見つけ、それを減らすことで動脈硬化を予防する。ここにメタボ健診の意義があります。

診断基準の中では、とかくウエストサイズが注目されがちです。しかし、たとえば男性では86cmなら異常、84cmなら正常といった区別をするのはまちがいです。ウエストサイズが85cm以上でも、内臓脂肪の蓄積による高血圧、高血糖、脂質異常などがなければ、メタボリックシンドロームではありません。

問題は、太っていることではなく、内臓脂肪の蓄積なのです。幸い、**内臓脂肪は、体重を落とせば、それにともなって皮下脂肪より先に減る**という特徴があります。

ですから、自分の適正体重を目安に減量をし、それを維持することが有効な対策になります。適正体重の算出法は、89ページで紹介します。

■ メタボリックシンドロームの診断基準

腹部肥満（内臓脂肪の蓄積）	腹囲（おへその位置）：男性85㎝以上 女性90㎝以上

＋ 上記に加え、以下の３項目のうち２つ以上が該当する

1　脂質異常	中性脂肪値：150㎎/dL以上 ＨＤＬコレステロール値：40㎎/dL未満 （これらのいずれか一方、または両方）
2　高血圧	収縮期血圧：130㎜/Hg以上 拡張期血圧：85㎜/Hg以上 （これらのいずれか一方、または両方）
3　高血糖	空腹時血糖値：110㎎/dL以上

■ 内臓脂肪の蓄積が動脈硬化を引き起こす

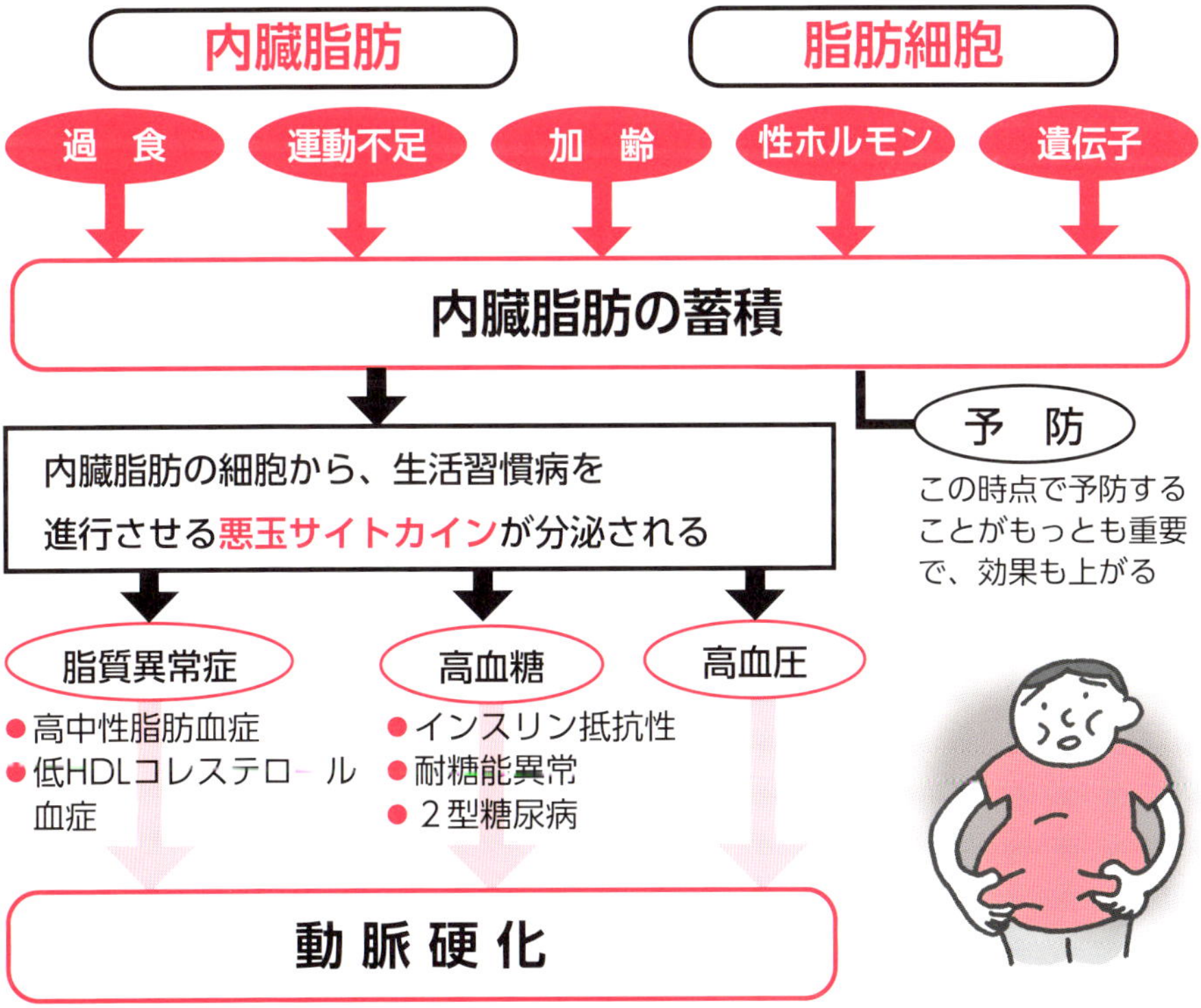

体重の管理2

自分の適正体重を知る

Point

- まずＢＭＩ値で、自分の肥満度を知る
- ＢＭＩ値25なら普通体重だが、脂質異常症の人には高い
- 適正体重は、身長からＢＭＩ値22になるように割り出す

適正体重は普通より低め達成までは時間をかけて

肥満で問題になる内臓脂肪には、合成や分解が活発という性質があります。食べすぎや動物性脂肪のとりすぎ、運動不足などが少しつづいただけでたまってしまうのですが、その反面、食事の改善や運動をして体重を減らすと、比較的たやすく減らすことができます。

減量にあたっては、自分の肥満度を知る必要があります。肥満度をはかるには、ＢＭＩ値を使います。これはボディ・マス・インデックスの略で、体重と身長から割り出します（計算法は左ページ参照）。25未満が普通体重とされていますので、25以上の人は、25未満になるようにめざします。これは通常の場合です。

しかし、**脂質異常症や糖尿病、高血圧などがある人は、25より下の22を目標にする**のがよいとされます。ＢＭＩ値22は、男女ともに病気の発生率がもっとも少ないとして、日本肥満学会が提唱している数値です。

適正体重は、身長（ｍ）の2乗にこの22を掛けて割り出します。ただし、いきなり適正体重まで減量しようとして、無理をすることは禁物です。急激なダイエットには、リバウンドがつきものだからです。

減量は、1カ月で1～2kg程度減らすのが理想といわれます。たとえば、左ページの計算例であげた人でみると、適正体重までには12kg減らす必要がありますので、理想の体重にするには1年くらいかかります。しかし、2～3kg減量するだけでも異常値は改善する方向に向かいます。ゆるめでもよいので、ゆっくり減量することをおすすめします。

■肥満度をチェックしましょう

体重(kg) ÷ (身長(m) × 身長(m)) ＝ BMI値

↑ 25を超えたら要注意！

■ＢＭＩ値の判定

ＢＭＩ	判定
18.5未満	低体重（やせ）
18.5以上25未満	普通体重
25以上30未満	肥満度１
30以上35未満	肥満度２
35以上40未満	肥満度３
40以上	肥満度４

※「日本人の食事摂取基準（2015年版）」では、ＢＭＩ値が25以上であれば、１日の食事総摂取量を減らしてＢＭＩ値を下げる努力をするようすすめています。

■適正体重を出しましょう

身長(m) × 身長(m) × 22 ＝ 適正体重

※身長の２乗に22を掛けますが、22というのはＢＭＩ値でもっとも病気になりにくく、死亡率が低いとされている数値です。

■実際に計算してみましょう

例：身長165㎝で、体重が72kgの人の場合

●肥 満 度：72÷(1.65×1.65)≒26.4（肥満度１）

●適正体重：1.65×1.65×22＝約59.9 kg（適正体重）

72 kg－59.9 kg＝12.1 kg

この人の場合、適正体重までに約12kg減量することができれば理想的です。

体重の管理3

減らした体重を維持するために

Point

- ●一時的に減らせても、食事や運動面を改善しないとリバウンドしがち
- ●食事制限だけの減量は筋肉を落とし、やせにくい体をつくってしまう
- ●減量中は、体重日誌をつけるとリバウンドを事前にチェックできる

減量によって太りやすい体になるのを避ける

　せっかく体重を減らしたのに、いつの間にか元に戻ってしまう、あるいはそれ以上に太ってしまう——これは、ダイエットをした多くの人が経験することではないでしょうか。体重は一時的に減らすことはできても、根本的な生活改善をしない限り、それを維持することはむずかしいのです。

　体重が増える原因となるのは、主に**「運動不足」「食べすぎ・飲みすぎ」「加齢（筋肉の衰え）」**です。

　運動不足や加齢には運動療法で（92ページからを参照）、食べすぎ・飲みすぎには食事療法（124ページからを参照）で対策を立て、具体的な改善法を実践していくことが、確実な減量につながります。

　減量について正しく理解し、まちがった方法をとらないことも、体重管理をする上では非常に大切です。

●食事制限だけで体重を減らすと、筋肉も落としてしまう

　食事制限と同時に運動をしないと、脂肪といっしょに筋肉が落ち、基礎代謝が低くなります。やせにくい体をつくってしまうのです。

●リバウンドで戻る体重は、筋肉が脂肪に置きかわる

　食事制限だけの減量をつづけていると、体重はしだいに減らなくなります。それだけでなく、筋肉が減って代謝力が落ち、太りやすくなります。

　また、食事制限のためエネルギーの消費量が減っていますので、制限前の食事量（摂取カロリー）に戻すと、確実にリバウンドしてしまいます。

リバウンドして戻る体重の、ほとんどは脂肪です。制限前と同じ体重だとしても、中身は、筋肉が脂肪に置きかわってしまうのです。

　こうならないために、食事制限は基礎代謝量を減らさない範囲にとどめます。目安は、1日150kcal程度の食事制限です。

●きびしい食事制限は、筋肉だけでなく骨も弱める

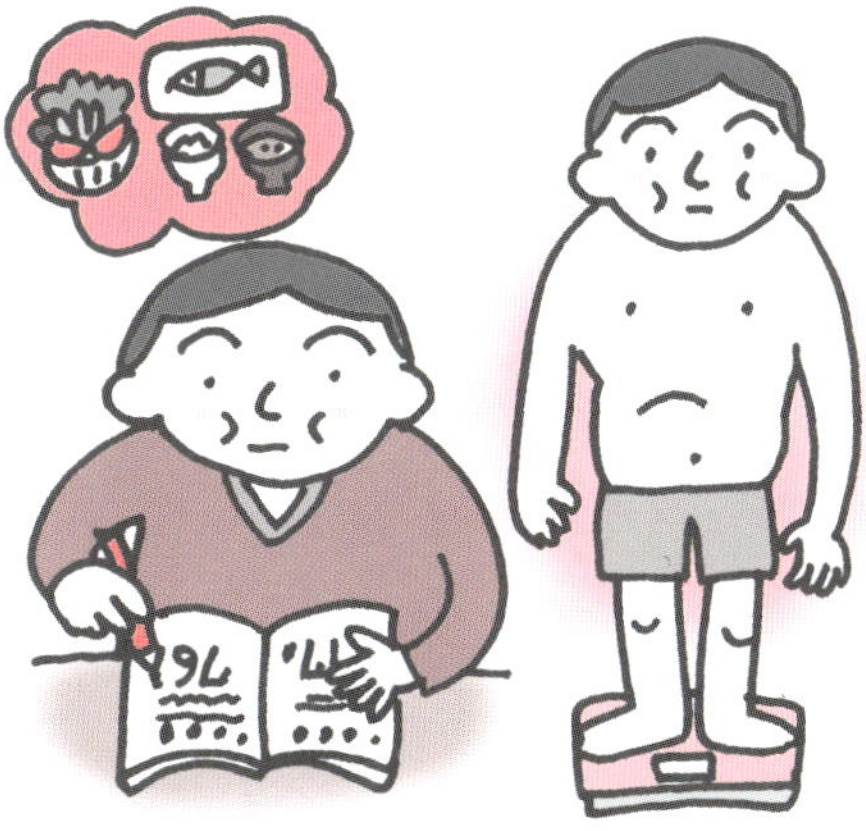

きびしい食事制限で食事から十分なエネルギーがとれないと、体は筋肉の中のたんぱく質を分解し、エネルギー補給をします。さらにきびしい食事制限をすると、場合によっては骨を分解してエネルギーにします。脂肪が減るだけでなく、体にとって大事なものもいっしょに壊すことになりかねません。

　急激に体重を落とすと、このような危険があるのです。

体重日誌をつけて増える理由を客観視する

減量を行うときは、体重日誌をつけることをおすすめします。

●体重は毎日、朝起きたときと、夜寝る前にはかって記録する

　体重は、朝起きたときがもっとも軽く、夜寝る前がもっとも重くなります。体重といっしょに食事の内容や活動量を記入すると、さらに効果的です。どんな生活（食事）をすると体重が増えるのか、あるいは減るのか、自分の行動を客観的に見ることができます。

●前日夜と翌朝の体重の差で、基礎代謝がわかる

　基礎代謝は、夜寝ている間も消費されます。夜と朝の体重差が500g以上あれば、基礎代謝がきちんと機能しているといえます。

●体重は前日より増やさない。増えても、1週間単位で見て減っていればよい

　体重が増えていたら、何が原因になっているか、食事や活動を見直し、必要なら食事量を減らしたり運動量を増やします。そうやって、増えたときにすぐ減らすよう努力し、1週間をトータルで見て減っていれば、減量はうまくいっています。

　1カ月で1～2kg程度が、無理のない減量です。

運動療法１

運動にはこれだけの効果がある

Point

- ●有酸素運動には、中性脂肪を減らし、ＨＤＬを増やす効果がある
- ●インスリン抵抗性を改善し、血糖値や血圧を下げる効果もある
- ●筋トレは、代謝を活発にして、太りにくい体づくりに効果がある

運動は血中脂質を改善し動脈硬化を予防する

健康のために必要な３大要素は「栄養、運動、休養」といわれます。ところが、最近、厚生労働省は「**運動、休養・栄養、禁煙**」と、時代に合わせて順番や要素を少し変えてきました。運動が第一番目になったのです。

現代の日本人は、総じて運動不足です。日常の身体活動が少なく、持久力や体力が低下している人ほど、動脈硬化性疾患やがんなどによる死亡率が高いという研究報告もあります。脂質異常症などの生活習慣病が増えているのも、この運動不足が大きく関係しています。

だからこそ、運動療法は重要です。運動をすれば、脂質異常症のさまざまな部分が改善できるのです。

●中性脂肪を減らす

体にたまった脂肪を減らすのには、運動がもっとも効果的です。それも、ウオーキングや水泳などの有酸素運動が適しています。有酸素運動は、体内の脂肪をエネルギー源とする運動だからです。内臓脂肪や皮下脂肪、さらには中性脂肪を消費して減らすことができるのです。

海外の調査研究では、中性脂肪値が２０５mg／dLだった男性が、６カ月の運動療法で、基準値（１５０mg／dL）以下の１２５mg／dLにまで減少したと報告されています。

●ＨＤＬコレステロールを増やす

脂質異常症の治療のポイントは、コレステロール対策です。ただし、悪玉のＬＤＬコレステロールを減らすには食事療法や薬が有効なのですが、善玉のＨＤＬコレステロールを増やす方法ははっきりしたものがな

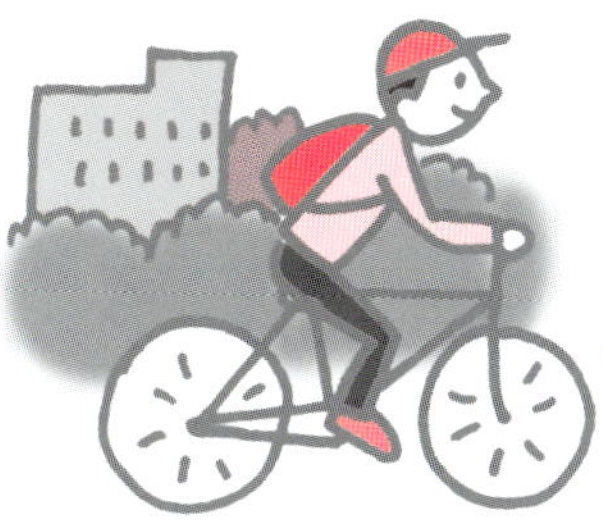

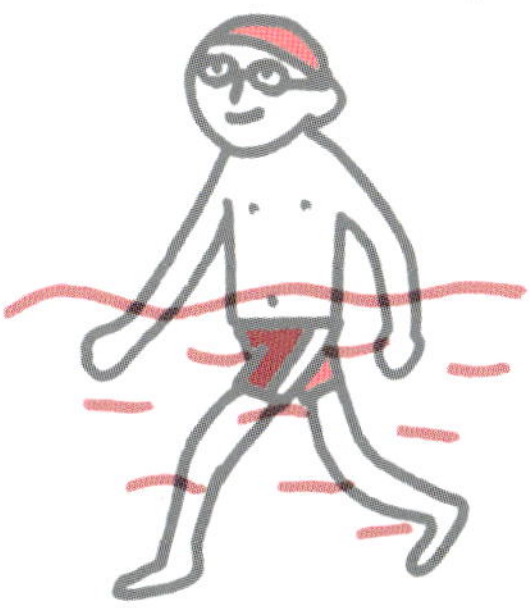

く、これまでは手探り状態でした。

タバコは中性脂肪やＬＤＬコレステロールを増やし、ＨＤＬコレステロールを減らします。ですから、禁煙すればＨＤＬコレステロールが増えることは確かですが、食事療法ではあまり効果が見られず、またＨＤＬを増やす薬も見つかっていません。

ところが、近年、有酸素運動によってＨＤＬコレステロールが増えることが、運動療法の研究データを集計して確かめられたのです。

有酸素運動は、ＨＤＬコレステロールを減らす作用のある中性脂肪を少なくすることができます。また、中性脂肪を運ぶリポたんぱくであるカイロミクロンの代謝・分解を活発にします。つまり、中性脂肪からの影響を少なくすることで、ＨＤＬコレステロールが増えるわけです。

有酸素運動ではウオーキングが最適で、歩けば歩くほどＨＤＬコレステロールが増えることが、研究データでも明らかになっています。

●インスリン抵抗性を改善する

インスリン抵抗性は、内臓脂肪から分泌される物質（悪玉サイトカイン）によってインスリンの働きが悪くなる状態で、高血糖、高血圧、高中性脂肪血症などをまねきます（33ページ参照）。

有酸素運動は内臓脂肪を減らしますので、悪玉サイトカインの分泌が少なくなり、インスリン抵抗性が改善します。そのため、ブドウ糖の消費量が増えて血糖値が下がります。また、血圧も下がりますので、動脈硬化性疾患のリスク因子をいくつも減らすことができるわけです。

●そのほかの効果

- ●血管の内皮細胞をじょうぶにして血栓をできにくくする。
- ●持久的体力を維持、あるいは増やして病気を予防する。
- ●運動機能や心肺機能を高める。
- ●免疫能を高める。
- ●骨密度を高める。
- ●エネルギー摂取と消費のバランスがよくなる。
- ●筋肉量を増やし、基礎代謝量の多い体をつくる（筋肉トレーニング）。

運動療法2

3種の運動を組み合わせて効果アップ

Point

- 有酸素運動、筋肉トレーニング、ストレッチを組み合わせて行うと効果的
- 脂肪燃焼の有酸素運動と代謝力アップの筋トレは、効果を補い合う
- ストレッチは、運動のウオーミングアップやクールダウンに最適

有酸素運動で体脂肪を燃焼させる

脂質異常症の運動療法は、有酸素運動が基本になります。さらに、近年は、筋肉トレーニングが注目されており、有酸素運動とあわせて行えばより効果が上がります。また、運動の前後にはストレッチをすると疲れにくくなります。

有酸素運動は、呼吸から酸素を取り込み、この酸素を使って体内の脂肪を燃焼させる運動で、体脂肪を減らすのにもっとも適しています。

●1回30分はつづける

有酸素運動は、比較的弱い力が継続的に筋肉へかかります。このような運動は、体内の脂肪がエネルギー源になります。運動をはじめると、まず血液中の中性脂肪が燃焼し、20分を過ぎるころから皮下脂肪や内臓脂肪が燃焼するようになります。

1回15分程度の有酸素運動でも血中脂質を改善しますが、体脂肪を効果的に燃焼させるには、30分くらいはつづけて行いましょう。

●息が切れず、軽く汗ばむ程度

脂肪は、リパーゼという脂肪分解酵素によって分解されてはじめて燃焼できるようになります。リパーゼをうまく働かせるには、体が低温でも高温でもダメで、通常より1〜2度高い、軽く汗をかく程度の体温が適しています。

また、激しい運動をすると消費カロリーは高くなりますが、呼吸が浅くなって無酸素運動の状態になります。息がハァハァするようでは、脂肪を燃やすために必要な酸素が不足してしまいます。息が切れない程度の、無理のない運動がよいのです。

※主な有酸素運動…ウオーキング、

■ 3つの運動を行うタイミングと運動量

●有酸素運動

【運動量】

- 1回30分以上のウオーキングを週に3日以上、1週間で合計180分以上をめざす
- 時間がとれない場合は、1日10分、週3回以上を確保する
- 厚生労働省は、毎日8000歩から1万歩を歩くことをすすめている

【効　果】

- 体脂肪を燃焼させ、減らす（ウオーキングのやり方は、P 100 ～ 101 を参照）

●筋肉トレーニング

【運動量】

- 1回に1～2種類のスロートレーニングを 10 分前後、週に2～3回行う

【効　果】

- 筋肉を増やし、基礎代謝量の多い体をつくる
- 有酸素運動の前に筋トレを行うと、代謝力がよくなり、有酸素運動の効果も上がる（スロートレーニングのやり方は、P 106 ～ 109 を参照）

●ストレッチ

【運動量・行うタイミング】

- 背中、太もも、足など、よく使う筋肉を1カ所20秒間のばす
- 運動前後のウオーミングアップとクールダウンは、それぞれ5分間ほど行う
- 筋トレの前は、使う筋肉を重点的にのばしてほぐす
- 筋トレでは、1種目が終わるごとに行うと、血液の循環がよくなる

【効　果】

- 筋肉をほぐしたり、筋肉の疲労をとって、運動の効果を上げる（ストレッチのやり方は、P 110 ～ 111 を参照）

ゆっくりとした水泳、水中ウオーキング、ラジオ体操、サイクリング、エアロビクスなど。

筋トレで基礎代謝を上げる

筋肉トレーニングは、筋肉に負荷《ふか》をかけて行う運動です。酸素を使わない無酸素運動ですから、脂肪は燃焼しませんが、筋肉を増やしますので、基礎代謝を上げることができます。

●消費エネルギーを増やす効果

私たちが毎日消費するエネルギーで、もっとも大きな割合（60～75％）を占めるのが基礎代謝です。運動などの身体活動で消費するエネルギーはずっと少なく、20～30％です。

基礎代謝とは、呼吸、体温の調節、内臓の活動など、生命維持のための消費エネルギーで、多くは筋肉の熱生産に使われます。**筋肉が多い体は、**

それだけ消費エネルギーが多くなるわけです。ところが、筋肉は、40歳を過ぎると目立って減ってきます。中年期になると太ってきて、やせにくくなるのはそのためです。

運動によって筋肉の量を増やせば、代謝がよくなりますので、太りにくい体づくりに役立ちます。ただし、注意しなければならないのは、ウオーキングのような**有酸素運動では筋肉は増えない**ということです。筋肉を増やすためには、筋肉トレーニングが必要なのです。

脂質異常症の運動療法は、**脂肪を燃焼させる有酸素運動と、消費エネルギーを増やす筋トレをあわせて行うことで、より効果が上がる**のです。

●体重を使い、ゆっくり動かす

筋トレといっても、ウエイトリフティングのような、器具を使って重い負荷をかける運動は必要ありません。おすすめしたいのは、スロートレーニング（スロトレ）です。

これは、自分の体重を使ってスローな動作で行うもので、関節や腱《けん》への負担が少ないので、運動不足気味の中高年でもできる筋トレです。

スロトレは、筋肉をゆるませずに、体をゆっくり動かします。筋肉に力を入れている状態を保ちますので、短い時間でもきつく感じます。適切なやり方で行えば、十分に筋肉をつけることができます。太もも、お尻、お腹、背中など、体を支える大きな筋肉は、加齢にともなって衰えやすいので、ここを中心に鍛えると、日常の動作も楽になります。

筋トレは、1日10分前後を、週2～3回行えばよく、それ以上やると疲労がたまることもあります。

前後のストレッチは運動の効果を上げる

運動をする前には、ケガなどを防ぐために、あらかじめ体をあたためたり、筋肉をほぐしておくウオーミングアップが大切です。また、運動後には、筋肉にたまった疲労をとるためにクールダウンを行うと、効果がより上がります。このウオーミングアップとクールダウンの、どちらにも適しているのがストレッチです（ウオーミングアップとクールダウンについては102ページ参照）。

ストレッチは、寝る前に行っても効果があります。筋肉には、ふつうに生活をしているだけでも疲労物質がたまりますので、ストレッチで疲労物質の排出を促してやるのです。ストレッチにはリラックス効果もありますので、心地よく眠れます。

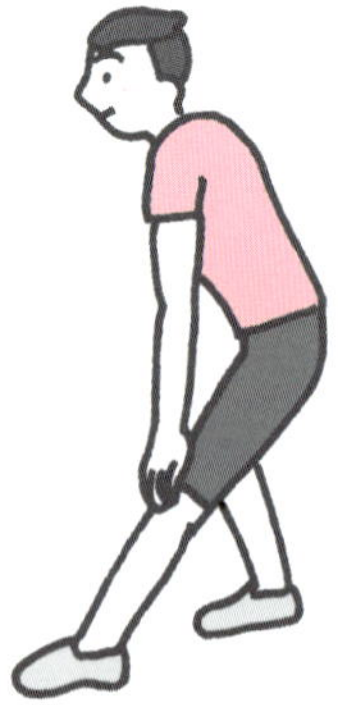

足腰が弱い人に向く水中エクササイズ

有酸素運動として、一般的によくすすめられるのはウオーキングです。しかし、人によっては、ウオーキングは負担が大きく、無理な場合もあります。その点、水中でのエクササイズなら、軽い負担で効果が得られます。

プールを使用しないとできないという制約はありますが、肥満している人や、足や腰に故障を持っている人などにとっては、長所の多いおすすめの有酸素運動です。

水中では、体重の負担が10分の1になる

水中では浮力が働くため、肩まで水につかると、体重の負担は約10分の1にまで軽くなります。そのため、足や腰、ひざなどにかかる負担が少なく、弱っている部分を傷めることなく、運動ができます。

また、水の中では、陸上のときの2～3倍の抵抗がかかりますので、同じように動いても、陸上より多くのエネルギーを消費できるというメリットもあります。

さらに、体にかかる水圧や、陸上とは異なる水の温度が血管を刺激して、血行もよくなります。

泳ぐなら、ゆっくり泳ぐ平泳ぎがおすすめ

水泳をする場合、有酸素運動の効果を出すためには、ゆっくりと時間をかけて泳ぐようにします。タイムを競うような泳ぎ方では、心臓や肺に負担がかかり、無酸素運動に近い状態になるため、脂質異常症の運動療法には向いていません。

おすすめは、平泳ぎです。ウオーキングを30分行ったくらいのエネルギー量を、半分の15分で消費できます。

水中を歩くだけでも運動効果がある

泳げない人は、水中を歩くだけでもかまいません。足腰に故障があっても、水中ウオーキングなら可能です。歩くことで水の負荷が体にかかり、運動効果があります。

ただし、水中エクササイズは、陸上とは異なる事故や故障が起こる可能性があります。原則として、コーチや指導者の指示のもとで行うことが大切です。特に、水に対して苦手意識を持っている人は、水につかるだけで脈拍が上がったり、血圧が変化することがありますので、注意が必要です。

運動療法3

運動をする場合に気をつけたいこと

Point

- 運動療法をはじめる前は、医師の診察を受け、健康状態をチェックする
- 成果をあせって無理をせず、自分の体力に適した運動を根気よくつづける
- 自分の体の状態に気をくばり、運動を休んだり、中止することも大切

効果を早く出そうと無理をするのは禁物

運動は、動脈硬化性疾患の予防や治療には非常に有効ですが、注意が必要な場合もありますので、運動療法をはじめるときは、事前に医師とよく相談することが大切です。

たとえば、動脈硬化が進んでいると、運動中に心筋梗塞を起こすリスクが高くなります。心疾患がある人は、運動によって発作が誘発されることもあり、危険です。また、ひざや腰に痛みがある人が急に運動をはじめると、さらに悪化させたり、ケガを誘発することもあります。

ただし、このようなリスクがある人は運動をしてはいけない、ということではありません。メディカルチェックを受けた上で、その人に合った運動量や方法を、医師の指示を受けながら行えばよいのです。

また、いままであまり運動をしてこなかった人、日常座っていることが多い人などは、少し弱いと感じるくらいからはじめるとよいでしょう。運動をつづけるうちに体力がつき、それにともなってレベルを上げていくことができます。

避けたいのは、「早く成果を出したい」と体力を超えてがんばってしまうことです。かえって体を壊すことにもなりかねず、逆効果です。

運動療法は、**効果が感じられるようになるまでには、最低でも3カ月はかかります**。それも少しずつで、決して3カ月後には目を見張るように改善する、というようなものではありません。しかし、適切な運動を継続して行っていけば、体は確実に変化し、効果は上がります。根気よくつづけていくことが大切です。

■ 運動療法のチェックポイント

●メディカルチェック

●運動療法の開始時：医師を受診し、心臓・血管・関節・骨などに問題がないか検査を受ける。特に、心疾患、間歇性《かんけつせい》跛行《はこう》、呼吸器疾患などのリスクがある人は、トレッドミル検査（運動をしながら行う心電図）や運動負荷試験（運動をして心臓に負荷をかけた状態で心電図を記録）といった検査を受ける。自分に適した運動プログラムを、医師から処方してもらうと安全に取り組める。

●開始後：３カ月に１度は循環器系を中心にした診察・検査を受け、経過を見る。

●運動前に自分の体の状態をチェック

※以下のような状態が１つでもあれば、その日は運動を休みましょう。

●血圧が高い　●足や腰に痛みがある　●胸に不快感（ムカムカ、痛みなど）がある
●睡眠不足の状態　●カゼをひいて熱がある　●二日酔いである　●下痢をしている
●頭痛がする　●吐き気がある　●動悸がする

●運動の強度を自分でチェック

※運動は、軽すぎては効果があまり出ず、かといって強すぎても逆効果で、体にもマイナスです。体力に合った運動強度を、自分の感覚でつかみましょう。

軽すぎる	●とても楽に感じる　●もの足りなく感じる　●汗をまったくかかない ※運動を開始したばかりなら、この程度でもよい
適度な強さ	●軽い負担感はあるが、無理なくできる　●ふつうに呼吸ができる ●ニコニコしながらつづけられる　●軽く汗をかき、心地よく感じる ●終わったあと、息が切れない
強すぎる	●きついと感じる　●緊張をする　●汗をびっしょりかく ●息が切れ、呼吸が苦しい

●こんな症状が出たら、ただちに運動を中止する

※運動は体に負荷をかけるので、発作やケガにつながったり、ときには突然死をまねくこともあります。運動中にこのような症状が出たら危険信号。ただちに中止して静かに休んでください。

●胸が強く痛み、苦しい　●息をするのが苦しい　●吐き気がする　●頭痛がする
●めまいがする　●冷や汗が出る　●疲れ方がいつもより激しい
●何ともいえない不快感がある　●足がもつれる　●筋肉や関節が強く痛む

運動療法4

おすすめの有酸素運動はウオーキング

Point

- 1人でできて、特別な設備や器具は必要なく、時間や速度も自分で調整できる
- 効果的に歩くコツは、背筋をのばす、腕を振る、やや早足、大きな歩幅
- 歩く前、途中、歩いたあとには十分な水分補給を忘れずに

運動療法としてのウオーキング

有酸素運動にはいろいろありますが、だれでも、どこでも、いつでもできるのが、ウオーキングです。ウオーキングは、脂質異常症の治療だけでなく、健康づくり全般によい効果が期待できる有酸素運動です。

ただし、運動療法として行うウオーキングは、散歩のようなぶらぶら歩きとはちがいます。ふつうに歩くよりはやや速度を上げた歩き方、つまり速歩《そくほ》です。具体的には、**分速100メートル（時速6キロ）程度の速さ**で歩けば、運動効果も上がります。歩くときは、腕を振ることで歩きにリズムがつくれます。

重要なのは姿勢で、意識して背筋をのばして歩きます。そうすることで、ひざや腰への負担を軽くできます。姿勢が悪いまま歩きつづけると、疲れやすいだけでなく、腰や骨盤、ひざなどを痛める場合もあります。

はじめは、姿勢を意識して、チェックしながら歩いてみましょう。意識しないでも、自然に姿勢が保持できるようになったら、15分ほど早足で歩いて自分の調子をつかみます。

ウオーキングは、それまでの「歩く」感覚とはちがい、思った以上に負荷がかかります。運動不足の人や高齢の人は、最初はスピードや歩数にこだわらず、体を慣らしていくことが大切です。慣れてきたら少しずつ速度を上げていきましょう。

効果的なウオーキングをするには

ウオーキングの効果を高め、長つづきさせるためには、次のような点に留意しましょう。

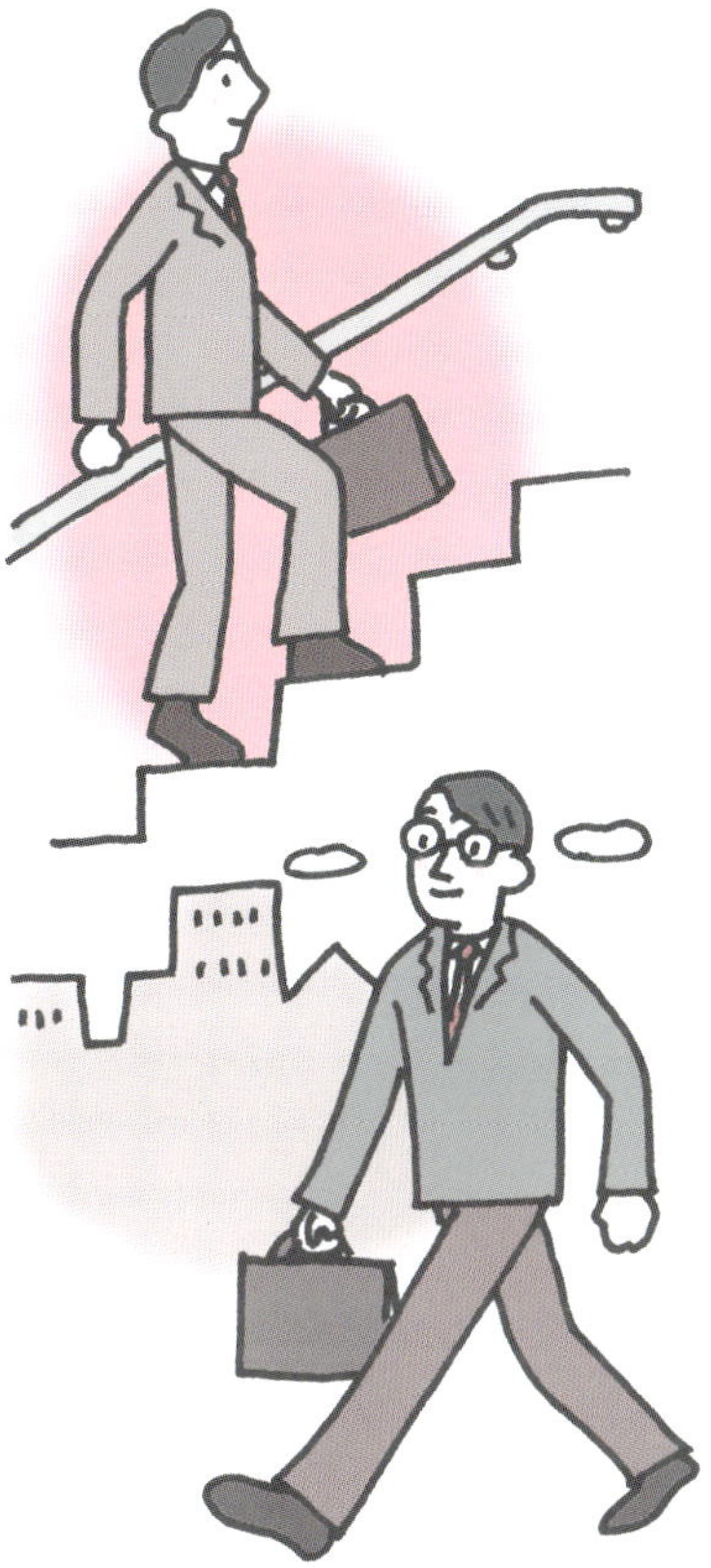

●はじめは散歩程度から…はじめから「１日１万歩歩こう」などと高い目標を立てると、毎日つづけることがむずかしくなり、すぐに挫折してしまいます。最初は、まず散歩程度からはじめ、少しずつ距離をのばしていきましょう。

●徐々に時間と距離をのばしていく…歩くことに慣れてきたら、徐々に時間と距離をのばしていきます。歩数計をつけて歩くことも、「今日はこれだけ歩いた」と達成感や充実感につながります。

●できるだけ決まった時間に歩く…毎日の生活の中に「ウオーキングタイム」を組み込んでおくと、習慣になって長つづきします。

●目安は30分のウオーキング…ウオーキングなどの運動は、継続することに意味があります。歩く時間は、１回30分程度が目安です。それを１週間に３日以上、合計で１８０分以上行うことをめざします。時間的な余裕がなくて長く歩けないという人は、10分ぐらいずつコマギレで合計で30分歩いても十分に効果があります。また、ウオーキングは通勤の途中でもできますので、１駅分歩いたり、エレベーターやエスカレーターを使わずに階段を使うだけでも、よい運動になります。

●歩く速度はやや「息がはずむ」程度…歩くことに慣れてきたら、次は歩く速度をやや速めにしてみましょう。運動効果がずっと高まります。歩く速さの目安は、「やや息がはずむ程度」です。呼吸が苦しくなるほど速く歩く必要はありません。息がはずんでも、会話ができるぐらいの速度で、「汗をうっすらとかくぐらい」が理想的です。

服装や靴、歩き方などの注意点

ウオーキングのときに注意すべき点を次にあげてみます。

●**動きやすい服装**…歩いていると体温が上がってきますので、体温調節がしやすい服、脱ぎ着がしやすい服を選びましょう。夏場は、汗が乾きやすく、通気性のよい素材の服を選び、帽子も忘れないようにします。タオルも必要です。

●**足に合った靴**…服装とともに大切なのは靴です。歩きやすいウオーキングシューズがベストですが、靴が足にフィットしていないと靴ずれの原因になるだけでなく、血管を圧迫して血行障害を起こすこともあるので、自分の足に合った靴を選ぶことが大切です。足に合った靴を選ぶには、「1日でもっとも足が大きくなる夕方に靴を買う」「甲の部分が足にフィットし、つま先に1㎝ぐらいのゆとりがある」「足首と靴の間に大きなすき間がない」といった点に注意しましょう。

●**ウオーミングアップ**…ウオーキングをする前には、軽く歩いて体をあたため、そのあとストレッチで筋肉をよくのばし、血行をよくしておきましょう。ウオーミングアップはケガの防止につながります。ただし、体があたたまる前に急にストレッチをするのは、腱や筋を痛めてしまう可能性があるので、やめましょう。

●**水分補給**…運動をすると大量の水分が失われますので、ウオーキングの前、途中、そしてウオーキングのあとに、しっかりと水分をとることが大切です。特に暑い時期には脱水症に十分注意する必要があります。長い時間ウオーキングを行う場合は、ペットボトルを持参したり、途中でコンビニや自販機などを利用してこまめに水分補給を行うようにしましょう。ただし、ジュースや清涼飲料水は避けて、水（ミネラルウオーター）やお茶、ウーロン茶などにします。

●**適した時間帯は食後1～2時間**…運動をするのに適した時間は、食後1～2時間です。食事で吸収されたブドウ糖が効率よくエネルギーとして使われるので、肥満解消につながります。ただし、食べた直後は、炭水化物の消化や吸収が悪くなるので、避けます。また、暑い時期は、日中の日差しの強い時間帯は避け、雨や猛暑の日には、無理をしないで休むことも大切です。

●**クールダウン**…ウオーキングの最後は、少しずつスピードを落としていって、ゆっくり歩きに変えます。歩き終わったら、ストレッチで筋肉をほぐして、やわらかくしておきます。クールダウンは、疲れを残さないために必要です。

●**無理をしない**…血圧が高い、足腰や関節に痛みがある、といった場合はウオーキングを休みましょう。決して無理をしてはいけません。

■ 運動効果を高める歩き方

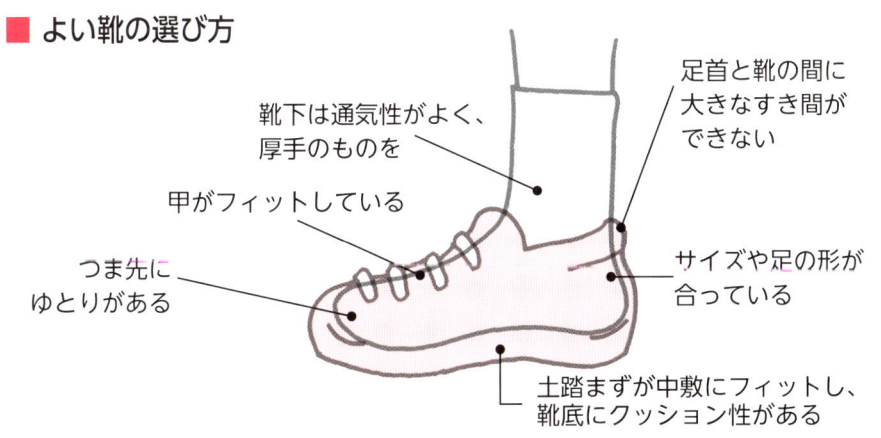

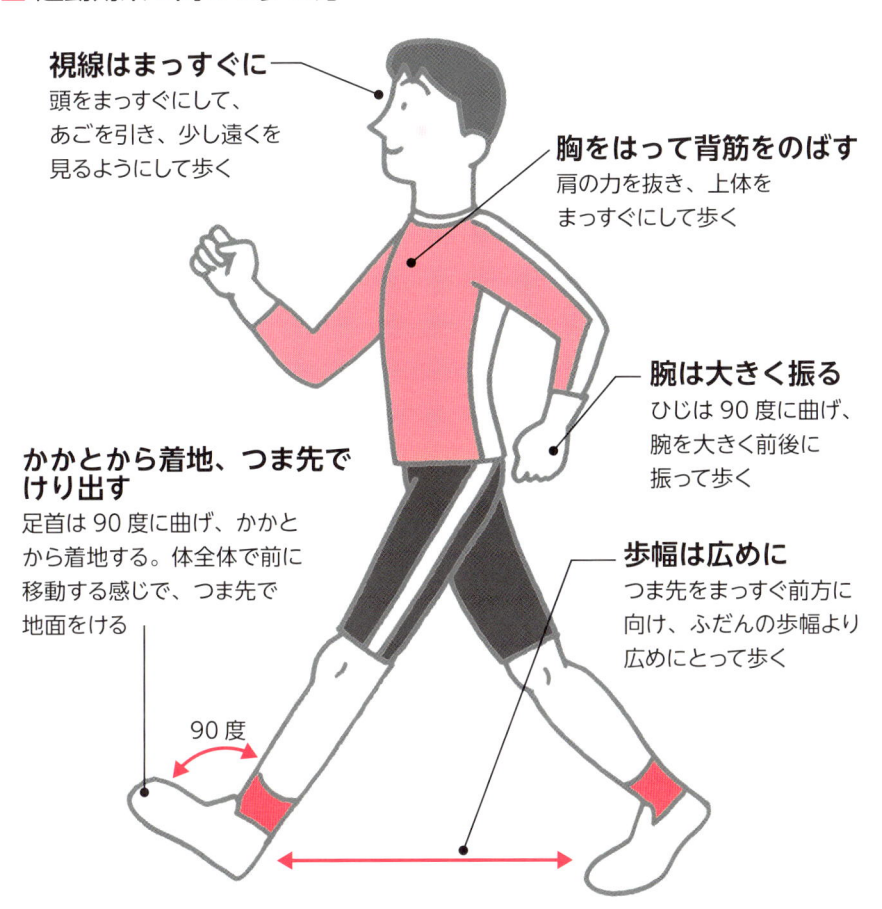

視線はまっすぐに
頭をまっすぐにして、
あごを引き、少し遠くを
見るようにして歩く
胸をはって背筋をのばす
肩の力を抜き、上体を
まっすぐにして歩く
腕は大きく振る
ひじは90度に曲げ、
腕を大きく前後に
振って歩く
かかとから着地、つま先でけり出す
足首は90度に曲げ、かかとから着地する。体全体で前に移動する感じで、つま先で地面をける
歩幅は広めに
つま先をまっすぐ前方に
向け、ふだんの歩幅より
広めにとって歩く
90度

■ よい靴の選び方

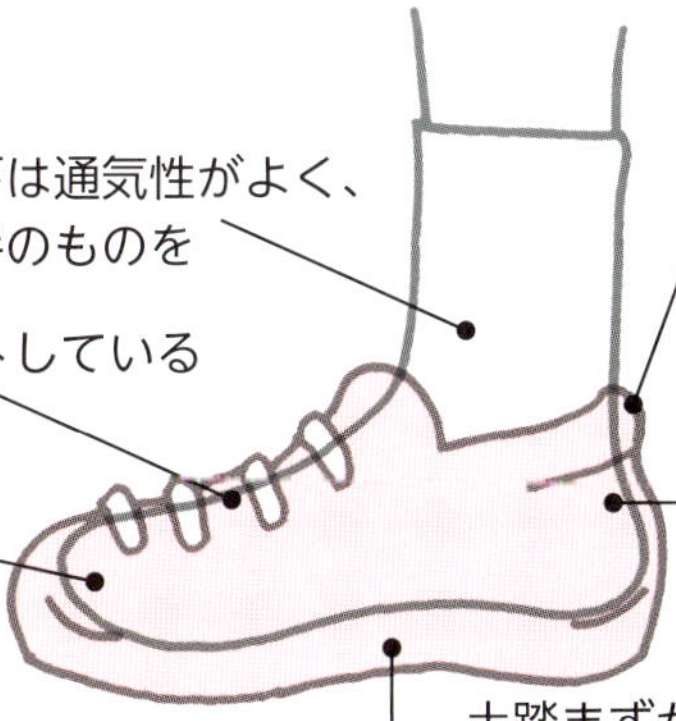

靴下は通気性がよく、
厚手のものを
足首と靴の間に
大きなすき間が
できない
甲がフィットしている
つま先に
ゆとりがある
サイズや足の形が
合っている
土踏まずが中敷にフィットし、
靴底にクッション性がある

運動療法5

日常の活動にも運動効果がある

Point

- 運動する時間がつくれない人は、日常生活の活動量を増やすようにする
- 特に心がけたいのは、歩く機会を増やすこと
- 1つ1つは小さな活動でも、積み重ねると運動効果がある

活動する機会を意識してつくる

ウオーキングのような有酸素運動は、毎日30分程度行うのがよいのですが、改まって30分の時間をつくるとなると、なかなかむずかしいという人も多いかもしれません。ふだんの生活の中で、少しでも活動量を増やすように工夫しましょう。次に1例をあげてみます。

●エレベーターやエスカレーターではなく、階段を利用する。あるいは、1階分だけは階段を使って歩く。

●勤めている人は、昼休みの10分を利用して散歩や筋トレをする。

●通勤時間を活用して、10～15分歩くコースに変える。

●掃除やふとんの上げ下ろしなどの家事を大きな動作で行う。

●アイロンがけなど座ってしていた作業は、立って行うようにする。

●買い物などは、なるべく歩いて行くようにする。

「運動をする」というとおっくうでも、「体を動かす」と考えれば、日常生活のさまざまな場面で機会をつくることができます。

特に、**「歩く機会」をなるべく多くつくりましょう**。これまでも述べてきましたが、歩くことはＨＤＬコレステロールを増やすのに有効で、歩けば歩くほど効果が出ます。

歩くときは、ウオーキング法で紹介したように、「早足で」「大またで」を心がけましょう。それまで10分かかった距離を、9分で歩いてみる、といったことでもよいでしょう。

日常の生活活動は、1つ1つは小さくても、工夫をして積み重ねていけば、エネルギー消費が増えますし、筋力をつけることもできます。

■日常の活動量を増やす工夫

●床ふきをする
掃除機をかけるだけでなく、ついでに床ふきをすると、運動量は格段に上がります。

●庭仕事をする
草むしり、枝はらいなど、庭仕事はかなりの運動量となります。腰を痛めないようにストレッチをしながら、大きな動作で行いましょう。

●テレビを見ながら筋トレ
休日はテレビを見ながら、寝そべってできる筋トレをしてみましょう。横向きになり、上側の足を上下すると、大腿筋《だいたいきん》がきたえられます。

●いつもの駅より１つ手前で降りる
電車やバスを利用するときは、時間に余裕があれば、ふだんより１つ手前で降りて歩くようにします。

●駐車場を、家から少し離れた場所に借りる
車を使っていると、どうしても歩く機会が減ります。「歩かなければならない」距離を、意識的につくりましょう。

●１日１回は外出をする
家にこもりきりでは、歩行数は減るばかりです。犬の散歩や買い物など、できるだけ機会をつくって１日１回は外を歩きましょう。

●有酸素運動と同程度の日常活動

メッツ（METs）という、身体活動の強度をあらわす単位があります。座って安静にしている状態を１とし、それとくらべて何倍のカロリー消費をしているかをメッツという単位であらわすのです。普通歩行は３メッツで、有酸素運動として効果を出すには 3.2 メッツの強度が必要とされています。

３メッツ	●洗車／窓拭き（きつい） ●子どもの世話（立位） ●階段の上り下り（軽度） ●散歩／ペットの散歩 ●家財道具の片づけ（ややきつい） ●自動車の修理／大工仕事（一般）
3.5メッツ	●掃除機での掃除（立位での作業、ややきつい） ●幼児を背負って移動 ●モップがけ
3.8メッツ	●浴室／風呂みがき
4.0メッツ	●庭掃除／屋根の雪下ろし ●徒歩通勤／通学 ●子どもと遊ぶ（歩きと走行、ややきつい） ●自転車に乗る（16km／時以下） ●同時に多種類の家事（きつい）

筋肉トレーニングを行うときは、きたえる筋肉を意識することが重要です。トレーニングを行っているときは「息を止めず」、吸うときも吐くときも「大きくゆっくり」を心がけます。動作もゆっくり行います。反動をつけたり、急いで行うと効果が出ません。

腹筋や背筋をきたえる

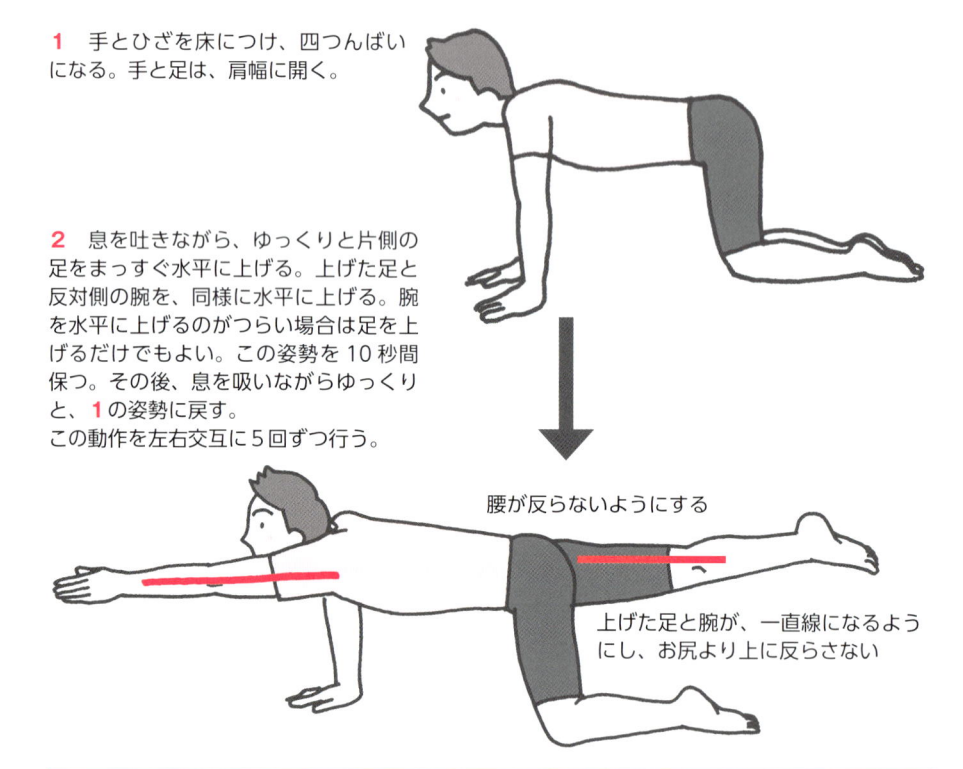

1　手とひざを床につけ、四つんばいになる。手と足は、肩幅に開く。

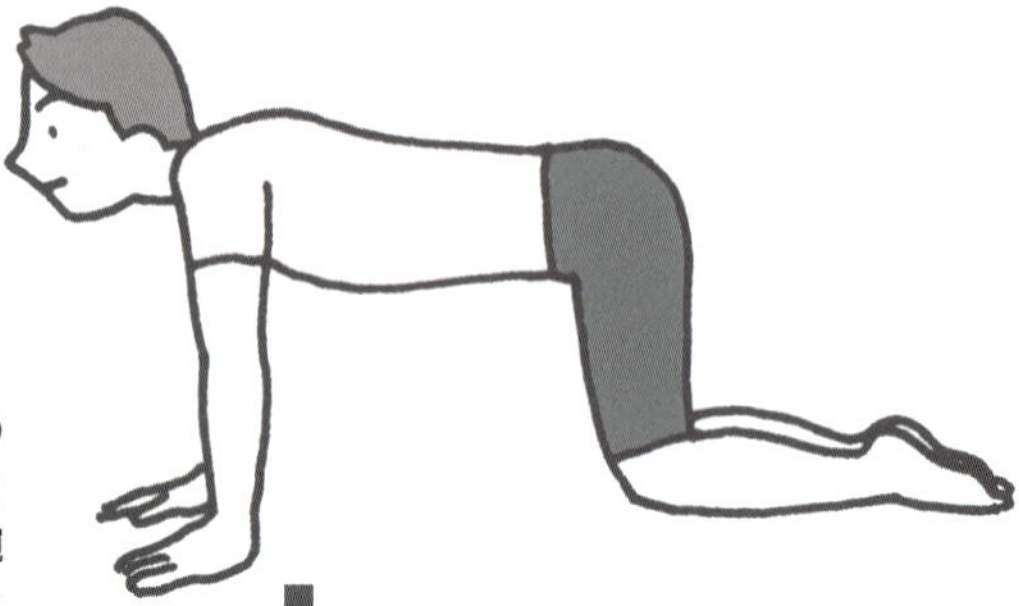

2　息を吐きながら、ゆっくりと片側の足をまっすぐ水平に上げる。上げた足と反対側の腕を、同様に水平に上げる。腕を水平に上げるのがつらい場合は足を上げるだけでもよい。この姿勢を 10 秒間保つ。その後、息を吸いながらゆっくりと、**1** の姿勢に戻す。
この動作を左右交互に 5 回ずつ行う。

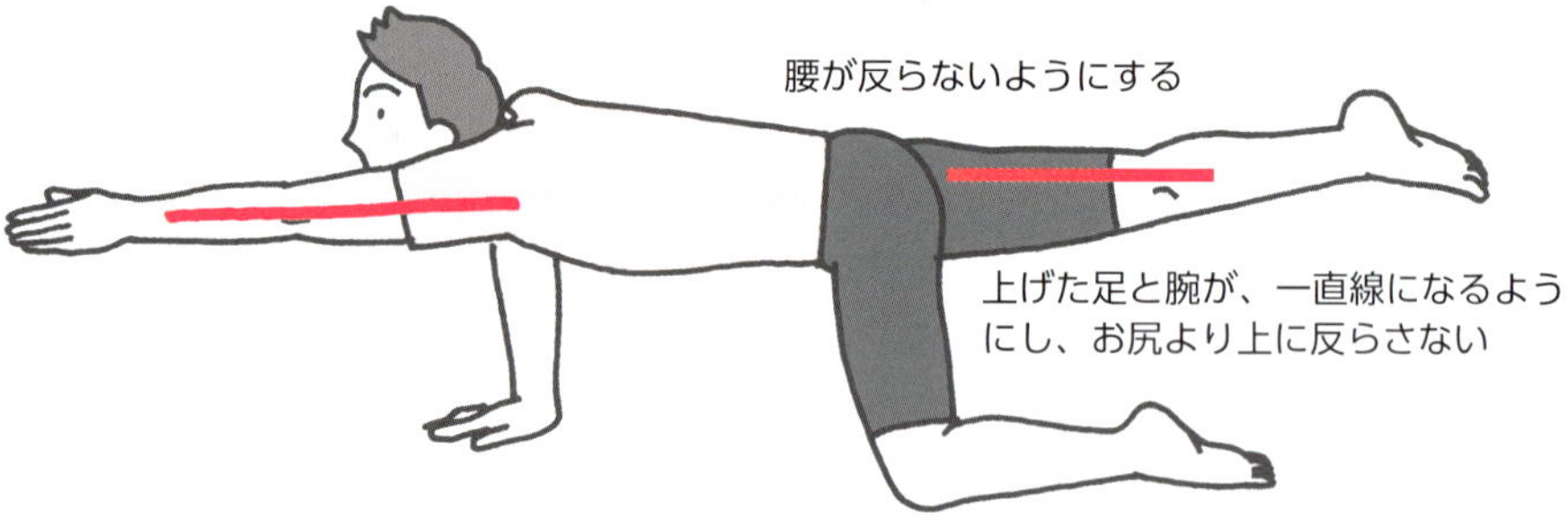

腰が反らないようにする
上げた足と腕が、一直線になるようにし、お尻より上に反らさない

- ●回数：左右5回ずつを1セットとし、3セットを週に2～3回行う
- ●必要な時間の目安：1セット＝約2分40秒
- ●注意点：足を無理に水平より上に上げない／手が水平に上げられなければ、上げなくてよい

《効果》

歩行が安定して、転倒予防につながる。

《きついと感じる場合》

手だけ、もしくは足だけを曲げのばしするだけでもよい。

運動療法

床で行うスロートレーニング

太ももの後ろや、お尻の筋力をつける

1　あおむけになり、足を肩幅に開いてひざを立てる（90度）。両腕は上体にそってのばし床につける。

両足の間は、こぶし1つ分程度を開ける

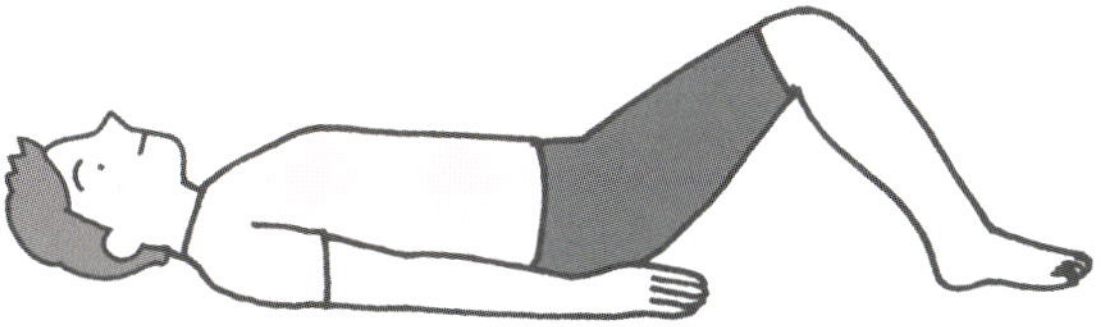

2　息を吐きながら、4秒ぐらいかけてゆっくりとお尻を上げ、4秒ぐらいかけて下におろす。行うときは、太ももの後ろ側やお尻の筋肉を意識する。

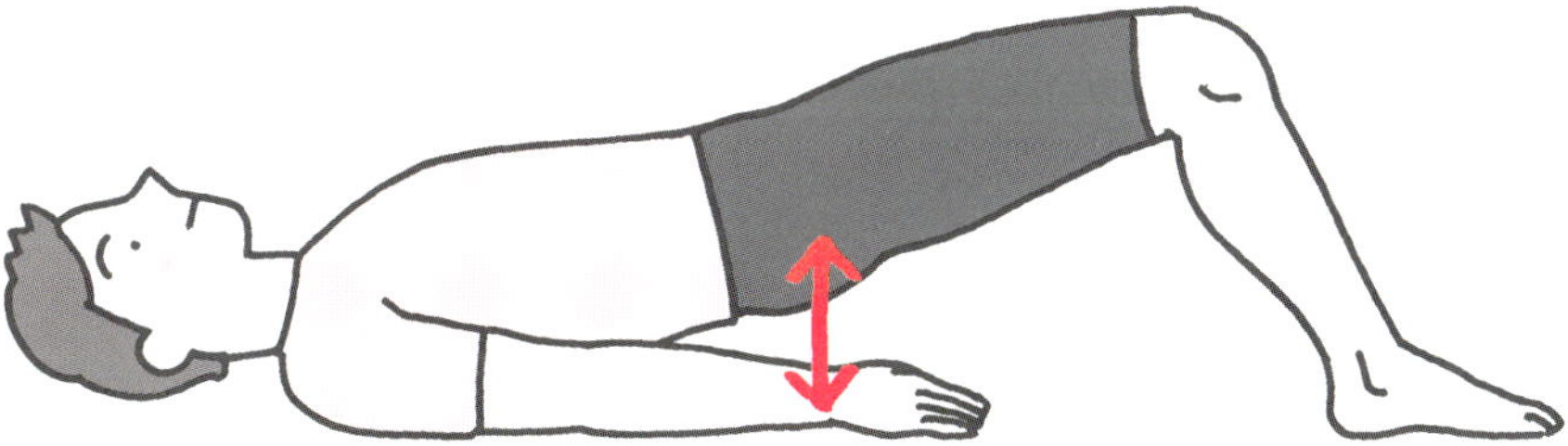

腰はまっすぐ上げる

●回数：10回を1セットとし、3セットを週に2～3回行う
●必要な時間の目安：1セット＝約1分50秒
●注意点：無理をして腰を上げない／腰の上下動を早くしない

《効果》

ウオーキングの歩幅を広げたり、スピードアップができるようになる。

《きついと感じる場合》

床からお尻を上げるのは、少しでもよい。やや足を踏ん張り、少しお尻を浮かせるだけでもトレーニングになる。

仕事の合間や昼休みなどに、職場でも簡単にできる筋トレです。場所をとらないので家庭でも、家事の合間に廊下などでできます。短時間でも、つづけていくうちに筋肉がつき、代謝がよくなります。

太ももをきたえるスクワット

1　背中を壁につけて立つ。足は肩幅に開き、腰を少し落としてひざを曲げる。手は力を抜いて、上体にそってだらんと下げる。

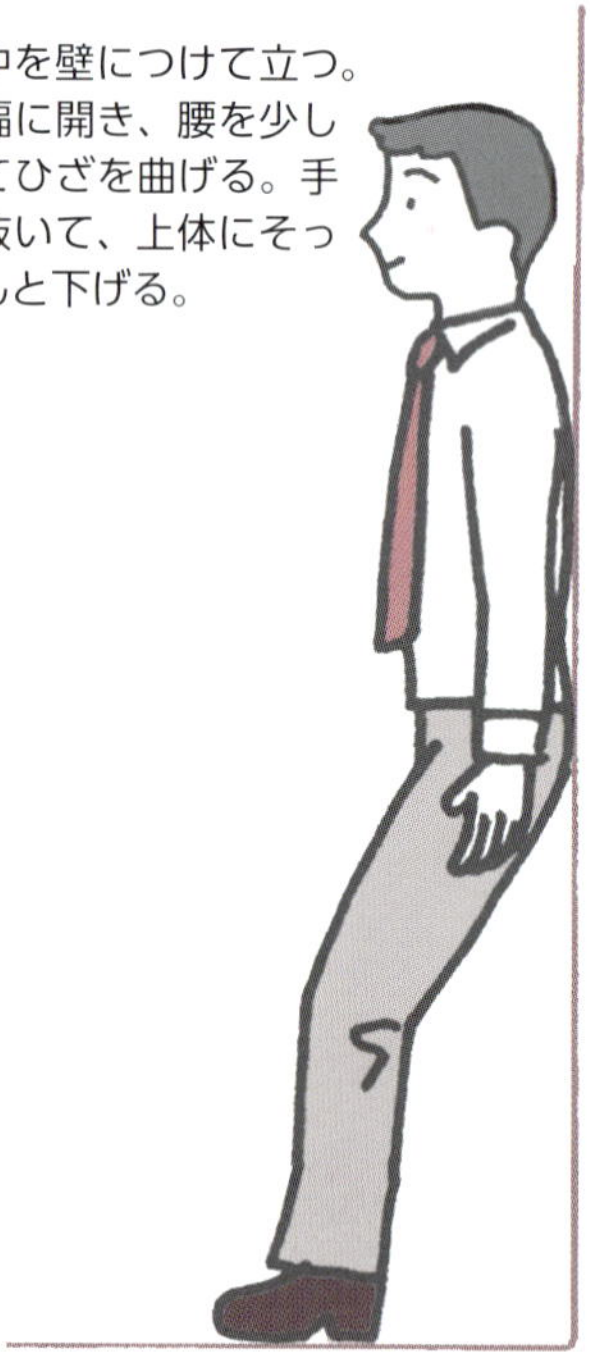

2　息を吐きながら、ゆっくりと腰を落としていく。太ももの筋肉が痛みで耐えられないほど腰を落とす必要はない。この姿勢を10秒間保ったあと、息を吸いながら、ゆっくり**1**の姿勢に戻る。
これを、10回くり返す。

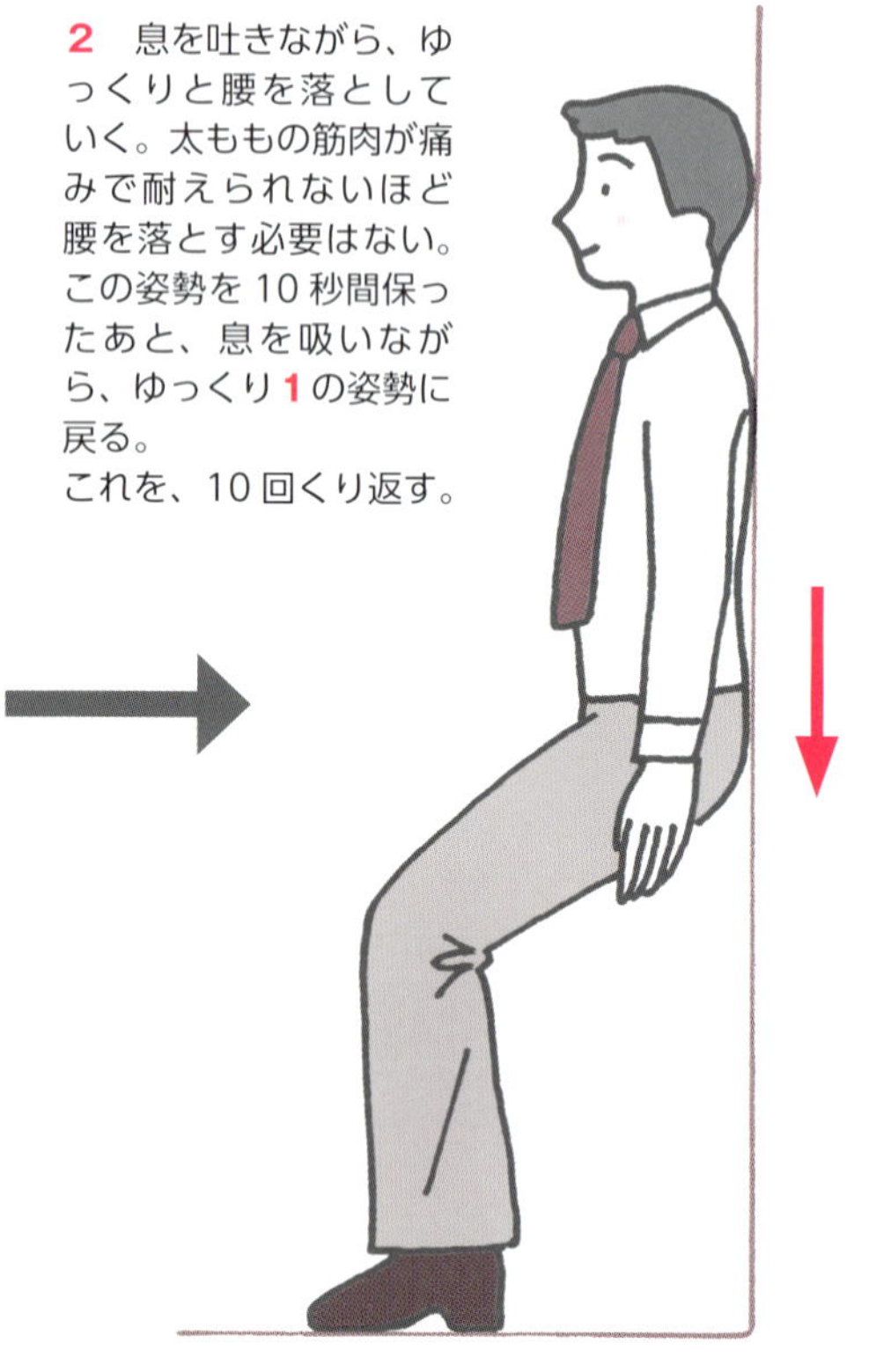

- 回数：10回を1セットとし、3セットを週に2～3回行う
- 必要な時間の目安：1セット＝約2分40秒
- 注意点：腰を落とすとき、背中が丸まらないようにする／腰を落としたときに、上体が左右どちらかに傾かないようにする

《効果を上げるには》

太ももやひざがガクガクとふるえるのは、負荷が効いている証拠。がまんをして、10秒間つづける。

運動療法

職場でもできるスロートレーニング

上腕や胸の筋肉をきたえる

1　壁と向き合って立ち、肩幅に開いた手を壁につける。このとき腕はまっすぐにのばす。

2　息を吐きながら、ゆっくりとひじを曲げていき、胸が壁につく寸前で止め、５秒間そのままの状態を保つ。息を吸いながら**1**の姿勢に戻る。
これを10回くり返す。

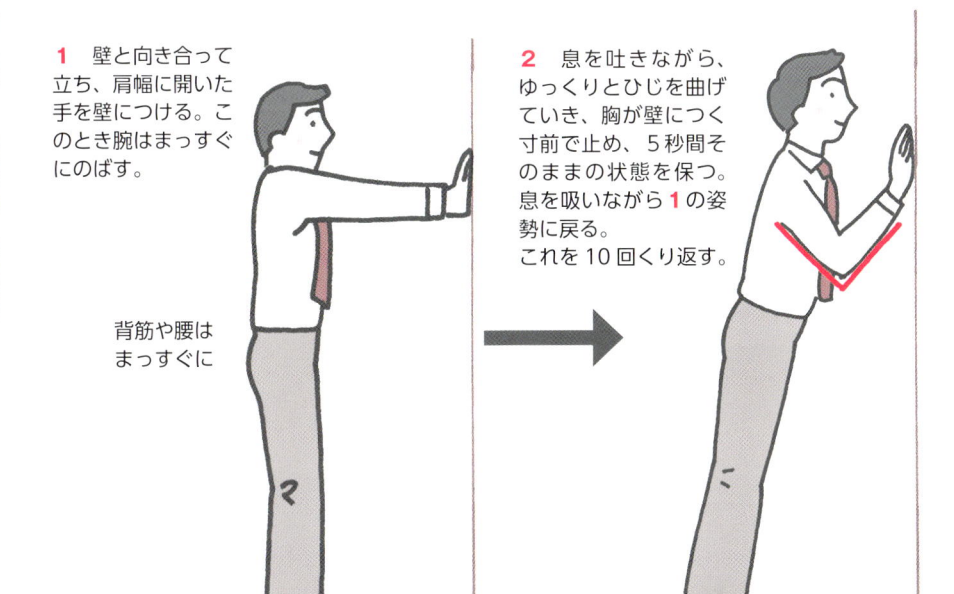

- 回数：10回を1セットとし、3セットを週に2～3回行う
- 必要な時間の目安：1セット＝約2分
- 注意点：腰が引けて、お尻が後ろに突き出ないようにする／ひじを曲げるとき、猫背にならないようにする／手やひじに痛みがあったり、上半身に痛みがあるときはやらない

《効果》

上半身を総合的にきたえる。

《効果を上げるには》

両足を置く位置が壁から離れるほど、腕と胸の筋肉に負荷がかかり、筋トレの効果が高まる。

背中、腰、太ももなどを中心にストレッチすることで、連動するほかの筋肉にもよい影響をあたえます。ストレッチは運動の前後だけでなく、寝る前に行うと、その日の疲れをとることができます。血流をよくする、神経の緊張をほぐすなどの効果もあります。

背中のストレッチ

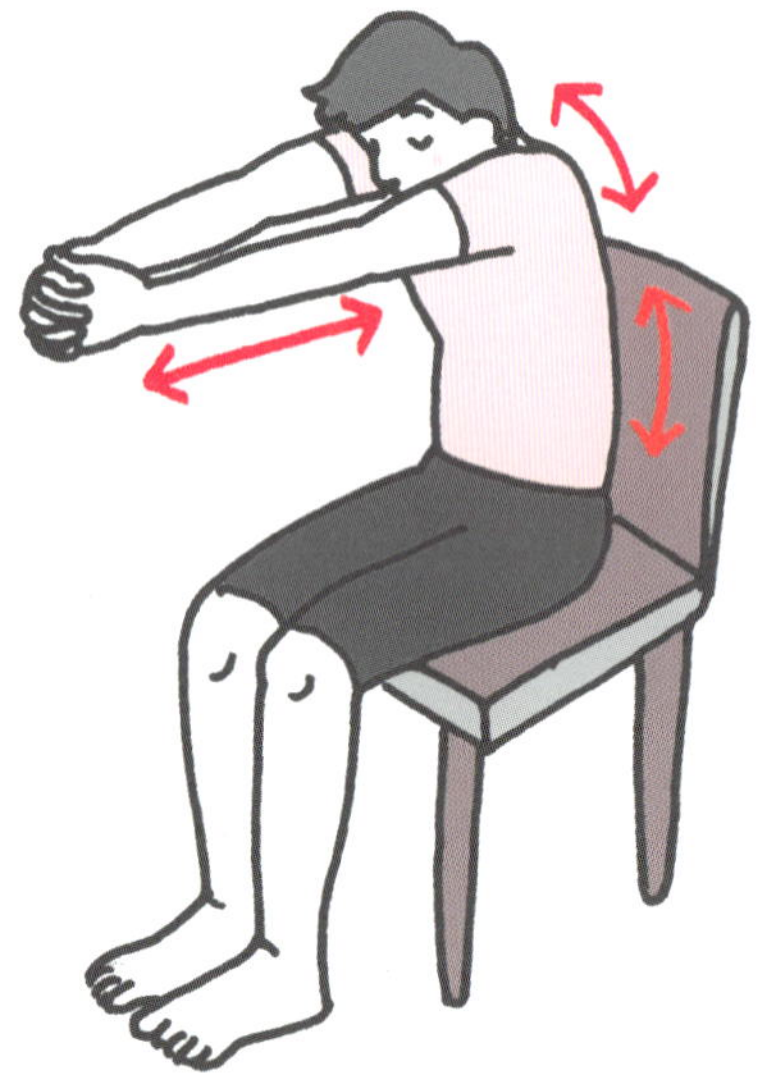

イスに座り、左右の手を組んで腕を前方へ水平にのばす。背中はイスの背もたれに押しつけるようにしながら、背中と首の後ろをのばす。おへそをのぞくようにすると、首や腰もよくのびる。

太もも内側のストレッチ

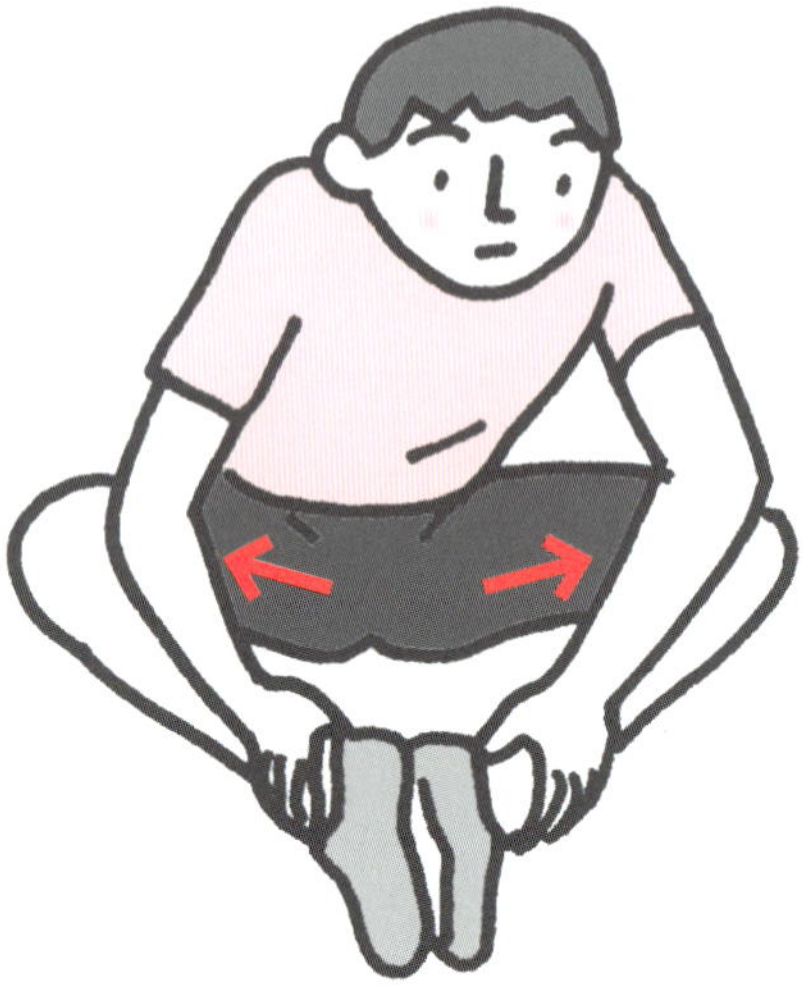

両側の足裏を合わせるようにして床に座り、足を曲げる。ひじをひざに置き、ウエストを起点にして前にかがむ。太ももの内側がのびる。

■ストレッチを行うポイント

※いずれのストレッチにも共通

- **はずみをつけたり、急に動かしたりせず、ゆっくりなめらかに行う**
- **筋肉にわずかな張り（痛みではない）を感じるようになるまでストレッチする**
- **のばした状態でそのまま 20 〜 30 秒止める**
- **呼吸はゆっくり、リズミカルに。息は止めずに行う**
- **片側だけでなく、常に左右均等にストレッチする**

筋肉の疲れをとるストレッチ

太もも前側のストレッチ

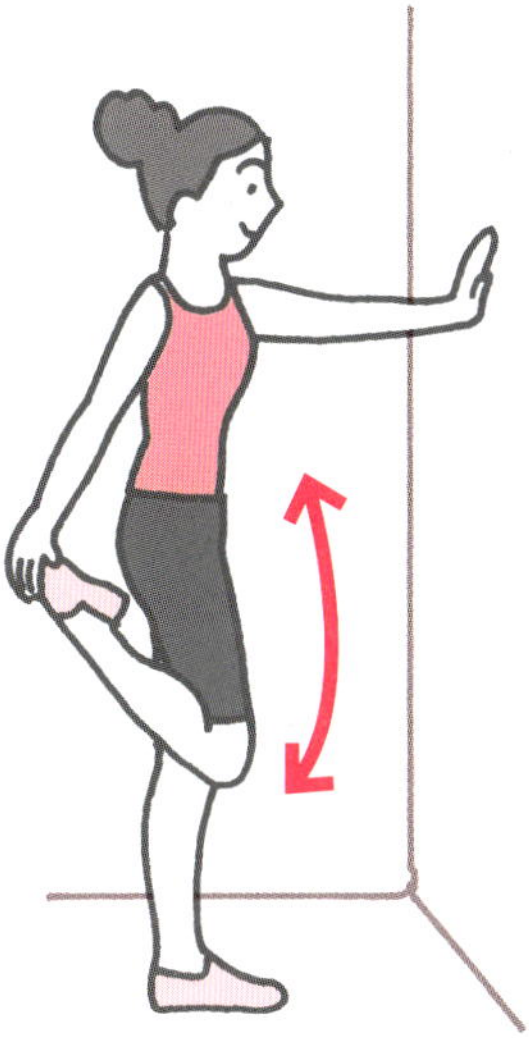

手を、壁またはイスなどにつく。左足で立ち、右足を体の後ろで右手に持つ。直立の姿勢を保ったまま、右足を上に引き上げる（左右で１回ずつ）。

ふくらはぎ・アキレス腱のストレッチ

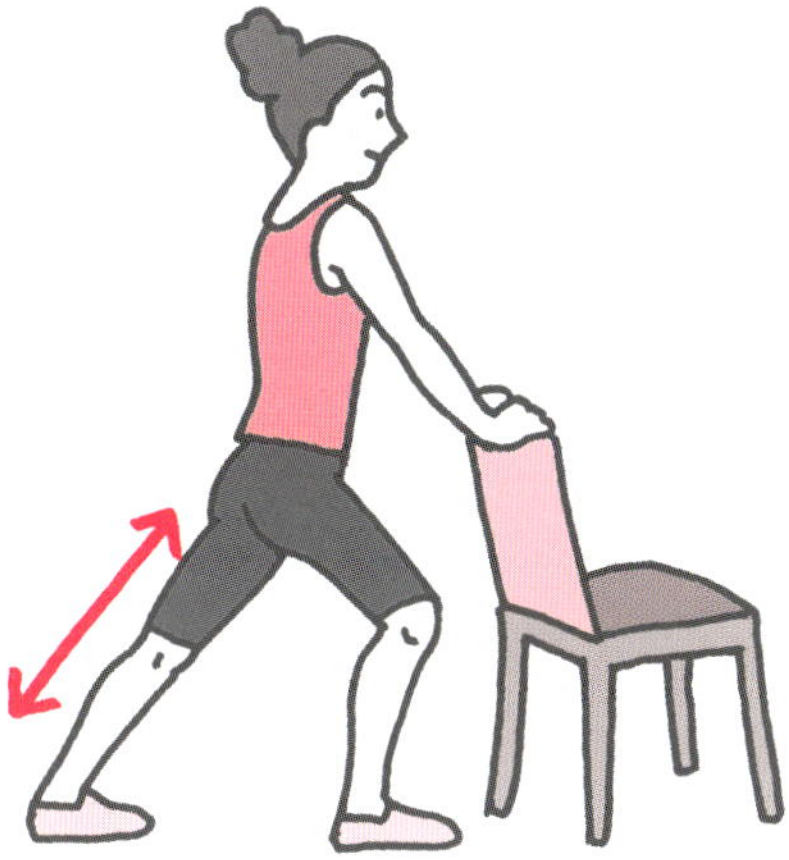

手を、壁またはイスなどにつく。片側の足を後ろにのばし、かかとを床へ平らにつける。そのまま、かかとを床に押しつける。太ももからふくらはぎの後ろ、さらにアキレス腱をのばす（左右で１回ずつ）。

《注意》

肩に力が入りやすいので、大きく息を吸い、吐きながら行うと力が抜ける。

股関節・お尻のストレッチ

両肩を床面につけたまま、片側のひざをかかえ上半身に引きつけて、お尻の筋肉をのばす。反対側の足は、太ももを前に押し出す感じで股《こ》関節をのばす（左右で１回ずつ）。

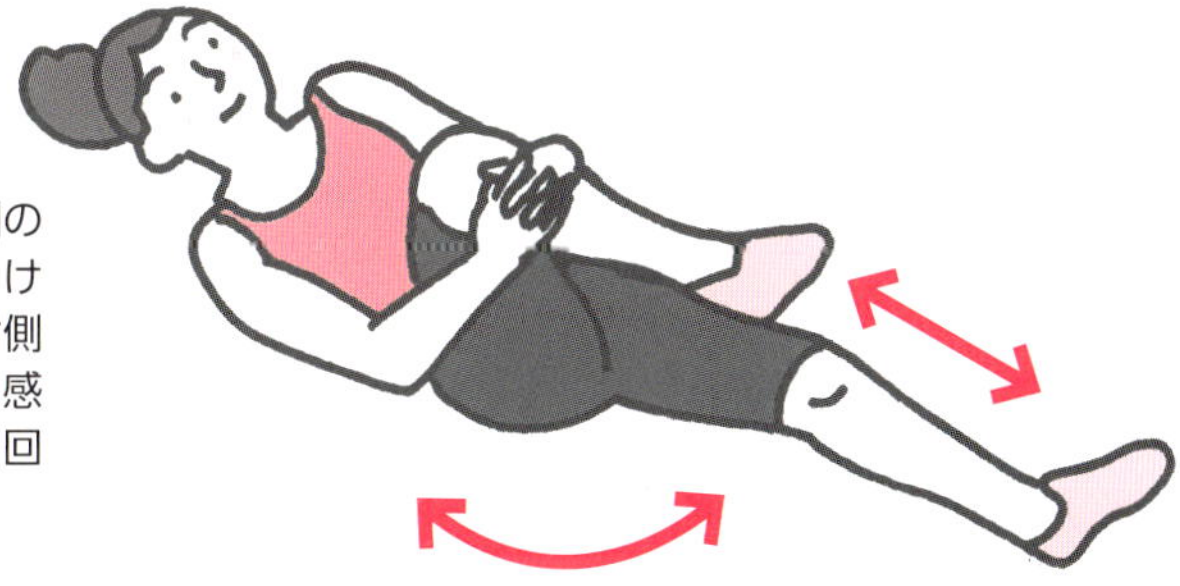

禁煙をする1

禁煙すれば動脈硬化の危険性は半減

Point

- タバコには活性酸素や有害物質による害があり、動脈硬化を進行させる
- 受動喫煙でも、動脈硬化疾患の発症リスクを高める
- タバコをやめれば、動脈硬化性疾患の危険性を半減できる

喫煙は本人だけでなく周囲にも影響をあたえる

喫煙をつづけていると、**動脈硬化性疾患の発症・死亡の危険性は、タバコを吸わない場合の2～4倍にも**なります。

一方、1日20本以上吸っていた人でも、禁煙をするとわずか1～4年で、動脈硬化性疾患で死亡する危険性を、喫煙をしていたときの50～60％にまで下げられることが明らかになっています。この効果は若年層だけでなく、65歳以上の人でも期待できます。

●酸化LDLが増え、HDLは減少

タバコを吸っていると、体内の活性酸素が増えて、悪玉のLDLコレステロールはより早く酸化し、善玉のHDLコレステロールは減少します（つまり、タバコをやめれば確実にHDLを増やせるわけです）。

また、タバコが燃焼するときに生じる煙（副流煙）には多くの有害物質が含まれており、体内に入ると動脈硬化を進行させ、血栓ができやすくなります。

動脈硬化だけにしぼっても、喫煙にはこれだけの害がありますし、さらに、左ページにあるように、さまざまな臓器にも悪影響をおよぼします。

病気になる確率も、タバコを吸わない人とくらべると、喫煙者の罹患《りかん》率は大きく増加します。

●周囲にもリスクをおよぼす

さらに、悪影響は本人だけでなく、家族など周囲の人にもおよびます。副流煙には、喫煙者自身が吸い込む主流煙よりずっと多くの有害物質が含まれているからです。そのため、受動喫煙によっても、冠動脈疾患や

脳血管障害の発症リスクは1・3〜2倍になるといわれます。

●困難な場合は「禁煙外来」へ

その害を知れば知るほど、禁煙が重要であることがわかります。しかし、タバコには依存性（左のキーワード参照）があり、断ち切るのは大変困難です。

薬局でも買える禁煙補助薬（ニコチンパッチ、ニコチンガム）は、体内に入るニコチン量を減らすことで禁煙がつづけられるよう導きますので、利用するのも1つの方法です。

ただし、前述したように、タバコには依存性がありますので、自己流ではうまくいかない場合も少なくありません。そのような人は、「禁煙外来」などのある医療機関で指導してもらうことをおすすめします。禁煙治療は、現在、健康保険が適用されるようになっていますが、対象者には条件があります（詳しくは114ページ参照）。

■タバコによる全身の臓器への健康被害

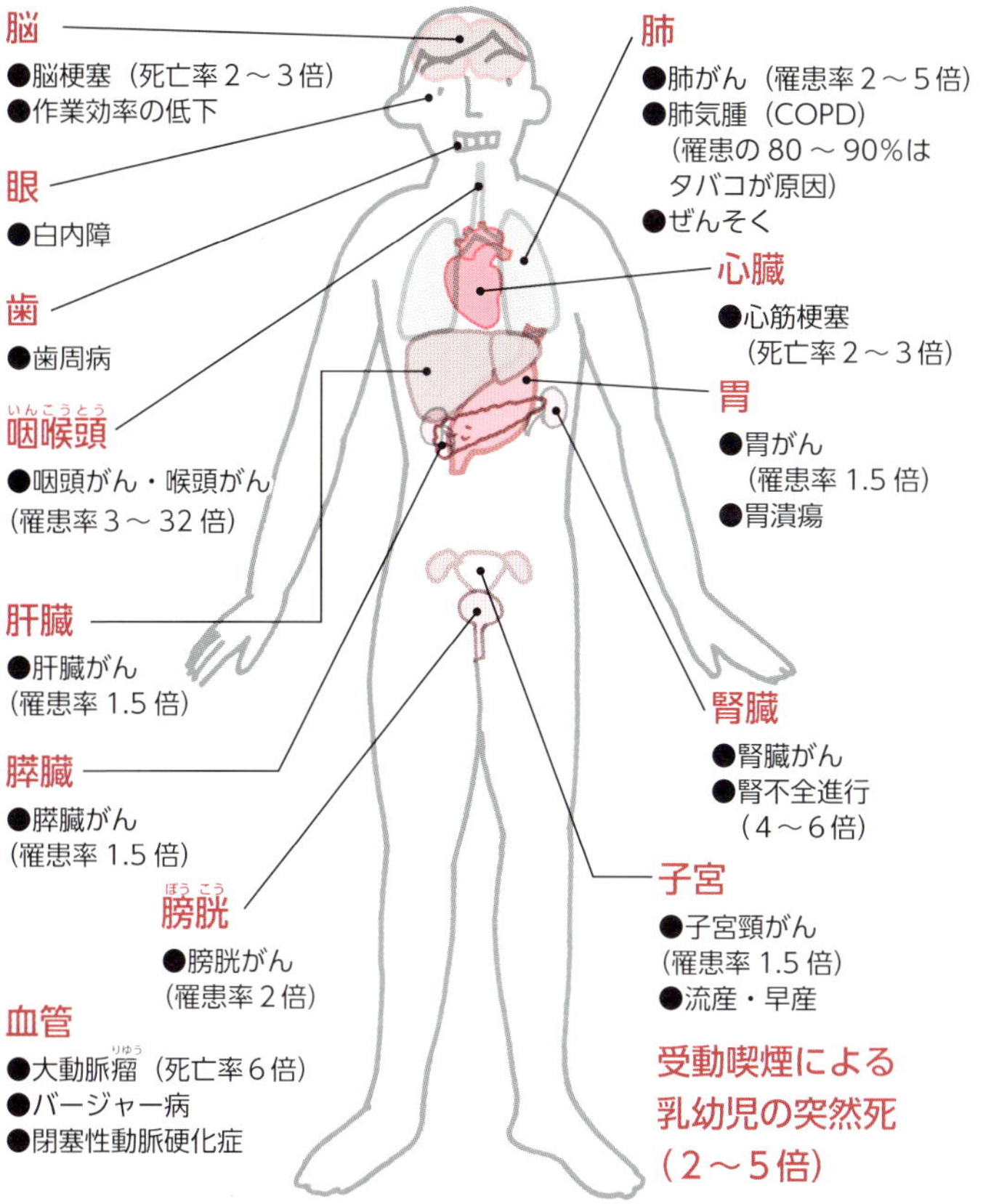

（　）内は、タバコの影響を受けない場合とくらべた病気の罹患率・死亡率が増える割合

Key Word

ニコチンの依存性はコカイン並!?

WHO（世界保健機関）では、タバコの主成分であるニコチンは、アヘン類、大麻、コカインと同列の依存性薬物で、喫煙をしている人の70%はニコチン依存症になっていると報告しています。このように、タバコには強い依存性があるため、禁煙に成功した人でも平均2〜3回は挫折しているといわれます。

禁煙をする2

医療機関での禁煙治療

Point

- 喫煙への意識が広がり、「禁煙外来」を設ける医療機関が増えている
- 一定の基準を満たした人は、禁煙治療に健康保険が適用される
- 保険適用で受けられる治療プログラムの期間は、標準で12週間

薬の治療や医師の助言が保険で受けられる

かつて、喫煙は個人的な嗜好《しこう》の問題ととらえられ、治療の対象にはなりにくかったのですが、１９９０年代より、禁煙治療を扱う病院が増えるようになりました。

さらに、２００６年には、一定の基準を満たす人を対象に健康保険の適用が認められるようになり、禁煙治療プログラムも整備されました。

ただし、禁煙治療は、すべての医療機関で行っているわけではありません。治療を受けたい人は、その病院の専門外来に「禁煙外来」があるかどうか確認してから受診してください。

【初診での問診・診察】

●意志の確認

自ら禁煙外来を訪れる人は、タバコをやめたいという強い気持ちがあるわけですが、この禁煙への意志は保険適用の条件の１つです。

●依存度チェック

喫煙状況を、２つの依存度チェックで調べます（１１６ページ参照）。

「ブリンクマン指数」は、１日の平均喫煙本数に喫煙年数を掛け、２００以上が保険適応の対象となります。なお、この指数が４００を超えると、がんが発生する危険性が高くなるとされています。

「スクリーニングテスト」では、10の質問に「はい・いいえ」で答え、「はい」が５つ以上あるとニコチン依存症と判断され、保険適用となります。

なお、保険の適用はどちらか１つではなく、ブリンクマン指数とスクリーニングテストの両方の条件をクリアする必要があります。

●診察

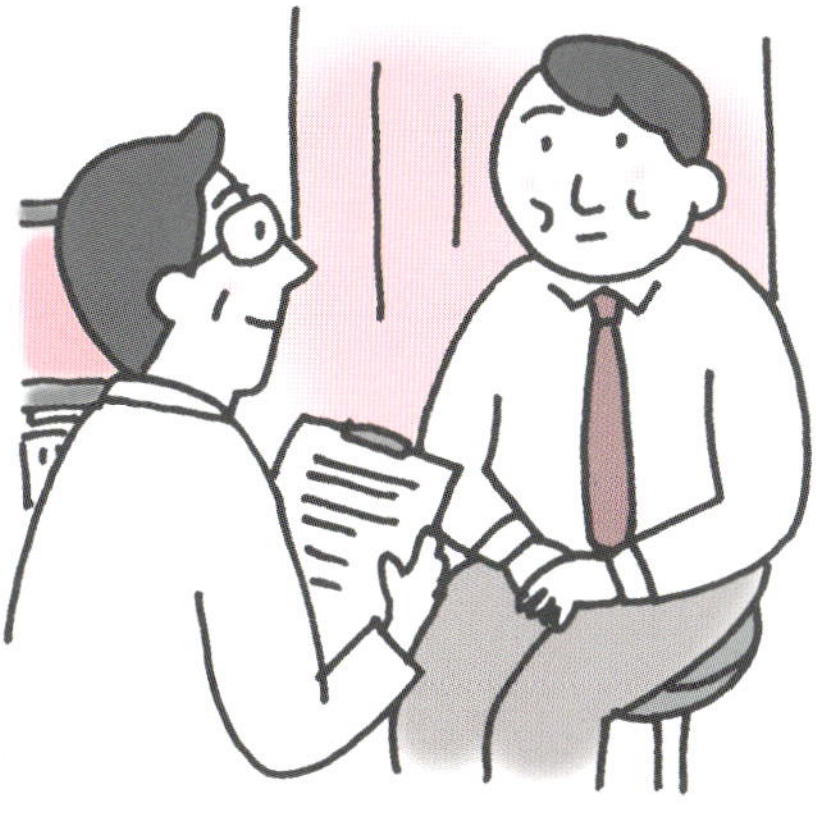

器械を使って、呼気《こき》中の「一酸化炭素濃度測定」や「呼吸機能検査」が行われます。

医師からは、喫煙についてのアドバイスや、禁煙治療に使われる薬について説明されます。治療薬には、貼り薬（一般名：**ニコチンパッチ**、商品名：**ニコチネルＴＴＳ**）と飲み薬（一般名：**バレニクリン**、商品名：**チャンピックス**）があり、どちらを使用するかは医師と相談しながら患者さんが選択します。その後、選んだ薬が処方され、初診は終了です（それぞれの薬の特徴については１１７ページ参照）。

【薬の治療期間】

飲み薬による治療は初診から12週間、貼り薬による治療は初診から８週間が標準治療期間です。

ただし、医師が必要と認めた場合は、この期間を超えて処方されることもあります。なお、保険適応期間（飲み薬は12週間、貼り薬は10週間）を超えた費用については、診察料・薬剤費用などを含めて全額自己負担となります。

【12週間の治療プログラム】

健康保険が適用される標準禁煙治療プログラムは、12週間にわたって行われます。患者さんは、初回から３回目までは２週間おきに、４回目と５回目（最終回）は４週間おきに外来を受診します。

治療プログラムでは、医師から禁煙状況のチェックやアドバイス、心理的なカウンセリングが受けられます。薬の副作用が見られたら、処方の変更も可能です。

医師と対面し、直接アドバイスを受けることで、禁煙率は30％高くなると報告されています。

【保険が適用されない場合】

いますぐ禁煙しようとは考えていない喫煙者や、ニコチン依存症ではない喫煙者には健康保険は適用されませんが、希望をすれば禁煙治療プログラムを受けることができます。この場合は、次のような診療内容になります。

1 自由診療による禁煙治療で、治療費は全額自己負担になる
2 簡易な禁煙アドバイスを受けられる
3 セルフヘルプ教材など、資料の提供を受けられる

■保険適用のための２つの依存度チェック

1　ブリンクマン指数

１日の平均喫煙本数	×	喫煙年数	＝	ブリンクマン指数
（　　　）本		（　　　）年		

※ブリンクマン指数が 200 を超えると、禁煙治療の保険適用の対象になる

2　ニコチン依存症のスクリーニングテスト（ＴＤＳテスト）

質問内容	はい（１点）	いいえ（０点）
1　自分が吸うつもりよりも、ずっと多くのタバコを吸ってしまうことがありましたか		
2　禁煙や本数を減らそうと試みて、できなかったことがありましたか		
3　禁煙したり本数を減らそうとしたときに、タバコがほしくてたまらなくなることがありましたか		
4　禁煙をしたり本数を減らしたときに、次のどれかがありましたか（イライラ、神経質、落ちつかない、集中しにくい、ゆううつ、頭痛、眠気、胃のむかつき、脈が遅い、手のふるえ、食欲または体重増加）		
5　問いの**４**でうかがった症状を消すため、またタバコを吸いはじめることがありましたか		
6　重い病気にかかったときに、タバコはよくないとわかっているのに吸うことがありましたか		
7　タバコのために自分に健康問題が起きているとわかっているのに、吸うことがありましたか		
8　タバコのために自分に精神問題（神経質になったり、不安や抑うつなどの症状）が起きているとわかっていても、吸うことがありましたか		
9　自分はタバコに依存していると感じることがありましたか		
10　タバコが吸えないような仕事やつきあいを避けることが何度かありましたか		
合　計	**点**	

※このＴＤＳテストで、合計５点以上はニコチン依存症とされ保険適用の対象になる。

■ 禁煙治療に保険が適用される患者さんの条件

- 自ら禁煙を望み、ただちにはじめたいと考えている
- ニコチン依存症スクリーニングテストで5点以上
- ブリンクマン指数（1日の喫煙本数に喫煙年数を掛ける）が200以上
- 治療法に関する文書を読んだ上で、それに書面で同意している

■ 2つの禁煙治療薬の特徴

	ニコチンパッチ（ニコチネルTTS）	**バレニクリン（チャンピックス）**
成分	成分にニコチンを含む貼り薬	成分にニコチンを含まない飲み薬
禁煙開始	使用のスタート時から、禁煙をはじめる必要がある	服用をはじめて1週間は喫煙できるので、本数を減らしながら禁煙することができる
効果	●禁煙の成功率が2倍高くなる ●食欲抑制効果があるので、禁煙による体重増加の軽減が期待できる	●禁煙の成功率が3倍高くなる ●タバコの離脱症状が出ない ●喫煙の満足感を抑える ●ニコチンを含まないので、循環器疾患の人でも使いやすい
副作用	●喫煙しながら貼ると、ニコチンの過剰摂取で不整脈などが起こる可能性があり、循環器疾患の人は使いにくい ●貼付した部位がかぶれやすいので、汗をかくスポーツ中や、皮膚が敏感になっているときは使いにくい	●抑うつ気分、不安感、焦燥感、興奮、行動の変化などがあらわれることがある

ストレスを上手に解消する

Point

●ストレスは、ＬＤＬコレステロール値や中性脂肪値を上げるリスク因子
●ストレスは、交感神経を刺激し、血圧や血糖値も上げる
●副交感神経の働きを高めるリラックス法で、ストレスをうまく解消する

ストレスは、ＬＤＬや中性脂肪を増やす

精神的なストレスは、さまざまな病気の引き金になりますが、脂質異常症にとっても、病気を発症・悪化させるリスク因子となります。

ストレスを受けたときに分泌されるホルモン（コルチゾールやカテコールアミン）が、ＬＤＬコレステロール値や中性脂肪値を上げてしまうのです。

また、ストレスは交感神経を刺激しますので、血管が収縮して血圧が高くなり、血糖値も上がります。

さらに、ストレスをまぎらすために酒量が増える、甘いものを食べすぎる、やめていたタバコを再開してしまう、といった悪影響もあります。

ストレスは脂質異常症の経過を左右しますので、上手に解消する必要があるのですが、現代社会に暮らしていると、ストレスをまったく感じずに生活することはほとんど不可能です。ストレスは「あって、あたりまえ」と考え、ストレスと上手につきあっていく方法を考えることが大切です。次のようなことを、ストレス解消のヒントにして、自分なりに工夫してみましょう。

心身がリラックスする呼吸法や入浴法など

●体を動かし緊張をほぐす

ストレッチにリラックス効果があることは、96ページでも紹介しました。ストレスを受けているときは、心も体も緊張状態にあります。そのこわばりを、ストレッチでほぐしてやりましょう。

ウオーキングなどの有酸素運動をするのもよいでしょう。心地よい汗

をかくことは、気分転換になります。

●ぬるめのお湯で半身浴

入浴は、心身をリラックスさせるだけでなく、体の新陳代謝を高め血行をよくしますので、脂質異常症を改善する効果もあります。

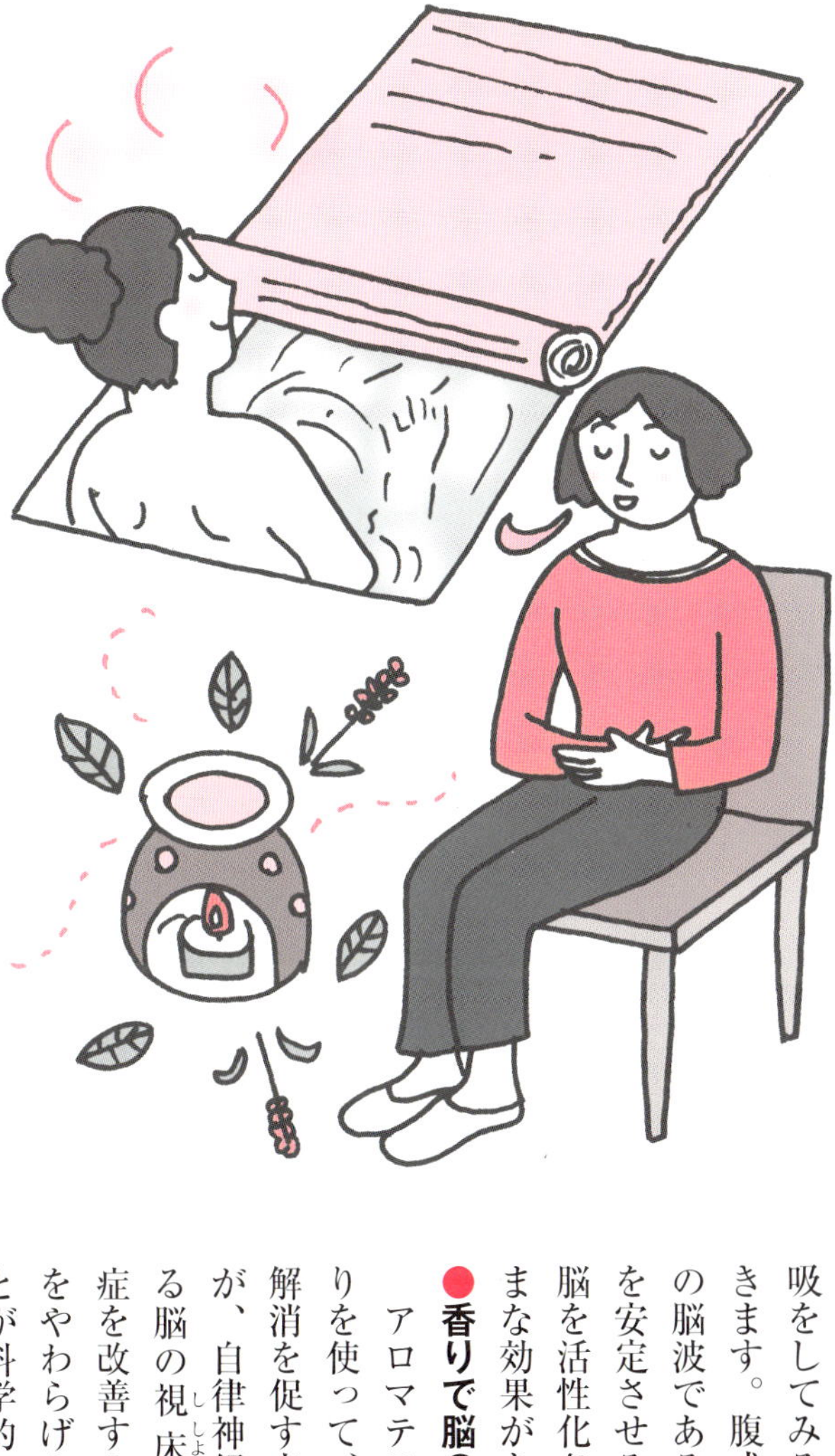

ただし、熱すぎるお湯は交感神経を緊張させます。一方、ぬるめのお湯は副交感神経の働きを高めます。

みぞおちの下までお湯に浸かる半《はん》身浴《しんよく》は、体を芯《しん》からあたためてくれます。半身浴をすると、血管が広がり、筋肉がリラックスして、血液が全身にスムーズに流れるようになります。お湯のあたたかさが、じんわりと体の中にゆきわたり、ストレスで疲れた神経をやわらげてくれます。

●リラックスの脳波を増やす呼吸法

ストレスを感じたときは、腹式《ふくしき》呼吸をしてみると、気持ちがほぐれてきます。腹式呼吸には、リラックスの脳波であるα《アルファ》波が増える、精神を安定させる、血圧の上昇を抑える、脳を活性化させる、といったさまざまな効果があるといわれます。

●香りで脳の機能をととのえる

アロマテラピーは、自然にある香りを使って、心身の調和やストレス解消を促す方法です。心地よい香りが、自律神経をコントロールしている脳の視床下部《ししょうかぶ》に働きかけ、不眠症を改善する、血圧を下げる、緊張をやわらげる、などの効果があることが科学的にも証明されています。

生活のリズムを規則正しくする

Point

- 不規則な生活は、自律神経をコントロールしている体内時計を乱す
- 体内時計の乱れは、心身の健康に影響し、生活習慣病のリスクになる
- 体内時計をととのえるコツは、「朝食をきちんと食べる」と「早寝早起き」

体内時計のリズムを食事と睡眠でととのえる

私たちの体には「体内時計」がそなわっており、日々の営みをコントロールしています。毎日同じころに眠くなり、一定時間眠ると目が覚め、朝昼晩同じころにおなかがすくのも、体内時計のリズムにしたがって体の機能が働いているおかげです。

●体内時計のリズムを崩すのは

地球の1日は24時間ですが、人間が本来持っている生体リズムは25時間です。そのため、光や音や温度などが一定で、刺激のない環境で過ごすと、人間は25時間で生活するようになるといわれます。

この25時間のリズムを、24時間単位で生活するように、ズレを調整しているのが体内時計です。

しかし、不規則な生活をしていると、24時間のリズムがくずれ、体内時計の働きも乱れてきます。体内時計には、自律神経やホルモン分泌をコントロールする働きもありますので、体内時計が乱れると、体の状態もおかしくなるのです。

自律神経がコントロールしている内臓の働きが悪くなる、疲れやすくなる、血圧が不安定になり高血圧をまねく、動脈硬化の進行を早める、といったさまざまな影響が出てきます。脳血管疾患や心疾患をまねくリスクも高くなります。

毎日の生活リズムは〝意識して〟ととのえることが大切で、ポイントは食事と睡眠にあります。

●食事は朝昼晩、規則正しく

たとえば、朝は忙しいので減量をかねてコーヒーだけ、昼も軽くサンドイッチなど、そのかわり夜（特に9時以降）はたっぷり食べる、とい

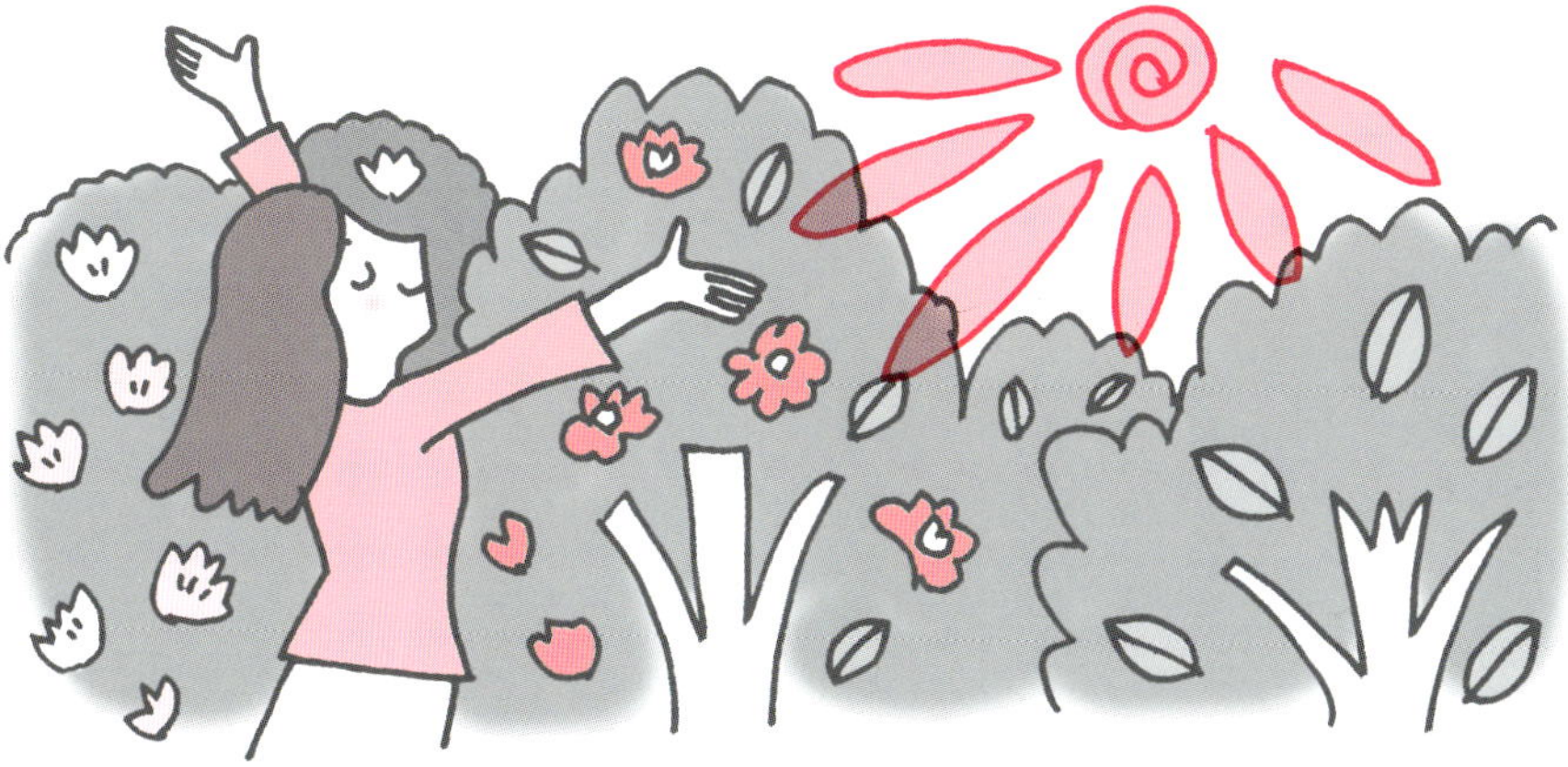

った食生活になってはいないでしょうか。これでは、体内時計のリズムが乱れてうまく刻めません。

それに、1日の栄養を夕食に集中してとっていると、肥満が誘発されやすいという問題もあります。

食事は朝昼晩、バランスよく配分し、規則正しくとるようにしましょう。食事をすると「血糖値が上昇」しますが、これが体内時計を調整するための信号になるのです。

特に朝食は大切です。体内時計が1日24時間のリズムを刻むためには、毎朝リセットする必要があるのですが、そのリセット役の1つが朝食なのです。

朝食はなるべく決まった時間にとるようにすると、1日のスタートが一定になり、体内時計もよいリズムを刻めるようになります。

●毎朝、同じ時間に起きる

早起きは、体内時計のリズムをととのえるための、もう1つのポイントです。

毎朝、決まった時間に起きて太陽の光を浴びることが大切です。目から入った「光の信号」は、脳にある体内時計に届けられ、体内時計をリセットします。

「光の信号」は、食事による「血糖値上昇の信号」とともに、1日のリズムを刻むスタートボタンになるのです。

そのためには、夜ふかしをせず、遅くても12時には床につくようにします。夜型生活が習慣になっていたり、ストレスなどがあってなかなかうまく寝つけない場合は、入浴やストレッチなど、よく眠れる工夫をしてみましょう。

早寝早起きは昔からある健康法ですが、体内リズムをととのえるという面から見ても、意味のあることです。

運動を避けたほうがよい時間帯

朝9時と夜9時は心筋梗塞を起こしやすい

心筋梗塞を起こした人が、救急車で運び込まれる病院のCCU（冠状動脈疾患集中治療室）には、患者さんが集中する時間帯があります。それは朝の9時と夜の9時で、〝魔の9時〟とも呼ばれます。

つまり、心筋梗塞は朝の9時と夜の9時に起こりやすいのですが、これには体内時計が関係しています。

体内時計は、人間の生命活動の周期をコントロールしています。睡眠やホルモン分泌、出産などはその典型例ですが、実は病気の発生も体内時計が生み出す生体リズムに支配されています。

特に、午前9時前後は、人体活動が「静」から「動」へと変化するときです。交感神経系が亢進《こうしん》して、身体的にも精神的にもストレスが高まり、血小板が凝集したり、血管が収縮しやすくなります。それが急性心筋梗塞や心臓突然死、一過性心筋虚血、心室性頻拍などの心臓発作の引き金になるのです。

ただし、心臓発作が起こるのは、発症の素地を持った人で、健康な人は心配する必要はありません。高血圧や、糖尿病、高コレステロール血症などがある人は、リスクが高いので注意が必要です。また、ストレスが多い人、肥満している人、タバコを吸う人、家族に心臓病患者のいる人なども、本人に自覚症状がなくても心臓発作の危険があるといわれます。

さらに、脂質異常症の人が運動をする場合は、時間帯にも気を配る必要があります。運動はどんなものでも、体に負荷をかけますので、発作が起こりやすいのです。

たとえば、ふだんは仕事で忙しく運動できないので、その分、週末は早起きをしてゴルフに出かける、といったパターンは、実はとても危険なことなのです。

運動は、朝の8時から10時、あるいは起床後2時間くらいは避けたほうがよいでしょう。

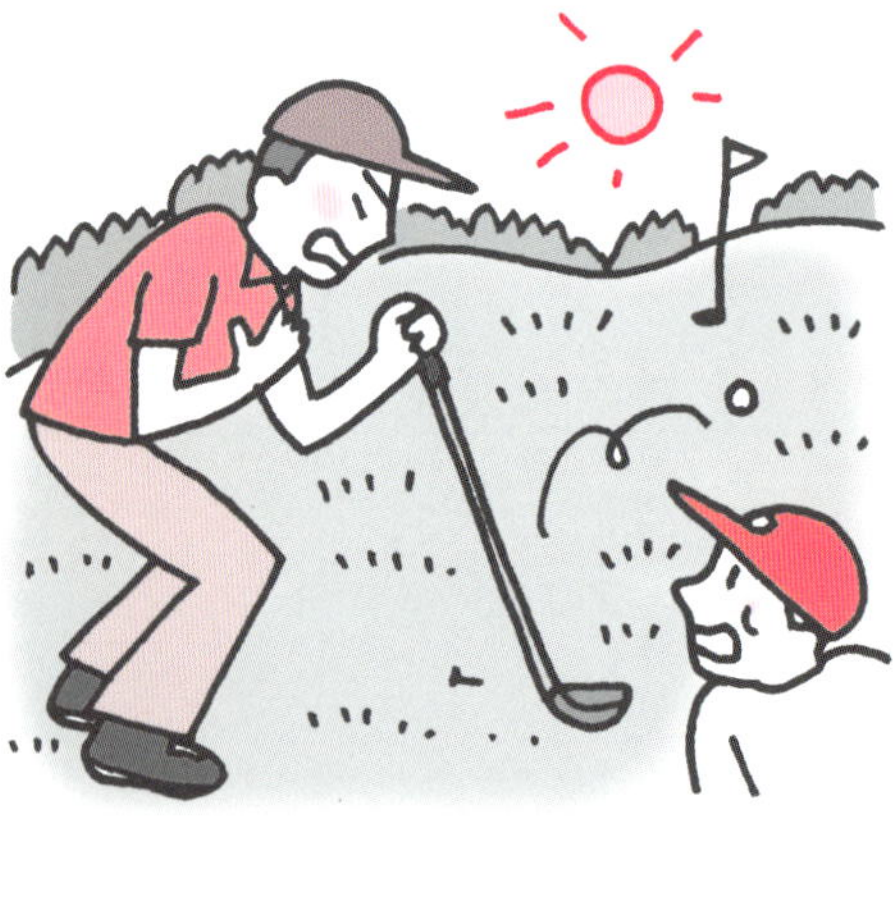

第5章

日常生活での予防・改善2

食事療法

脂質異常症になりやすい人の食生活

Point

- ●脂質異常症は代表的な生活習慣病の1つ
- ●脂質異常症は食事や運動などの生活習慣が発症や進行に深くかかわる
- ●脂質異常症になりやすい人は食事の内容や食習慣に問題のある人が多い

こんな食事や食習慣には要注意

コレステロールや中性脂肪など、血液中の脂質が異常に増えた状態である脂質異常症は、代表的な生活習慣病の1つです。生活習慣病は、その名前のように、**食事や運動、喫煙、飲酒、ストレスなど、ふだんの生活習慣が病気の発症や進行に深くかかわっている病気**です。

脂質異常症の場合、生活習慣の中でもいちばん重要な要素が「食習慣」です。脂質異常症になりやすい人の食事や食習慣には、次のような特徴があります。

LDLコレステロール値が高い人の食事の特徴

●天ぷらやフライなど揚げ物や油っこい料理が好きでよく食べる。

●肉料理が好きでよく食べる。肉はヒレ肉より脂身が多いロース肉を好む。

●レバーやモツなどの内臓肉を好んで食べる。

●たらこやイクラ、すじこ、かずのこ、うになどの魚卵類を好んで食べる。

●バターや生クリームたっぷりのケーキや洋菓子をよく食べる。

●魚はあまり食べない。

●野菜や海藻類、豆類などはあまり食べない。

●お酒をよく飲む。

●食事の量が多く、いつもおなかいっぱい食べる。

中性脂肪値が高い人の食事の特徴

●食事の量が多く、いつもおなかいっぱい食べる。

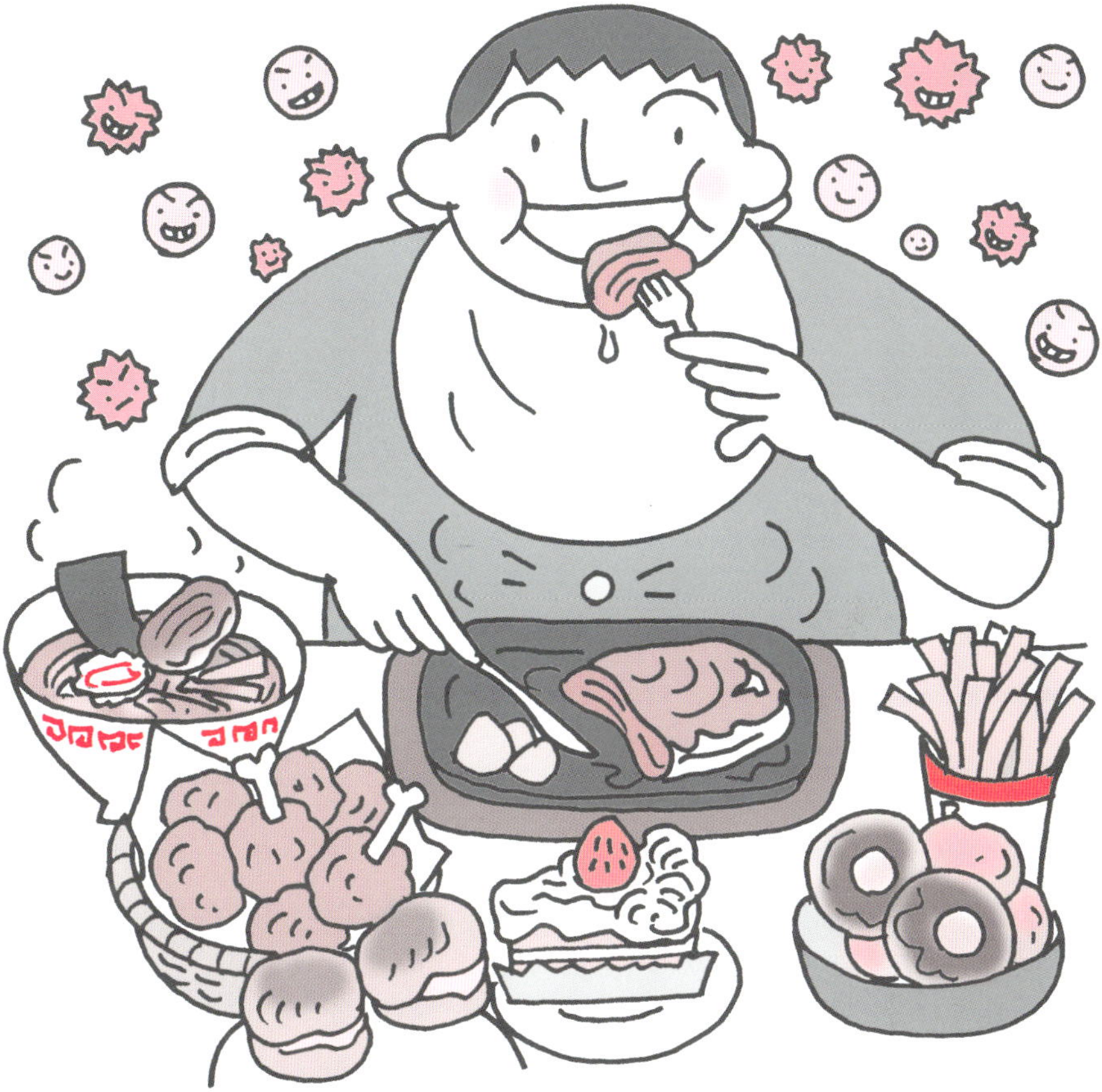

●ごはん（炭水化物）をたくさん食べる。
●お菓子や清涼飲料水、ジュースなど甘い飲食物をたくさんとる。
●天ぷらやフライなど揚げ物や油っこい料理が好きでよく食べる。
●お酒をよく飲む。

LDLコレステロール値と中性脂肪値がともに高い人の食習慣の特徴

●朝食など食事を抜くことが多い。
●夜遅く食べたり、就寝前に食べたり飲んだりすることが多い。
●食事の時間が不規則である。
●早食いである。
●一度にたくさん食べる（どか食いする）。
●間食《かんしょく》が多い。
●特定の食品ばかりを好んで食べる（偏食《へんしょく》）。
●外食が多い。

脂質異常症の食事療法のポイント

Point

- 体重をコントロールし、肥満を防ぐことが食事療法の基本
- 摂取エネルギーを適正にし、その中でバランスのよい食事をとる
- 動物性脂肪のとりすぎに注意し、大豆（大豆製品）や食物繊維をたっぷりとる

食事の内容を見直し食習慣や食行動を改める

ＬＤＬ（悪玉）コレステロール値や中性脂肪値を下げるには、食習慣の見直しが欠かせません。詳しくは次項以降で説明しますが、主なポイントだけをあげてみます。

●１日の総摂取エネルギーを適正にする（体重をコントロールする）

食べすぎは脂肪の過剰摂取をまねき、肥満の原因となります。体重のコントロールは、すべての食事療法の基本であり前提です。食事療法を行うにあたっては、まずこのことをしっかり念頭に置くことが重要です。

食べすぎを防ぎ、体重をコントロールするには、１日に摂取する総エネルギー（カロリー）を適正なものにすることが大切です。

肥満のある人は、まず３～５％の体重減少を目標とします（体重70kgの場合２～３kg）。

●栄養バランスのよい食事をとる

脂質異常症の食事療法は、摂取エネルギーを適正なものにし、その中で栄養バランスのよい食事をとることがポイントです。それには伝統的な和食がおすすめです。

●良質のたんぱく質をとる

たんぱく質は私たちの体に欠かせない栄養素です。血管を良好に保ち、動脈硬化を防ぐためにも、良質のたんぱく質を十分にとることが必要です。特に、大豆のたんぱく質や脂質には、ＬＤＬ（悪玉）コレステロールや中性脂肪を減らし、善玉のＨＤＬコレステロールを増やす働きがあるので、大豆（大豆製品）を積極的にとるようにします。

●動物性脂肪のとりすぎに注意する

最近の研究で、食事からのコレス

テロールの摂取は、体内の血中コレステロールの量とはあまり関係ないことがわかりました。ただし、これはあくまでもコレステロール値が正常な人の場合です。高LDLコレステロール血症の人は、LDL（悪玉）コレステロールを増やす働きのある飽和脂肪酸やトランス脂肪酸が多く含まれる動物性脂肪のとりすぎに注意が必要です。

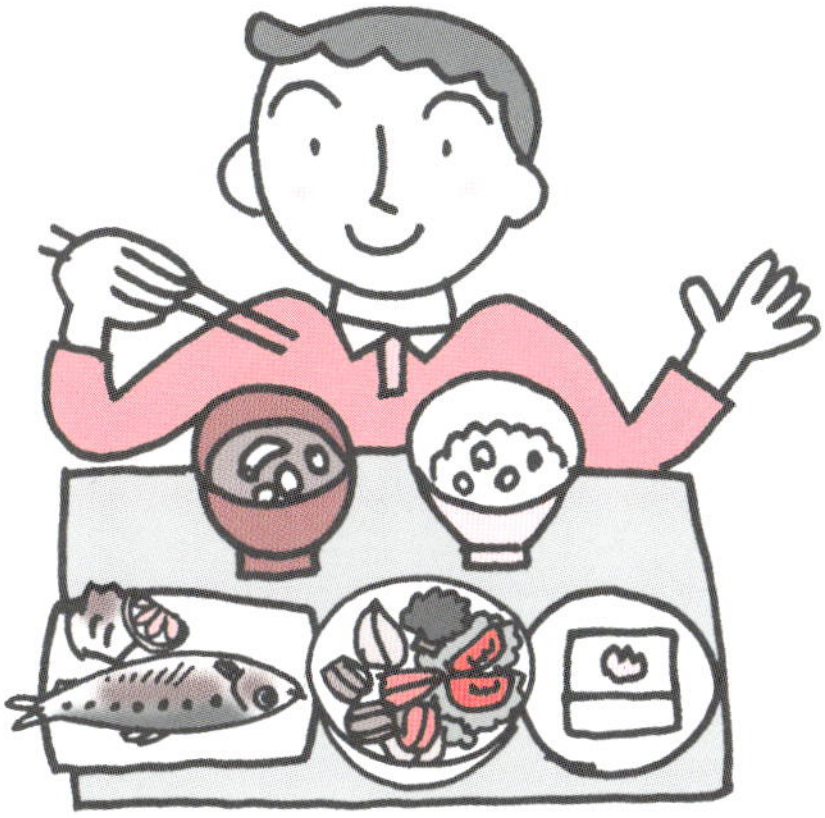

●青背の魚を積極的にとる

新鮮な魚には、血管をしなやかにして動脈硬化を防いでくれるEPAやDHAという多価不飽和脂肪酸が多く含まれています。特に、いわし、さば、さんま、ぶり、まぐろなどの青背の魚には豊富に含まれています。

●食物繊維を十分にとる

食物繊維には、コレステロールの吸収を抑え排出を促す働きがあります。また、糖質の急速な吸収も抑えてくれます。未精製の穀類、海藻類、きのこ類、豆類、緑黄色野菜、根菜類など食物繊維を多く含む食品を積極的にとることが大切です。食物繊維は1日に25g以上とることを目標にします（日本人の平均摂取量は13g以下）。

●糖質をとりすぎない

甘いお菓子やジュース類のとりすぎは中性脂肪を増やします。糖質には、ごはんや食パンなどに含まれるでんぷん、甘いお菓子やジュース類に含まれる蔗糖《しょとう》（砂糖のこと）、くだものに含まれるブドウ糖や果糖などがあります。

●塩分を控える

塩分のとりすぎは、血圧を上げる要因となります。脂質異常症に高血圧を合併すると、動脈硬化が進みます。1日の食塩摂取量を、できれば6g未満に抑えます。

●アルコールの過剰摂取を控える

アルコールは肝臓で分解されますが、過剰に摂取すると、中性脂肪の合成が促進されます。また、アルコールは食欲を増進させ、食べすぎやエネルギーのとりすぎにつながります。アルコールは適量を心がけましょう。

●食習慣、食行動を見直す

欠食《けっしょく》（特に朝食抜き）や早食い、どか食い、間食《かんしょく》などの食習慣や食行動を改めることも必要です。

脂質異常症のタイプ別食事療法

Point

- 同じ脂質異常症でもタイプによって食事療法の内容や進め方が異なる
- 高コレステロール血症の人はコレステロールや飽和脂肪酸を含む食品を控える
- 高中性脂肪血症の人はエネルギー摂取量を抑え、炭水化物をとりすぎない

タイプによって食事療法の内容や進め方が異なる

同じ脂質異常症でも、コレステロール値だけが高い人と、中性脂肪値だけが高い人とでは、食事療法の内容や進め方が異なります。

●LDLコレステロール値が高いタイプ（高LDLコレステロール血症）

1 コレステロールや飽和脂肪酸（146・184ページ参照）を多く含む、卵、肉の脂身や内臓、皮、乳製品などの摂取を抑える。

2 トランス脂肪酸（149・184ページ参照）を含むマーガリンやショートニング（食用加工油脂の一種）、これらを使ってつくられたケーキやドーナツなどの洋菓子、揚げもの類の摂取を控える。

3 コレステロールの吸収を抑えて排出を促す食物繊維の摂取を増やす。食物繊維は、未精製穀類、海藻類、緑黄色野菜、根菜、大豆などに多く含まれるが、特に大豆（大豆製品）には、食物繊維だけでなく、多価不飽和脂肪酸（147ページ参照）や植物ステロール（植物の持つ健康成分であるファイトケミカルの一種）、イソフラボンが多く含まれる。

●中性脂肪値が高いタイプ（高中性脂肪血症）

1 エネルギー摂取量を必要最低限に抑え、その範囲内で栄養バランスをとる。

2 炭水化物のとりすぎは中性脂肪を増やすので、エネルギー摂取量の50％程度とする。そのため、糖質を多く含む菓子類や飲料（ジュースや清涼飲料水）、穀類の摂取を減らす。

3 食物繊維の摂取量を増やす。

4 アルコールの過剰摂取を控える。

5 ＥＰＡやＤＨＡなどオメガ３

■ タイプ別食事療法のポイント

	食事療法のポイント	控えたい食品	積極的にとりたい食品
高LDLコレステロール血症	●コレステロールや飽和脂肪酸を多く含む食品の摂取を控える。 ●トランス脂肪酸を含む食品の摂取を控える。 ●食物繊維の摂取を増やす。	●コレステロールや飽和脂肪酸を多く含む食品（肉の脂身、レバーやモツなど内臓類、バター、乳製品、うなぎ、たらこ、イクラ、すじこ、かずのこ、うになど） ※鶏卵は医師の指示に従い、必要があれば控える ●トランス脂肪酸を含む食品（マーガリン、ケーキ、ビスケット、スナック菓子、ドーナツ、マヨネーズ、ファストフード、インスタントめん、揚げ物など）	●食物繊維を多く含む食品（海藻類、緑黄色野菜、根菜、大豆、精白度の低い穀類など）
高中性脂肪血症	●エネルギーをとりすぎない。 ●炭水化物をとりすぎない。 ●甘いものやアルコールを控える。 ●青背の魚を食べる。	●糖質を多く含む食品（菓子類、ジュース、清涼飲料水、穀類など） ●アルコール	●食物繊維を多く含む食品 ●青背の魚（いわし、さば、さんま、ぶりなど）
低HDLコレステロール血症	●エネルギーをとりすぎない。 ●炭水化物をとりすぎない。 ●トランス脂肪酸を含む食品の摂取を控える。 ●植物油を控える。	●糖質を多く含む食品 ●トランス脂肪酸を含む食品 ●植物油（サラダ油、コーン油、ごま油、紅花油など）	●食物繊維を多く含む食品 ●青背の魚

※ＬＤＬコレステロール値と中性脂肪値がどちらも高い人は両方のポイントを実践する。

（n－3系。148ページ参照）の多価不飽和脂肪酸を多く含む青背の魚（いわし、さば、さんま、ぶりなど）を積極的にとる。

●HDLコレステロール値が低いタイプ（低HDLコレステロール血症）

1 エネルギー摂取量を抑える。

2 炭水化物をとりすぎない。

3 トランス脂肪酸を含む食品の摂取を控える。

4 サラダ油やごま油などに多く含まれるオメガ6（n－6系。148ページ参照）の多価不飽和脂肪酸をとりすぎると、LDLコレステロールだけでなく、HDLコレステロールも減らしてしまうので、これらの過剰摂取を控える。

●LDLコレステロール値と中性脂肪値がともに高いタイプ（混合型）

基本的に両方の食事療法を実践します。

1日に必要な適正エネルギーを知る

Point

- 1日の適正エネルギーを知るには、まず自分の適正体重を知ることから
- 次に自分の「生活活動強度」がどのくらいなのかを推測する
- 適正体重と生活活動強度がわかれば適正エネルギーがわかる

自分の適正体重を計算し 次に生活活動量を推測する

脂質異常症の食事療法をはじめるにあたってまず必要なことは、自分の1日の**適正エネルギー（カロリー）**がどれぐらいなのかを知ることです。

それにはまず、自分の**適正体重（標準体重）**を計算します。適正体重というのは、もっとも病気になりにくい理想的な体重です（計算の方法は左ページ参照）。

肥満している人は、肥満を是正して適正体重に近づける必要があります。前にも述べたように、肥満（特に内臓のまわりに脂肪がついた内臓脂肪型肥満）が、脂質異常症や糖尿病など多くの生活習慣病を引き起こすことがわかっています。

肥満は、ふつう「適正体重を10％以上超えている」場合をいいますが、肥満がある場合には、まず自分の適正体重に近づけることを目標に減量します（肥満については84〜89ページ参照）。

自分の適正体重がわかったら、次に、自分の「**生活活動強度**」がどれぐらいなのかを推測します。左ページの表のように、生活活動強度には「軽い」「中くらい」「やや重い」「重い」の4段階がありますが、日本人のほとんどは「中くらい」にあてはまります。

自分の適正体重と生活活動強度がわかれば、次にこの2つの数字から、1日に必要な適正エネルギーを計算します。

たとえば、適正体重が65kgで、生活活動強度が「中くらい」にあてはまる場合は、65に25〜30を掛けて得られる数字（1625〜1950kcal）が1日の適正エネルギーとなります。

■ 1日に必要なエネルギーの算出法

●ステップ1　自分の適正体重（標準体重）を計算する

計算方法　……　身長（m）× 身長（m）×22

（例）身長 170cm の人の標準体重＝1.7×1.7×22≒63.6 kg

●ステップ2　自分の生活活動強度を推測する

活動の程度	主な対象者	1日の消費エネルギー（kcal／kg）
軽い	●高齢者●主にデスクワークをしている人（一般事務職、研究職、軽い手作業など）	20 ～ 25
中くらい	●2時間程度の歩行や立ち仕事がある人（製造業、小売店主、営業職、技術者、サービス業など）	25 ～ 30
やや重い	●1日のうち1時間程度の重労働がある人（農業、漁業、造園業、建築・建設業、運搬業など）	30 ～ 35
重い	●1日のうち2時間程度は激しい重労働や運動をしている人（建築・建設作業の現場、農耕・牧畜・漁業の最盛期、スポーツ選手など）	35 ～

●ステップ3　適正体重をもとに、1日の適正エネルギーを計算する

計算方法　……　適正体重（kg）×　生活活動強度

（例）身長170cmのサラリーマン（営業職）Aさんの場合

※適正体重は
1.7（m）×1.7（m）×22≒63.6 kg

※1日の適正エネルギーは
63.6×(25～30)＝1590～1908 kcal

肥満している人は、前述したように、自分の適正体重に近づける必要がありますが、**減量は、現状から1日に250kcal程度減らすことからはじめます。その際のエネルギー配分は、脂肪が20～30%、炭水化物が50～60%とします。**

実際には、主治医や栄養士が患者さんの食習慣や、年齢、性別などを考え合わせ、こまかな修正を加えて「指示エネルギー量」を決めますので、その指示に従います。

1食でとってよい食事量を算出する

自分が1日に必要とするエネルギーを計算したら、次にはそれを3で割って1食に必要なエネルギーを算出します。これが1食でとってよい食事量（摂取エネルギー）の限度です。

ただし、お酒を飲む人や間食をする人は、その分を差し引く必要があります（下の表参照）。

外食はエネルギー過多になりがちなので要注意

外食は、どうしても肉など高エネルギー、高脂肪のものが多くなりがちです。特に、ラーメンやカツ丼、カレーなどの単品メニューは炭水化物ばかりで、野菜などはほとんどとれません。

また、ファストフード店やファミリーレストランなどで食べる料理は、油脂や砂糖、塩分が多く使われているので、要注意です（外食については176ページ参照）。

また、1日の摂取エネルギーを抑えるために、ごはんやパンなどの主食を減らすことは、おかずの量が増え、余分な脂肪をとってしまうことになりますので、やめましょう。食事は栄養バランスが大切です。

■ 1食分の食事量（摂取エネルギー）

●お酒も間食もとらない人

1日に必要なエネルギー÷3＝1食分の食事量

例:1600 ÷ 3 ＝約 530kcal

●お酒を飲む人

（1日に必要なエネルギー－ 200）÷ 3 ＝ 1 食分の食事量

※ お酒は 1 日 200kcal（日本酒で 1 合程度）までとする。

例：（1600 － 200）÷ 3＝約 470kcal

●間食をする人

（1日に必要なエネルギー－ 200 ～ 300）÷ 3＝ 1 食分の食事量

※間食は 1 日 200 ～ 300kcal までとする。

例：（1600 － 300）÷ 3＝約 430kcal

日本人の総摂取カロリーの変化

戦後すぐはカロリーの大部分を炭水化物から摂取

戦後の１９４６年から２００５年までの日本人の総摂取カロリーと、その中のたんぱく質、脂質、炭水化物の比率の変化を示したのが下のグラフです（厚生労働省の国民健康・栄養調査をまとめたもの）。これを見ると、戦後すぐの１９４６年の炭水化物の比率は約81％を占め、日本人はほとんどのエネルギーを炭水化物からとっていたことがわかります。一方、脂質はわずかに7％です。

その後、高度成長とともに総摂取エネルギーは増えつづけ、高度成長が終わった１９８５年ごろには２０８８kcalに達し、以後は少しずつ減りつづけています（２０１３年は１８８７kcal）。

■日本人の総摂取カロリー

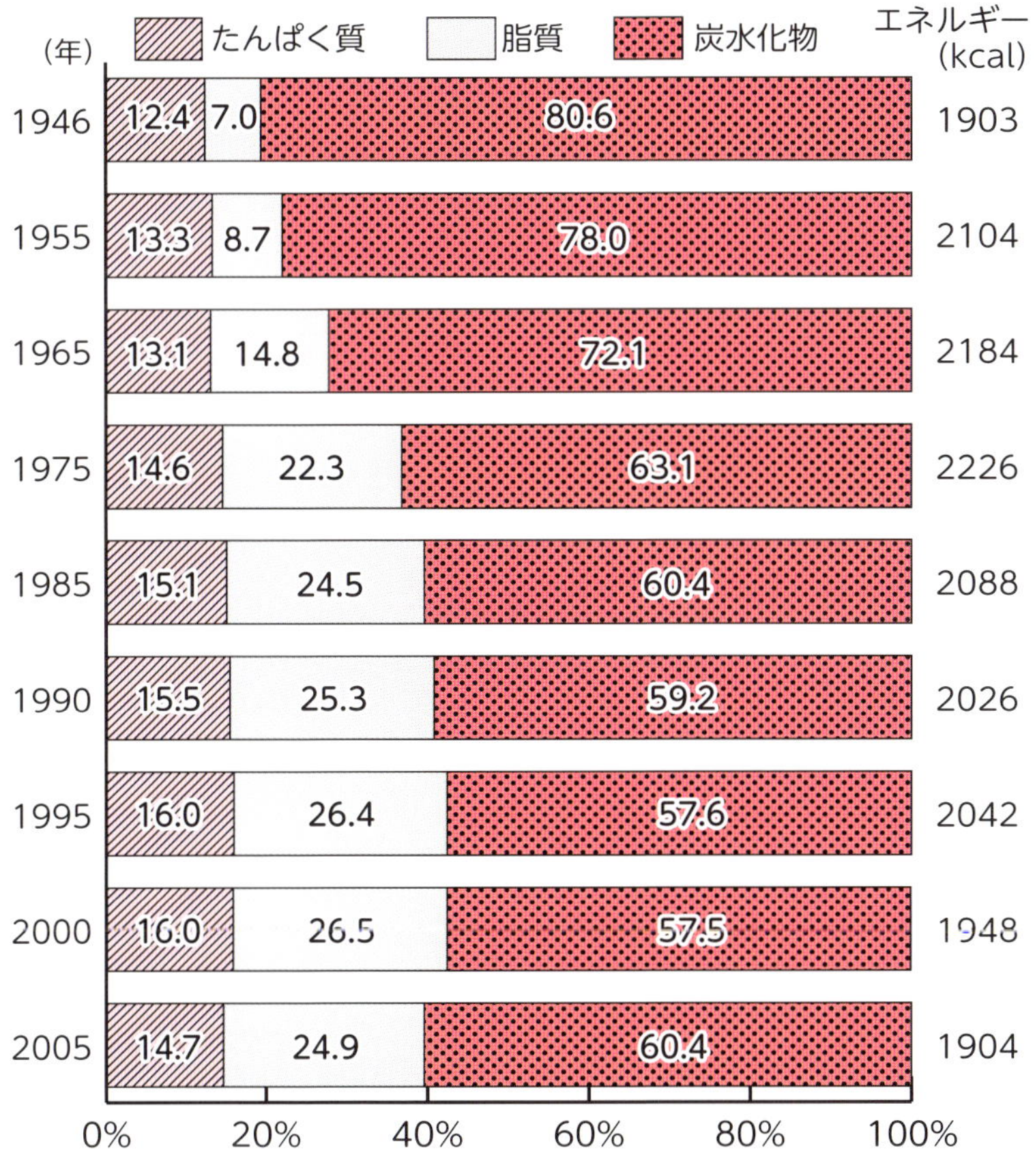

8　買い置きをしない

食品などの買いものは、一度にたくさん買わないで、最小限のものをそのつど買いに行くようにします。また、空腹時に買いものに行くと、何でもおいしそうに見えてつい買いすぎてしまいますので、余分なものを買わないためにも、買いものはなるべく満腹時にするとよいでしょう。

9　外食を控える

摂取エネルギーを抑えるためには、外食やインスタント食品の利用をできるだけ控えることも大切です。

ごはんを食べすぎないコツ

1　腹八分目を守る

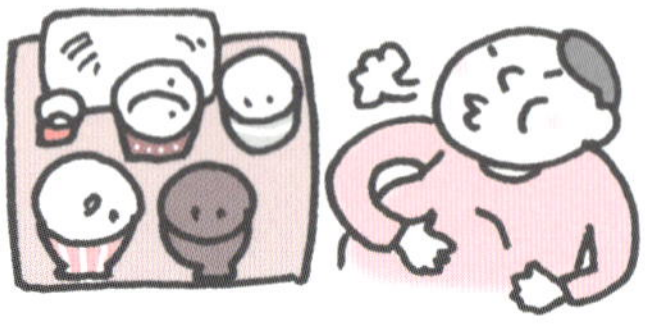

食べすぎを防ぐいちばんのポイントは、「もう少し食べたい」と思うところでやめることです。残してはもったいないなどと思わないことです。とにかく「腹八分目」でやめる習慣をつけましょう。

2　盛りつけは１人分に

大皿から取り分けて食べると、自分がどのくらい食べたかわかりにくく、必要以上に食べてしまう傾向があります。

3　一口分を小さくつまむ

少量ずつの食べ方は、食事をゆっくりにし、適正な満腹感をもたらして食べすぎを防ぎます。

4　主食より先に野菜料理や汁ものからはしをつける

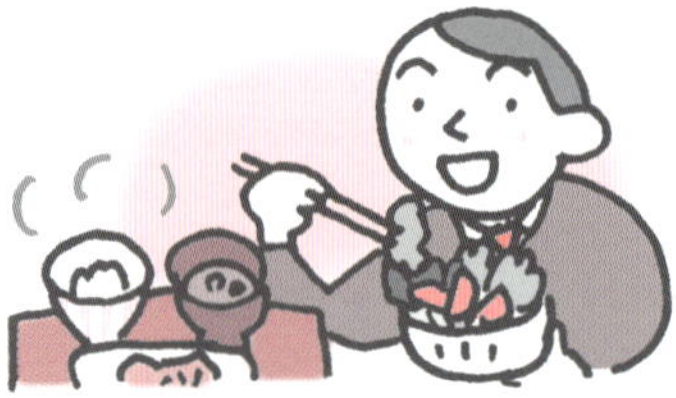

食物繊維が多い野菜料理や、具のたくさん入った汁ものから先に食べると、早めに満腹感が得られ、ごはん（炭水化物）の食べすぎを防ぐことができます。また、食物繊維を先におなかに入れておくと、そのあとの炭水化物や脂肪の急な吸収を抑えてくれます。

5　おかずの味つけは薄味にする

濃い味の料理は、塩分のとりすぎやごはんの食べすぎにつながります。少しずつ薄味やさっぱり味に慣れましょう。

6　食卓に漬けもの、ふりかけ、つくだ煮などを置かない

漬けものやつくだ煮などがあると、ついごはんが進みます。あれば手がのびるので、食卓には置かないようにしましょう。

7　ごはん茶碗を小さくて浅めのものにかえる

ごはん茶碗をひとまわり小さなものにかえるのも、簡単ながら効果的な方法です。慣れてくれば、小さな茶碗での量でも満足できるようになります。

摂取エネルギーを減らすポイント

食習慣・食行動の見直し

1　ゆっくり、よくかんで食べる

食べはじめてから「満腹中枢」が満腹感を感じるまでには15 ～ 20分かかります。「早食い」は食べすぎにつながります。また、ひと口食べたらはしを置き、ゆっくりとよくかんで食べることも大切です。

2　朝食を抜かない

１日２食だと、食事と食事の間が長くなるので、インスリンの分泌が活発になり、中性脂肪が増え、肥満につながります。また、１食抜くと、空腹のために次の食事が「どか食い」や「早食い」になりがちです。さらに、１日に必要な栄養素をバランスよくとることもできなくなります。１日３食を欠かさずに食べることが大切です。

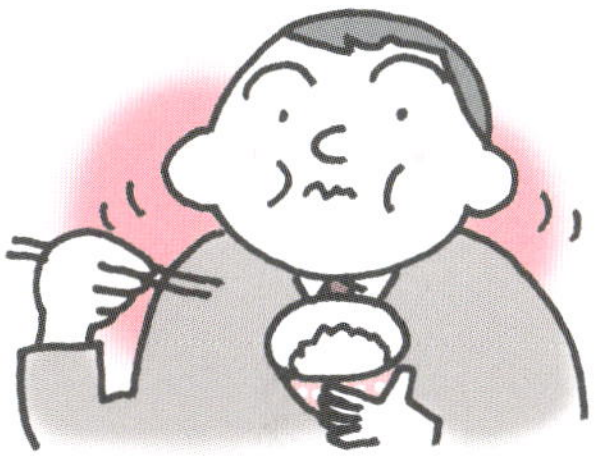

3　和食献立にする

食事は栄養のバランスが大切です。そのためには、主食、主菜、副菜のそろった献立にすることがポイントです。ごはんを中心に、魚介類や野菜類、根菜類、いも類、海藻類など多様な食材をおかずの材料にする「和食」は理想的なバランス献立といえます。

4　夕食を軽めにする

夕方以降は休息と休養の時間帯になるので、夕食をたくさん食べると、エネルギーが余って体脂肪の蓄積を促します。夕食を軽めにするには、エネルギーがありそうな料理はなるべく昼食に食べるようにしたり、夕食後のくだものや乳製品の摂取を控えます。

5　夜食を控える

夜遅くに食事をしたり、深夜に夜食を食べたりすると、余ったエネルギーが中性脂肪となり肥満につながります。夜食を防ぐには、夜ふかしをしない規則正しい生活を心がけることが大切です。生活パターンが夜ふかし型の人は朝型に変える努力をしましょう。

6　「ばっかり食い」をしない

好きなものばかり食べていると、栄養バランスがくずれ、健康をそこないます。また、コレステロールを気にして、特定の食品を必要以上に敬遠すると、たとえコレステロール値は低くなっても、栄養バランスをくずしてしまいますので、注意が必要です。

7　食べものを近くに置かない

食べすぎを防ぐには、食べものを目につくところや手の届く場所に置かないようにすることも大切です。テレビを見ているところなどにお菓子などを置いておくと、つい手をのばしてしまいます。

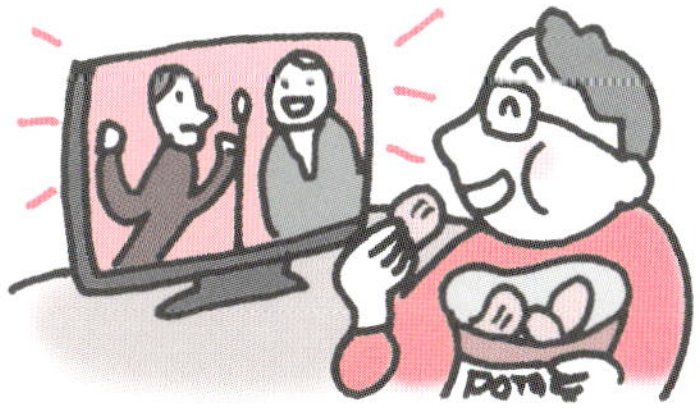

栄養バランスのとれた食事をする

Point
- １日の適正エネルギーの中でバランスのよい食事をする
- ５大栄養素に加え、第６の栄養素である「食物繊維」が重要
- バランスのよい食事をするには少量ずつ多品種の食品をとるのがコツ

栄養がかたよらないことが大切

自分の１日の適正エネルギーがわかったら、次にはその中で栄養のバランスをとるようにします。

肥満解消やＬＤＬ（悪玉）コレステロールを減らすために、脂質や糖質（炭水化物）を極端に制限する人がいますが、それでは体に必要な栄養が不足し、健康をそこねてしまいます。あくまでも、栄養がかたよらないようにして食事療法を進めていくことが基本であり、重要なポイントです。

適正な栄養バランスは？

私たちの健康を維持していくためには、５大栄養素といわれる「炭水化物（糖質）」「たんぱく質」「脂質」「ビタミン」「ミネラル」に加え、第６の栄養素といわれる「食物繊維」が欠かせません。これらの栄養素を、毎日、バランスよくとることが必要です。５大栄養素の中で、炭水化物、たんぱく質、脂質は、体のエネルギー源となります。また、ビタミンやミネラル、食物繊維には、体の調子をととのえる働きがあります。

●炭水化物（糖質）

ごはん、パン、めん、糖分などの炭水化物は、総摂取エネルギーの50～60％にします。

●たんぱく質

肉、魚、大豆製品、卵などのたんぱく質は、総摂取エネルギーの15～20％にします。たとえば、１日の適正エネルギーが１９５０㎉の人の場合、９７５～１１７０㎉を炭水化物でとり、３９０～５８５㎉を脂質でとり、残りをたんぱく質などで補う

のが理想的です。

なお、たんぱく質は、できるだけ「必須《ひっす》アミノ酸」がバランスよく含まれている良質のものをとるように心がけます（１４４ページ参照）。

●脂質

肉、魚、油脂、種実類などの脂質は、総摂取エネルギーの20～30％にします。ただし、脂質の中で、動物性脂肪に含まれる「飽和脂肪酸」をとりすぎると、ＬＤＬ（悪玉）コレステロールや中性脂肪が増えますので、青背の魚などに多く含まれるオメガ３（ｎ－３系）の「多価不飽和脂肪酸」の摂取を心がけます。

●ビタミン、ミネラル

野菜にはビタミンやミネラル、食物繊維がたくさん含まれているだけでなく、抗酸化作用もあります。できれば１人１日３５０ｇの野菜をとり、そのうち緑黄色野菜は１２０ｇ以上とるようにしましょう。にんじんなら中１／２本、ほうれんそうなら１／３わで約１００ｇです。野菜は、生で食べるよりも煮物やおひたしにしたほうが、たくさん食べられます。くだものは、ビタミンが豊富な反面、糖質（果糖）も多く含まれますので、食べすぎに注意です。

■ 3大栄養素のバランス

栄養バランスのよい食事とは、炭水化物（糖質）、たんぱく質、脂質の３大栄養素を下のようなバランスで摂取し、ビタミン、ミネラルも十分に補給することです。第６の栄養素といわれる食物繊維の摂取も欠かせません。

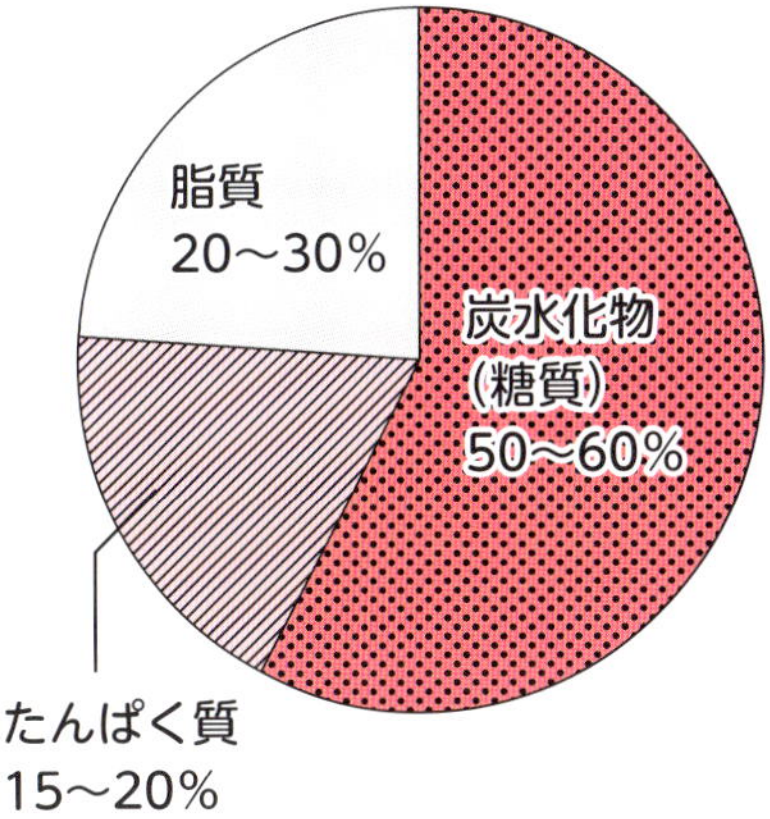
脂質
20～30%
炭水化物
（糖質）
50～60%
たんぱく質
15～20%

■ 6大栄養素の役割

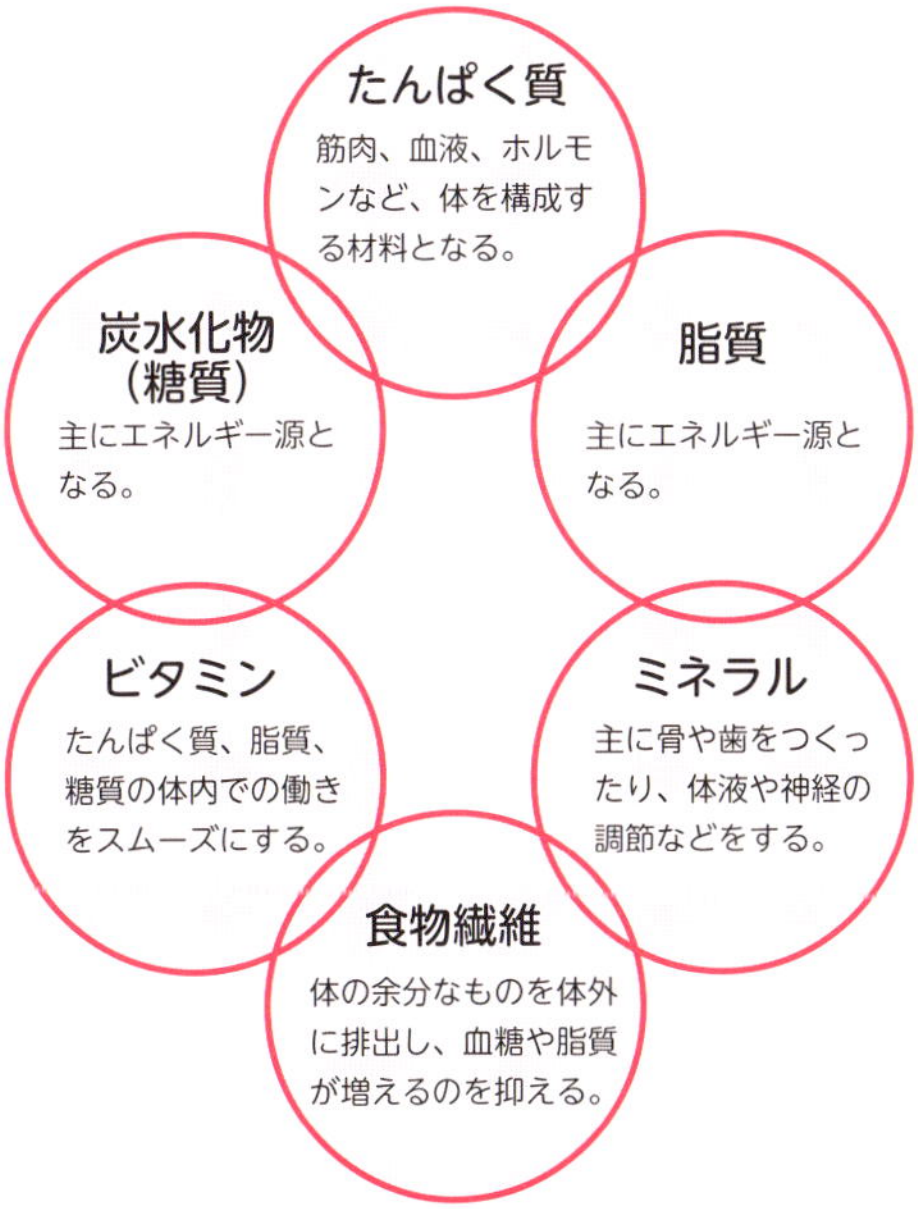
たんぱく質
筋肉、血液、ホルモンなど、体を構成する材料となる。
炭水化物
（糖質）
主にエネルギー源となる。
脂質
主にエネルギー源となる。
ビタミン
たんぱく質、脂質、糖質の体内での働きをスムーズにする。
ミネラル
主に骨や歯をつくったり、体液や神経の調節などをする。
食物繊維
体の余分なものを体外に排出し、血糖や脂質が増えるのを抑える。

●食物繊維

食物繊維には、コレステロールの吸収を抑えて、体外への排出を促してくれる働きがあります。食物繊維は、1日に25g以上摂取するように心がけます。また、食物繊維には水溶性と不溶性がありますが、特にコレステロールを減らす効果が高いのは水溶性食物繊維です。ただし、不溶性食物繊維も、便の量を増やし、腸の働きを活発にしますので、食物繊維は、水溶性、不溶性にかかわらず、たっぷりとることが大切です。

少量ずつ多種類の食品をとるのがコツ

食品は、種類によって含まれる栄養素が異なります。体に必要な栄養素をバランスよくとるためには、できるだけ多種類の食品（食材）を少量ずつとることがポイントです。そうすれば、それぞれの食品に含まれるさまざまな栄養素をまんべんなくとることができ、結果的に栄養素のバランスがよくなります。

多種類の食品を少量ずつまんべんなくとるには、主食、主菜、副菜がそろった和食が理想的です。和食は、ごはんを主食に、魚介類や野菜類、豆類、いも類などの多様な食材をおかずの材料にするので、さまざまな栄養素をバランスよくとることができます。これに、適量のくだものや牛乳、乳製品を加えると、さらに栄養素のバランスがよくなります。

多種類の食品を上手にとるコツ

かつては、1日30品目の食品（食材）をとるとよいとされましたが、すべての栄養素を過不足なくとることは、専門の栄養士でもむずかしいことです。

さまざまな栄養素をかたよることなくとる簡単な方法があります。それは食卓の「彩《いろど》り」を豊かにすることです。彩りがきれいな料理というのは、実は栄養素をバランスよく含んでいるということの証拠なのです。白、赤、黄、緑、黒、茶色……などの色がなるべくたくさん入った料理を食べることで、自然に栄養のバランスがとれてきます。

彩りを豊かにするための食材には次のようなものがあります。

●白色

白い食材の代表は、ごはんやパン、めん類などです。これらの食材には炭水化物が豊富に含まれています。豆腐も白い食材の代表です。豆腐には不飽和脂肪酸のリノール酸が多く含まれており、ＬＤＬ（悪玉）コレステロールを減らすのに役立ちます。また、豆腐は良質のたんぱく源でもあります。

●赤色

赤色の食材の代表は肉や魚です。肉や魚には、たんぱく質が豊富に含まれています。また、肉類には炭水化物からエネルギーをつくるときに必要なビタミンB1や、LDL（悪玉）コレステロールや中性脂肪を減らして動脈硬化を予防するビタミンB2なども含んでいます。魚には、LDL（悪玉）コレステロールや中性脂肪を減らし、HDL（善玉）コレステロールを増やす働きがある脂質が含まれています。また、トマト、赤ピーマン、にんじんなどの赤い野菜には、動脈硬化の予防に効果があるリコピンやカプサンチンなどの色素が含まれています。

●黄色

黄色の食材は、かぼちゃ、卵、黄ピーマンなどです。黄色い色素に含まれるルテインという物質は強い抗酸化作用を持っています。

●緑色

緑色の食材の代表は、ほうれんそうやブロッコリー、にら、小松菜、パセリなどの野菜です。これらの野菜にはビタミンAやCが多く含まれており、抗酸化作用があります。

●黒色

黒色の食材としては、こんぶ、ひじき、のり、きくらげ、黒豆、黒ごまなどがあります。海藻には水溶性食物繊維が多く含まれています。

●茶色

茶色の食材としては、しいたけ、まいたけ、なめこ、納豆などが代表です。きのこ類には食物繊維が多く含まれている上に、LDL（悪玉）コレステロールが増えるのを抑える働きもあり、動脈硬化などの改善に有効です。

■理想の献立は「一汁三菜」の和食

主食
ごはん、パン、めん類など。毎食適量とります。パンやめん類には塩分が含まれているので、食べすぎに注意。ごはんがおすすめです。

汁もの
野菜、海藻類、いも類をメインに。具だくさんにすれば副菜にもなります。みそ汁は塩分が多いので、原則1日1杯まで。

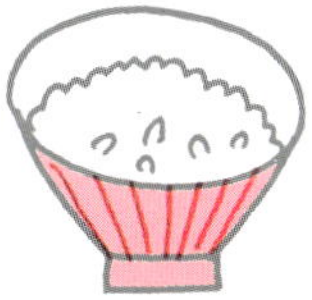

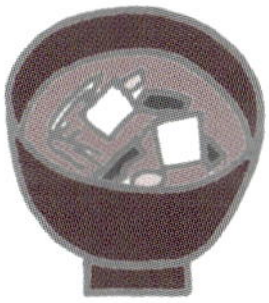

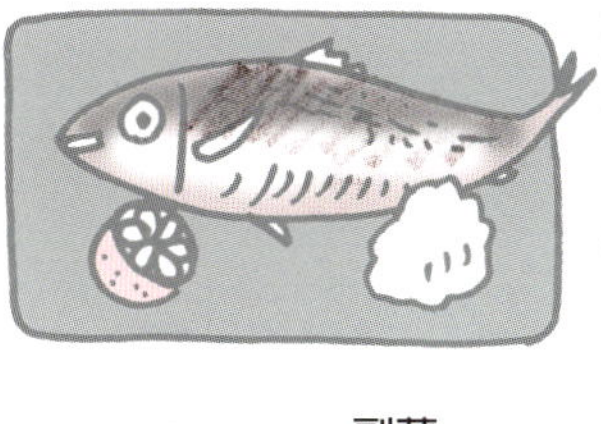

主菜
魚介類や肉、卵（鶏卵）、大豆製品を主材料としたメインのおかず。毎食1品。主にたんぱく質を補給します。肉は控えめにし、毎食材料をかえると栄養のバランスがよくなります。

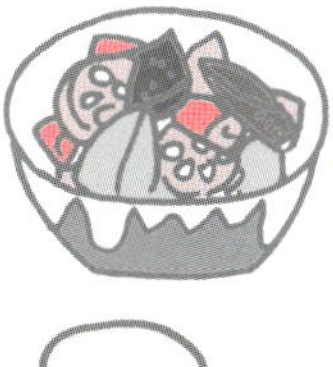

副菜
野菜、いも類、きのこ、海藻類を主材料としたおかず。主にビタミンやミネラル、食物繊維を補給します。尿のアルカリ化に役立つ野菜はたくさん食べましょう。

副々菜
主に副菜にない食材を使ったおかず。おひたし、酢のもの、あえもの、つけものなど。

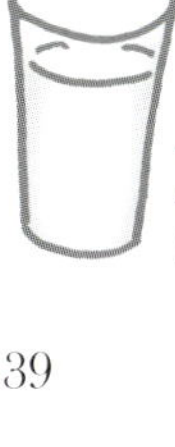

その他
牛乳、乳製品、くだものなどを適量。くだものには果糖が含まれるので、食べすぎに注意。

主食は「しっかりとる」が基本

Point

- 炭水化物は重要なエネルギー源。１日の適正な食事量の半分は主食からとる
- 主食では「ごはん」がおすすめ。精製度の低い穀類は食物繊維が豊富
- 菓子パンや調理パンはカロリーが高いので要注意

摂取エネルギーの半分は炭水化物で

ごはんやパン、めん類などの炭水化物は、体のエネルギー源として重要です。**１日の適正な食事量（総摂取エネルギー）のほぼ半分は主食（穀類）からとる**ようにし、１日３回、しっかりとることが基本です。

主食となるごはんやパン、めん類などの穀類は、基本的には何を食べてもかまいませんが、中性脂肪を減らすという点では、特に**ごはんがおすすめ**です。小麦粉を加工したパンやめん類より、粒状のごはんのほうが消化吸収が遅いために太りにくいからです。

ただし、炭水化物は、とりすぎると肥満につながります。目安量としては、たとえば１日の総摂取エネルギーが１５００～１６００kcalの場合、ごはんであれば「ふつう盛り４杯程度」が１日に食べてよい分量です。ごはんのおかわりは控えめにしましょう。

穀類は精製度が低いものほど食物繊維が豊富

一口にごはんといっても、白米、七分づき米、五分づき米、三分づき米、胚《はい》芽米《がまい》、玄米と、種類は数多くあります。

また、最近では、玄米に、押し麦、はと麦、赤米、大豆、小豆、黒豆、あわ、ひえ、きびなどの雑穀をまぜた雑穀米も市販されています。

一般に、精製度が低い穀類ほど食物繊維やビタミンが豊富に含まれています。

食物繊維は、糖質の急な吸収を抑え、余分なコレステロールや脂肪を体外に排出してくれます。

菓子パンや調理パンは高カロリー

パンの場合、菓子パンや調理パンは、バターやマヨネーズなどの動物性脂肪が多く含まれ、高カロリーなので、なるべく控えましょう。

食パンやフランスパンなども、バターをたっぷり塗ると、とたんにカロリーオーバーとなります。バターには飽和脂肪酸が多いので、塗りすぎないことが大切です。また、サンドイッチ1パック（約400～600㎉）とデニッシュ1個（約300～500㎉）で、最低でもおにぎり5個分のカロリーとなります。

パンもごはんと同様で、食パンよりもライ麦パンや全粒粉《ぜんりゅうふん》のパンのほうが食物繊維を豊富に含みます。

めん類では、うどんよりそばのほうが食物繊維が豊富です。また、パスタ（スパゲッティ）は、油脂をたっぷり使うので、あまりひんぱんに食べないようにしましょう。食べる場合は、脂肪分の多いクリームソースやミートソースより、和風やトマトソースのパスタのほうが低カロリーです。

■ 穀類は精製度が低いものほど栄養素が豊富

（白米･玄米は茶碗１杯150g、食パンは1枚60g、ライ麦パンは1枚80g）

	白米	玄米	食パン	ライ麦パン
エネルギー（kcal）	252	248	158	211
食物繊維（g）	0.45	2.1	1.4	4.9
ビタミンB_1（mg）	0.03	0.24	0.04	0.13
マグネシウム（mg）	10.5	73.5	12	32

（『五訂増補　日本食品標準成分表』より計算）

MEMO

玄米のおいしい炊き方

最近は、玄米が炊ける電気炊飯器もありますが、ふつうの炊飯器でも十分においしい玄米ごはんを炊くことができます。

①玄米を2回くらい水をかえて洗います（研がずに、ゴミやほこりを洗い流す感じで）。

②時間をかけて浸水させる（夏場で2時間以上、冬場で6時間以上）。

③水かげんは白米よりやや多めにします。白米を炊くときより、半目盛り分程度水を増やすとよいでしょう。

④あとはふつうにスイッチを入れて炊きます。

※圧力鍋で炊く場合は、水にひたす必要はありません。玄米の1・5～2倍の水を入れ、最初の2～3分は強火で、その後25～30分弱火で炊き、15分くらい蒸《む》らします。

「2口残す」ことで摂取カロリーを減らす

Point

- 肥満している人は、まず「どんな食事でも2口分残す」ことから
- 料理は1人ずつ盛りつけると、食べすぎを防ぐことができる
- もの足りないときは、もう1点低カロリーのおかずを追加する

無理なく一生つづけられる工夫が必要

栄養バランスがとれた、適正なカロリーの食事を、３食規則正しく、ほぼ決まった量ずつ食べるというのが、脂質異常症の人には理想的な食生活です。ただ、これを一生実行しつづけることは容易なことではありません。

努力して実行しても、たった数カ月で挫折してしまったのでは、何にもなりません。何事も無理は禁物です。こうした生活を、ごく「ふつう」の生活と感じられるようにするためには、つらいと感じたり、味気ないと感じたりすることがないように、食生活に工夫をする必要があります。

どんな料理でも2口分を残す

まず、食べすぎないようにするための工夫から紹介しましょう。

適正体重に戻すために減量をしなければならない人、ついつい食べすぎてしまう人、カロリー計算がめんどうだと感じる人におすすめの方法があります。

それは、「どんな食事でも、２口分を必ず残す」ことです。

ごはんも２口分残し、とんかつも、天ぷらも、酢の物も、デザートも、もったいないと思わず、とりあえず２口分残すようにしてみてください。

２口分がどの程度のカロリーに相当するのか、料理の種類によってちがいますが、このような食べ方をすることで、総カロリーの１割から２割程度は減らせるはずです。

いままで１日に２５００kcalを摂取していた人であれば、２５０〜５００kcalを減らすことができます。

料理は1人分ずつ盛りつける

この方法で、まずは2週間から1カ月くらい様子を見てみましょう。体重が少しでも落ちているようなら、そのまましばらくつづけてみてください。体重がそれほど変わらない場合でも、あきらめずに、できるだけつづけることが大切です。つづけることで、必ず効果を実感できるようになるはずです。

家族で食事をするときには、大皿や大鉢にいっしょに盛りつけるのではなく、1人分ずつ盛り分けるようにしましょう。家族分をいっしょに盛りつけてあると、自分がどれぐらい食べたかわからなくなるからです。

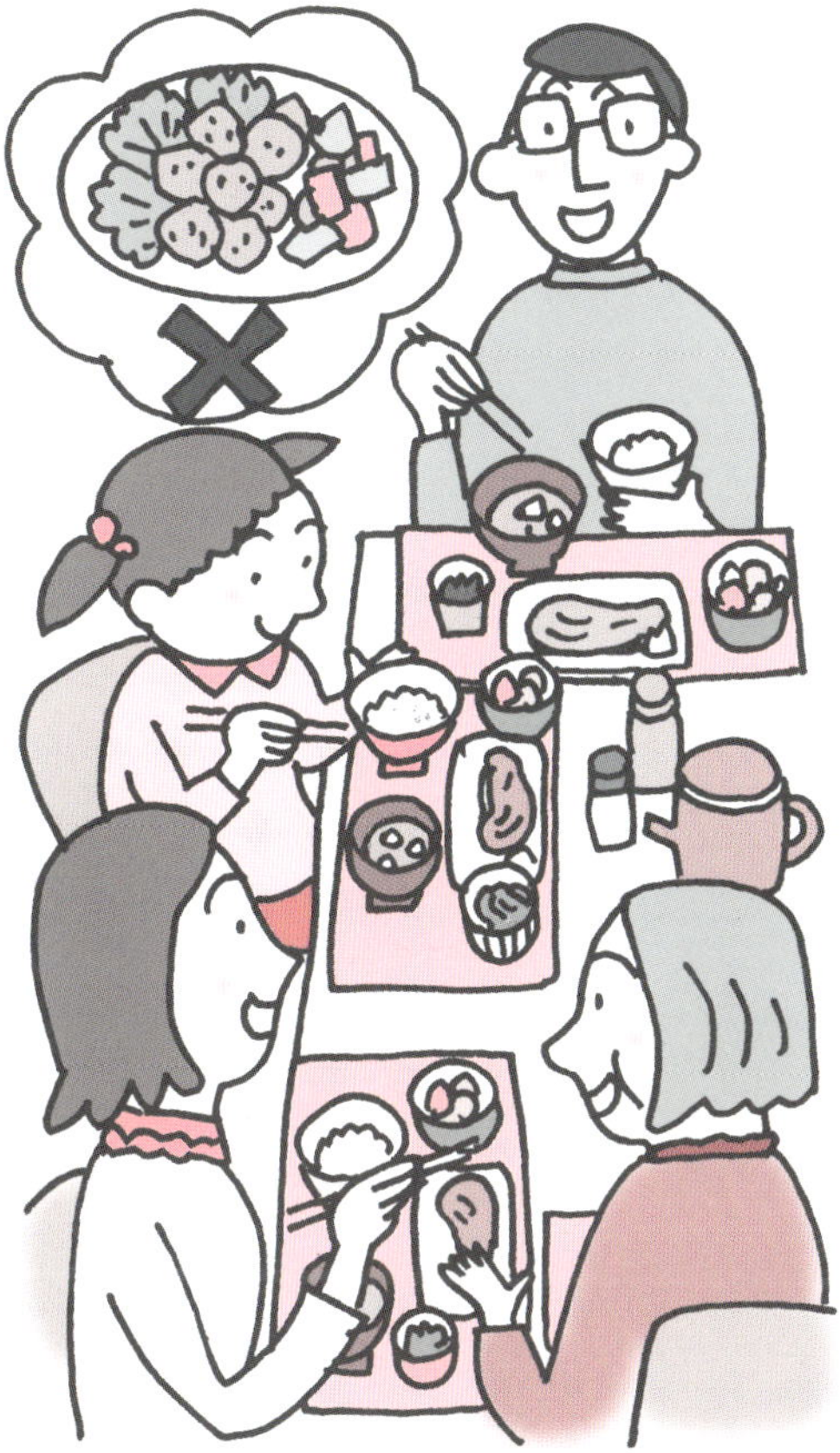

体重がしだいに落ちてきて、効果が実感できるようになったら、はじめから2口分を除いた量を盛りつけるようにしていきます。

量の少なさからもの足りなさを感じるようであれば、量的にもう1品、低カロリーのおかずを増やします。具体的には、野菜、きのこ、海藻、こんにゃくなどです。これらの食材にはほとんどカロリーがありませんので、量を気にすることなく食べることができます。

また、きのこや海藻、こんにゃくなどは食物繊維が豊富に含まれており、炭水化物の吸収を遅くし、LDL（悪玉）コレステロールを体外に排出してくれますので、まさに一石二鳥です。海藻とこんにゃくのサラダ、わかめときゅうりの酢の物などは、こうした場合にぴったりのメニューです。

たんぱく質は良質なものをとる

Point

- たんぱく質を十分にとれば筋肉が増えて内臓脂肪が減り、太りにくい体になる
- 摂取エネルギーの15～20％はたんぱく質でとるようにする
- タンパク質は量より「質」。良質なたんぱく質をとることが大切

たんぱく質が不足すると動脈硬化を進行させる

たんぱく質は、体の筋肉や血液の材料になるだけでなく、体が円滑に機能するためのホルモンや酵素などの原料となる大切な栄養素です。

私たちが毎日消費するエネルギーの中で、いちばん大きな割合を占めるのが基礎代謝ですが、筋肉が増えると、この基礎代謝が高まります。

したがって、**たんぱく質を十分にとって筋肉が増えると、基礎代謝が高まり、内臓脂肪の蓄積を抑え、太りにくい体になります**。

逆に、たんぱく質が不足すると、元気が出ない、だるい、疲れやすい、といった体の不調をまねいたり、造血作用が低下して貧血を起こしやすくなったりします。また、**血管がもろくなって動脈硬化を進行させる要**因ともなります。

良質なたんぱく質とは

1日に必要なたんぱく質の量は、成人では適正体重1kgあたり1～1・5gです。総摂取エネルギーの15～20％をたんぱく質でとるようにします。ただし、たんぱく質はたくさんとればよいわけではなく、その「質」が大事です。

たんぱく質は、約20種類のアミノ酸という物質がネックレスのように結合してできています。アミノ酸の中には、体内でつくることができるものもあれば、体内ではつくれないものもあります。

体内でつくれないアミノ酸を「**必《ひっ》須《す》アミノ酸（不可欠アミノ酸）**」といいます。これは全部で9種類あり、すべて食べものから摂取しなければ

■アミノ酸スコア食品一覧表

	植物性たんぱく質	動物性たんぱく質
100	大豆、豆乳、納豆、豆腐	肉、魚、牛乳、鶏卵、ヨーグルト
90以上	枝豆、おから	ナチュラルチーズ
80以上	さといも	あさり、はまぐり、うに
70以上	油揚げ、とうもろこし、にら、なめこ	えび、いか、たこ、ほたて
60以上	かぼちゃ、じゃがいも、アスパラガス、えのきだけ、ピーマン、玄米、精白米、そば、落花生、栗、バナナ、いちご	あわび
50以上	きゅうり、にんじん、ほうれんそう、キャベツ、アーモンド、ごま、みかん、りんご	

なりません。**良質のたんぱく質というのは、この9種類のアミノ酸が理想的な配分で含まれている食品のこ**とで、こうした食品を「アミノ酸スコアが高い食品」といいます。

アミノ酸スコアが100点（満点）なのは、牛肉・豚肉・鶏肉などの肉類、あじ・いわし・さけなど加工されていない魚類、鶏卵、牛乳などの動物性たんぱく質です。これらは良質のたんぱく質です。

一方、植物性たんぱく質は、動物性たんぱく質にくらべると、アミノ酸の配分がアンバランスです。

ただし、植物性食品でも、大豆とその加工品（豆腐や納豆など）は例外で、良質なたんぱく質をたくさん含んでいます。

たんぱく質は、こうした**動物性たんぱく質と植物性たんぱく質をバランスよく（1対1）とることが大切**です。

脂肪は「質」に注意する

Point

- 脂肪の種類によってコレステロール値におよぼす影響が異なる
- 青背の魚などに含まれる「不飽和脂肪酸」はLDLコレステロールを減らす
- 体のためには飽和脂肪酸と不飽和脂肪酸をバランスよくとることが大切

脂質のエネルギーは炭水化物の2倍

1日の総摂取エネルギーのうち、肉、魚、油脂、種実類などに含まれる**脂質（コレステロールや中性脂肪など）の割合は、20～30%が理想で**す。たとえば、1日の総摂取エネルギーが1800kcalの人であれば、脂質でとるエネルギーは360～540kcalとなります。

しかし、食事の欧米化にともなって、日本人の脂質の摂取量は年々増加しています。厚生労働省の「国民健康・栄養調査」によれば、この50年で3倍近く摂取量が増加し、これにともなって脂質異常症や糖尿病などの患者さんも増加しています。

脂質の持つエネルギー量は1gあたり9kcalと、**たんぱく質や炭水化物の4kcalの倍以上**あり、脂質のとりすぎは肥満に直結しますので、特に脂質異常症の人は脂肪のとりすぎに注意しなければなりません。

飽和脂肪酸の過剰摂取はLDL値を上昇させる

脂質のとりすぎを防ぐと同時に、気をつけなければならないのは、脂肪（油脂）の種類です。

脂肪の種類は、中に含まれる脂肪酸によって決まります。

脂肪酸は、大きく「飽和脂肪酸」と「不飽和脂肪酸」に分かれます。

飽和脂肪酸は、ヤシ油やパーム油など一部の植物油や、肉の脂身などの動物性食品、ベーコンなどの加工食品、生クリームなどの乳製品に多く含まれています。**飽和脂肪酸をとりすぎると、悪玉のLDLコレステロールを増やします。**

一方、**不飽和脂肪酸は、青背の魚**

■脂肪酸の種類

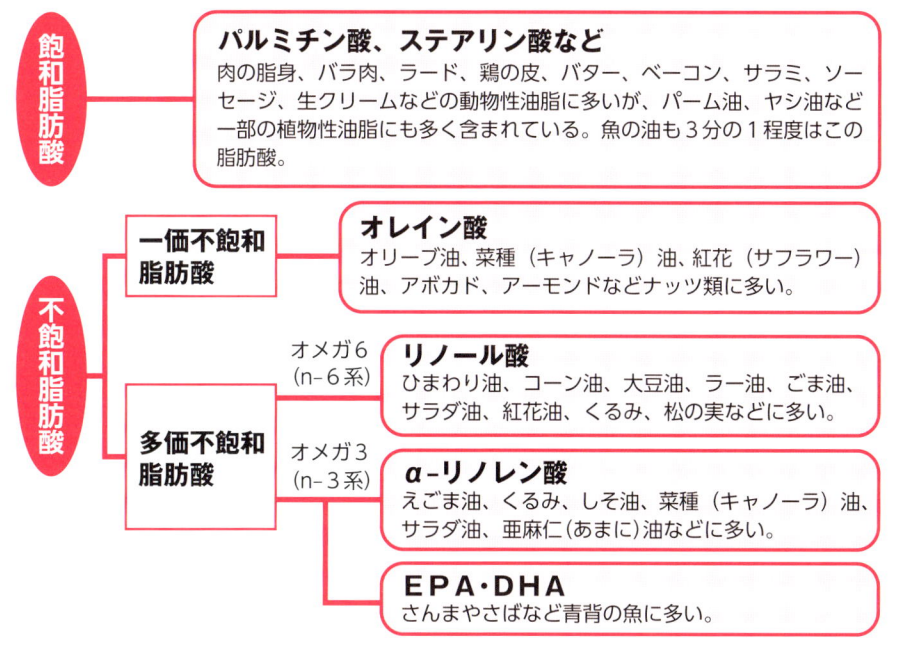

飽和脂肪酸

- **パルミチン酸、ステアリン酸など**
  肉の脂身、バラ肉、ラード、鶏の皮、バター、ベーコン、サラミ、ソーセージ、生クリームなどの動物性油脂に多いが、パーム油、ヤシ油など一部の植物性油脂にも多く含まれている。魚の油も3分の1程度はこの脂肪酸。

不飽和脂肪酸

- **一価不飽和脂肪酸**
  - **オレイン酸**
    オリーブ油、菜種（キャノーラ）油、紅花（サフラワー）油、アボカド、アーモンドなどナッツ類に多い。
- **多価不飽和脂肪酸**
  - オメガ6（n-6系）
    - **リノール酸**
      ひまわり油、コーン油、大豆油、ラー油、ごま油、サラダ油、紅花油、くるみ、松の実などに多い。
  - オメガ3（n-3系）
    - **α-リノレン酸**
      えごま油、くるみ、しそ油、菜種（キャノーラ）油、サラダ油、亜麻仁（あまに）油などに多い。
    - **EPA・DHA**
      さんまやさばなど青背の魚に多い。

【注意点】

●すべての植物油にLDL（悪玉）コレステロールを減らす働きがあるわけではありません。

●リノール酸にはLDL（悪玉）コレステロールを減らす働きがありますが、アレルギーの問題などもあるので、とりすぎには注意が必要です。

●飽和脂肪酸も不飽和脂肪酸もカロリーは同じなので、どちらもとりすぎれば肥満の原因となります。

や植物油などに多く含まれており、飽和脂肪酸とは逆に、LDLコレステロールを減らす働きがあります。

したがって、脂質異常症の人は、飽和脂肪酸を多く含む食品を控え、青背の魚などに含まれる不飽和脂肪酸を多くとることが大切です。

ただし、飽和脂肪酸はコレステロールの材料となりますので、あまり少ないと血管がもろくなり、貧血を起こしやすくなるといったマイナス面が出てきます。脂肪酸は、種類のちがいによって働きが異なりますので、1種類だけをたくさんとるのではなく、それぞれの脂肪酸をバランスよくとることが大切です。

一価不飽和脂肪酸と多価不飽和脂肪酸

不飽和脂肪酸は、さらに、「一価《いっか》不飽和脂肪酸」と「多価《たか》不飽和脂肪酸」に分かれます。

一価や多価というのは、不飽和脂肪酸の化学式で二重結合が1カ所のものを一価、２カ所以上あるものを多価といいます。

さらに、多価不飽和脂肪酸は、二重結合のある場所によって、「オメガ３（n-3系）」や「オメガ６（n-6系）」などいくつかに分類されます。

これらの不飽和脂肪酸のうち、**特にLDLコレステロールを減らす作用が強いのは多価不飽和脂肪酸**です。

多価不飽和脂肪酸の中でも、青背の魚に多い「ＥＰＡ」や「ＤＨＡ」、えごま油やくるみなどに多い「α《アルファ》-リノレン酸」といった**オメガ3（n-3系）の脂肪酸には、血栓ができるのを防ぐ働きがあるほか、中性脂肪を運ぶVLDL（超低比重リポたんぱく）が余分につくられるのを抑える働きもあります**。なお、α-リノレン酸の一部は体内でＥＰＡやＤＨＡへと変化します。

ひまわり油やコーン油などに多く含まれるオメガ６（n-6系）の「リノール酸」にも、ＬＤＬコレステロールを減らす働きがありますが、とりすぎると次のような問題があるので、注意が必要です。

●LDLコレステロールだけでなく、善玉のHDLコレステロールも減らしてしまう。

●多価不飽和脂肪酸は一価不飽和脂肪酸よりも酸化されやすいので、LDLコレステロールを酸化させて動脈硬化の原因となる。

●アレルギー反応が強くあらわれることがある。

一方、一価不飽和脂肪酸の代表は「オレイン酸」です。オレイン酸は、オリーブ油、菜種《なたね》（キャノーラ）油などに多く含まれています。特にオリーブ油に多く、一価不飽和脂肪酸が7割以上含まれています。

オレイン酸には、HDLコレステロールを減らすことなく、LDLコレステロールだけを減らす働きがあることがわかっており、注目されています。また、一価不飽和脂肪酸は、多価不飽和脂肪酸にくらべて酸化されにくいので、動脈硬化を促進する過酸化脂質が生じるのを抑える働きもあります。ただし、ＬＤＬコレステロールを減らす作用は、多価不飽和脂肪酸よりは弱いとされます。

3つの脂肪酸をバランスよくとる

体によいとされる不飽和脂肪酸も、とりすぎると肥満の原因となりますので、注意が必要です。また、前述したように、健康を維持するためには、飽和脂肪酸、多価不飽和脂肪酸、一価不飽和脂肪酸の３つをバランスよくとることが大切です。配分の目安としては、**飽和脂肪酸1、多価不**

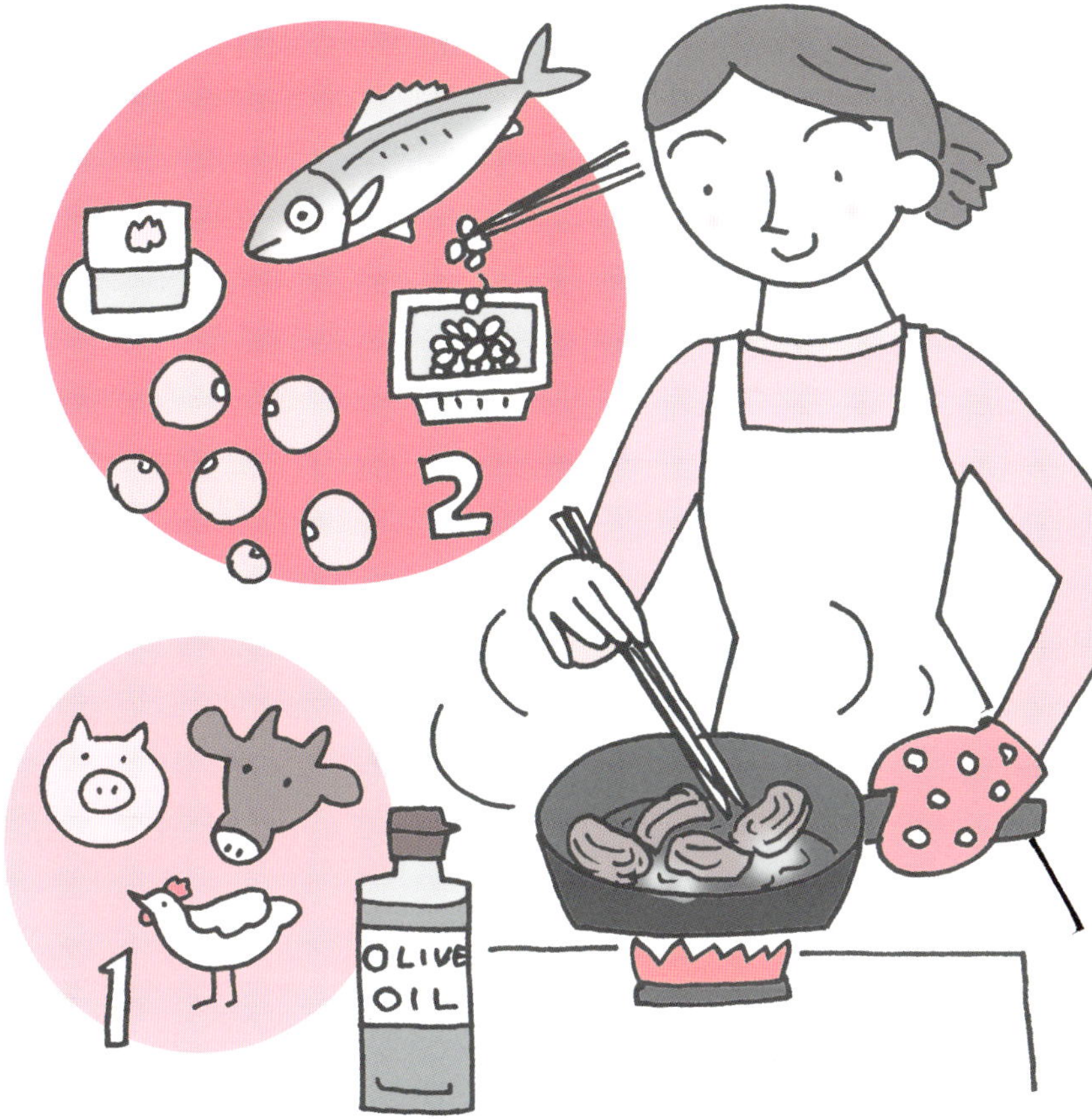

飽和脂肪酸1、一価不飽和脂肪酸1・5の割合にするとよいでしょう。

調理するときは、

①肉類はできるだけ脂肪分の少ないものを選ぶ。

②油はオリーブ油を利用する。

③1日2食を魚や大豆製品とし、1食を肉類とする。

といった点を心がけると、理想的な配分に近づけることができます。

トランス脂肪酸は心臓病のリスクを高める

トランス脂肪酸は、油脂に含まれる物質の1つで、主に油脂を加工・精製する工程でできます（牛乳や乳製品などにも含まれますが、微量です）。具体的には、マーガリンやケーキ、ビスケット、スナック菓子、ドーナツ、マヨネーズ、ファストフード、インスタントめんなどに多く含まれます。

トランス脂肪酸は、とりすぎた場合、**血中のＬＤＬ（悪玉）コレステロールが増えて、ＨＤＬ（善玉）コレステロールが減る**といわれます。そのため、動脈硬化をまねき、心筋梗塞や狭心症などを起こすリスクが高くなるとされています。

日本人のトランス脂肪酸の摂取量は、米国などとくらべて多くありませんが、食事からとる脂質の量が増えると、トランス脂肪酸をとる量も多くなるので、特に高コレステロール血症の人は注意が必要です（１８４ページ参照）。

「見えない油」に要注意

脂質は、食品としての脂肪（油脂）だけでなく、ふだん食べている食材にもたくさん含まれています。バターや調理油など、油脂類として直接摂取する脂質は確認することが可能なので「見える油」であるのに対し、食材に含まれている油は、確認することができないので「見えない油」です。厚生労働省の「国民健康・栄養調査」によれば（２０１１年度）、日本人の１人あたりの脂質摂取量は54gで、そのうち何と42・7gが見えない油です。**約8割近くが見えない油**なのです（グラフ参照）。

グラフでもわかるように、日本人の脂質の総摂取量は、１９９５年をピークに減少し、ここ数年はほぼ横ばいの水準で推移しています。しかし、その内訳を見ると、「見える油」が減少しつつある一方、「見えない油」のうち動物性脂肪の摂取が増える傾向にあることがわかります。「油はとりすぎると太る」という意識が、見える油の摂取を抑制している反面、肉類などの摂取の増加とともに、動物性脂肪の摂取が増加している傾向が見られます。

脂質を含む食材や油脂で調理した料理はおいしいので、つい食べすぎてしまいがちです。また、加工食品などには意外に多くの油脂を含んだものがあります。しかし、ふだんの生活の中で、こうした「見えない油」に注意しながら脂質の摂取を管理することは、ほとんど不可能です。また、動物性脂質と植物性脂質の適正な摂取比率は1対1といわれていますが、「見える油」だけを減らすと、この適正比率をそこなってしまうおそれもあります。

脂質のとりすぎを防ぐためには、動物性食品や、油脂を多く含む加工食品、総菜などを食べすぎないことが大切です。特に、外食メニューは、野菜が少なく、高エネルギー、高脂肪のものが多いので、注意が必要です。外食する場合には、脂肪分が少なく、栄養バランスのよい和定食がおすすめです。

■「見える油」と「見えない油」の摂取量(平均)

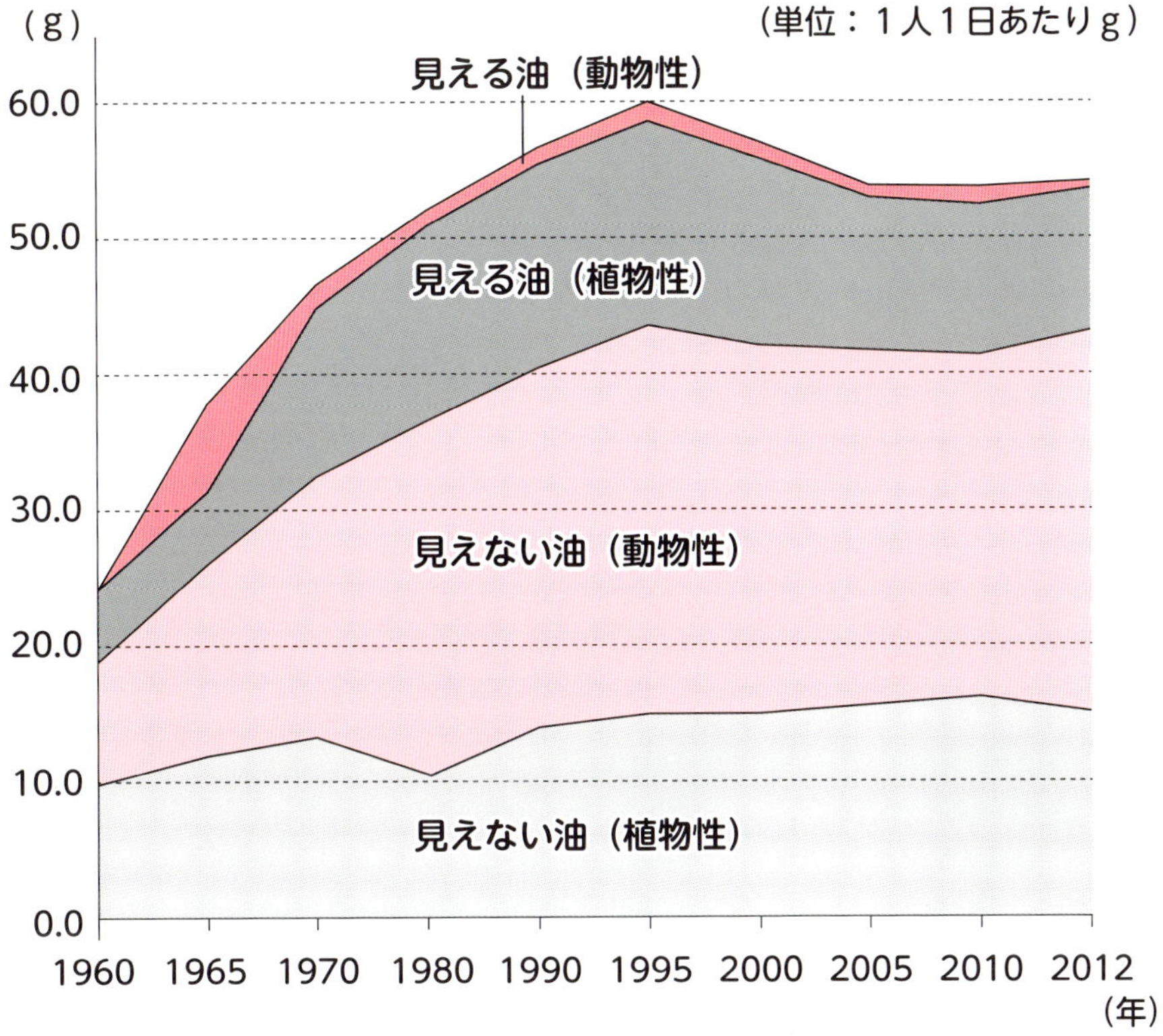

(厚生労働省「国民健康・栄養調査」による脂質摂取量から一般社団法人日本植物油協会が推計したもの)

MEMO

米国のトランス脂肪酸制限の背景

米国の米食品医薬品局（FDA）は、2015年6月に、トランス脂肪酸の加工食品への使用を大幅に制限する措置を発表しました。

米国でトランス脂肪酸の摂取がきびしく制限されているのには、理由があります。米国では、年間に約61万人が心臓疾患で死亡し、死因の1位となっていますが、その要因として動脈硬化を起こすトランス脂肪酸の摂取量の多さが問題視されているのです。日本人の場合は、米国とくらべて摂取量が少ない上に、最近は多くの食品でトランス脂肪酸の低減に成功していますので、現在の摂取量はさらに下がっていると思われます。そのため、日本の食品安全委員会は、「通常の食生活では、健康への影響は小さい」としています。

肉の脂肪を減らす工夫

Point

- ●肉はもも肉やヒレ肉など、できるだけ脂肪分が少ない種類や部位を選ぶ
- ●肉は調理法を工夫することで脂肪分を減らすことができる
- ●揚げ物をするときは吸収する油の量を少なくする工夫をする

肉は低脂肪の部位を選ぶ

肉は、良質のたんぱく質を豊富に含んだ食品ですが、同時に脂肪も多く、肉のエネルギー量のほぼ半分は含まれている脂肪のものです。しかも、その脂肪には飽和脂肪酸が大量に含まれているため、肉の脂肪をとりすぎると、結果的にＬＤＬ（悪玉）コレステロールを増やしますので、肉はできるだけ脂肪分が少ない種類や部位を選ぶことが大切です。

牛肉や豚肉であれば、もも肉やヒレ肉などのいわゆる赤身肉、鶏肉なら胸肉やささ身などの脂肪が少ない部位を選び、霜降り肉やバラ肉、脂身のついた肉などは避けます。

ステーキの場合なら、和牛のサーロインステーキを２００g食べると、大体その半分が脂肪です。一方、ヒレステーキ２００gでは、脂肪の量は30g程度で、サーロインの約3分の１です。輸入牛のヒレなら、10gにも達しません。

同じことは豚肉でもいえます。同じ１００gでも、もっとも脂肪が多いバラ肉では34・6gと、3分の１が脂肪ですが、ヒレではわずか１・９gにすぎません。

調理の工夫で脂肪分を減らす

また、肉は、調理の仕方によっても脂肪分をかなり減らすことができます。

●肉は焼くよりも、ゆでたり煮たり蒸したりしたほうが、脂肪分を落とすことができます。

●フライパンで焼くよりも、グリルや網で焼いたほうが、脂肪分を減らすことができます。

●フライパンで焼く場合は、フッ素樹脂加工のフライパンを使うと油を減らすことができます。とけ出た肉の脂《あぶら》はペーパータオルなどでふき取ります。

●厚みのある肉は、薄切りにすると脂がよく落ちます。

●牛肉や豚肉の脂身や鶏肉の皮などは、調理の前に切り取っておきます。

●ベーコンの薄切りなどは、調理の前に熱湯を回しかけると、余分な脂肪が落とせます。

●バラ肉など脂肪の多い肉は、熱湯で軽く下ゆでするると、脂肪を減らせます。

■ 部位によるカロリーのちがい

（可食部100ｇあたり・単位kcal）

牛肉（和…和牛　輸…輸入）

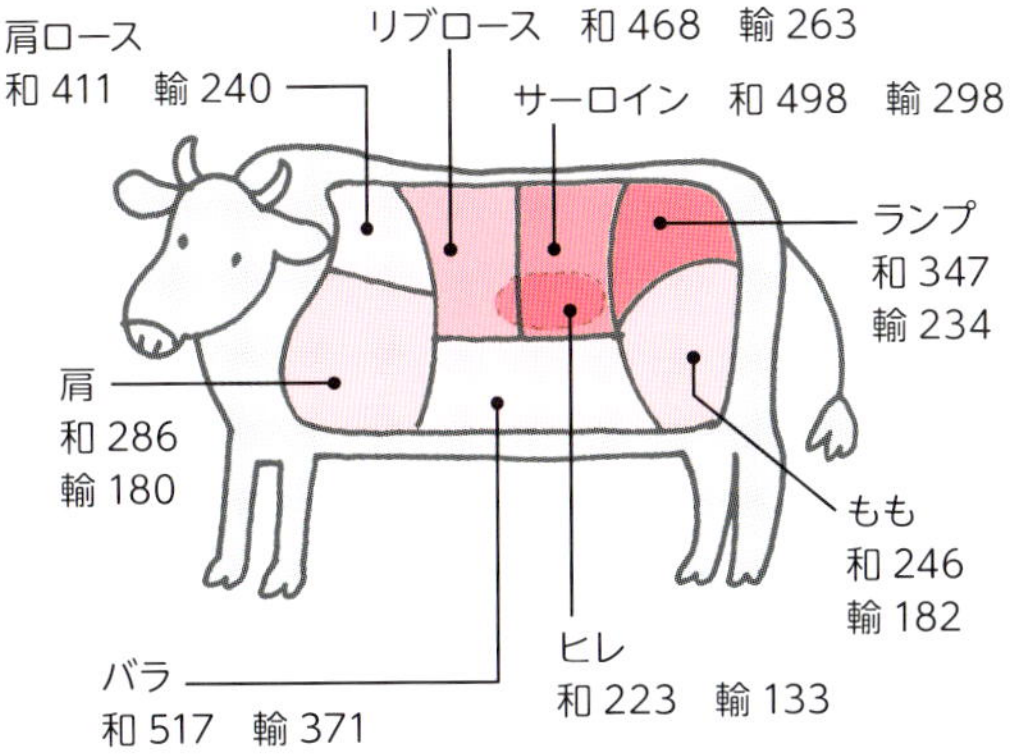

豚肉

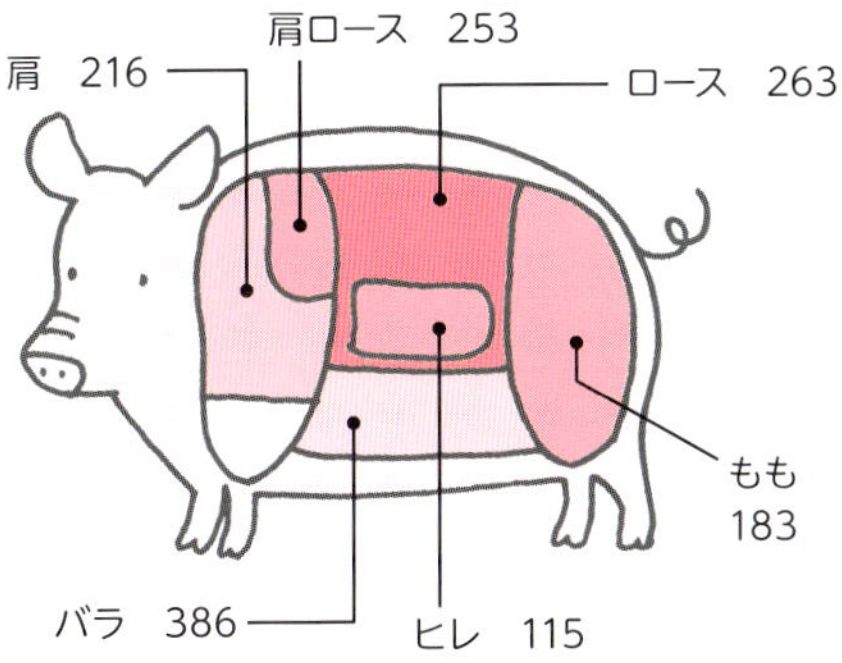

揚げ物にもひと工夫が必要

肉や魚を料理する場合、摂取する脂質がもっとも多いのは揚げ物です。特に、フライや天ぷらは衣が脂を吸い込みますので、その分摂取量も多くなります。

どうしてもフライが食べたい場合は、パン粉をできるだけこまかくすると、吸収する油の量を少なくすることができます。天ぷらの場合は、衣を薄くとくとよいでしょう。

加工品も要注意

肉の加工品にも注意が必要です。ベーコンやソーセージ、コンビーフ、出来合のハンバーグや肉だんごなどは、脂肪分が多いので食べすぎに注意し、ハムはなるべく脂肪分の少ないものを選ぶようにします。

高コレステロール食品のとり方

Point

- コレステロールに対する感受性には個人差があるので、主治医の指示に従う
- 中性脂肪値だけが高い人は神経質になる必要はないが、食べすぎに注意
- 鶏卵は高コレステロール食品だが、食べ方に注意すれば食べてよい

高コレステロール血症の人は1日の摂取量を制限

コレステロールは、私たちの体の細胞膜や胆汁酸、ホルモンなどをつくる重要な材料です。そのため、毎日１０００～２０００㎎は補充する必要があります。

そのうち、**食事から摂取する量は20～30%**といわれています。つまり、1日に２００～６００㎎程度にすぎないのです。残りの70～80%は体内（肝臓など）でつくられます。

健康な人であれば、食事からのコレステロールの摂取量が増えると、体内での合成を減らしてバランスをとるしくみになっています。ですから、食品から摂取するコレステロール量を過度に心配する必要はありません。しかし、ＬＤＬコレステロールの値が高い「高コレステロール血症」の人の場合は、食品からとるコレステロールの量を制限する必要があります。

具体的には、**1日のコレステロールの摂取量を３００㎎以下**になるように、コレステロールの多い食品を食べる回数を減らしたり、1回にとる量を少なくします。それでもＬＤＬコレステロール値が改善しないようであれば、1日のコレステロール摂取量を２００㎎以下に制限しますが、コレステロールの摂取量については医師や栄養士の指示に従うことが大切です。

コレステロールに敏感な人は特に要注意

高コレステロール血症の人の中には、**体質的にコレステロール値が上がりやすい人**がいます。これを「反応型」といいます（上がりにくい人

■コレステロールを多く含む食品

食品名	1回目安量	コレステロール含有量
●卵類		
鶏卵（全卵）※1	50ｇ（中1個）	210㎎
うずら卵	10ｇ	47㎎
●肉類		
鶏レバー	50ｇ	185㎎
鶏皮	20ｇ	23㎎
鶏もも肉（皮つき）	80ｇ	78㎎
鶏ささ身	80ｇ	54㎎
鶏手羽	70ｇ（1本）	47㎎
豚レバー	50ｇ	125㎎
豚バラ肉	80ｇ	56㎎
豚もも肉	80ｇ	54㎎
牛レバー	50ｇ	120㎎
牛タン	60ｇ	60㎎
牛ヒレ肉	80ｇ	52㎎
ベーコン	20ｇ（1枚）	10㎎
●魚介類		
いか（刺身）	50ｇ	135㎎
するめ	20ｇ（1人分）	76㎎
いか塩辛	20ｇ	46㎎
あんこう（肝）	50ｇ	280㎎
すじこ	10ｇ	51㎎
イクラ	20ｇ	96㎎
たらこ	30ｇ（1/2腹）	105㎎
うに	10ｇ（1個）	29㎎
ししゃも	20ｇ（1尾）	41㎎
しらす干し	5ｇ	24㎎
うなぎ（蒲焼）	80ｇ（1串）	184㎎
さざえ	40ｇ（1個）	56㎎
くるまえび	20ｇ（1尾）	34㎎
あわび	130ｇ（1個）	126㎎
●乳製品　※2		
プリン	110ｇ（1個）	154㎎
ショートケーキ	80ｇ（1個）	120㎎
バター	10ｇ	21㎎
生クリーム	20ｇ	24㎎
高脂肪アイスクリーム	120mL（小1個）	34㎎
プロセスチーズ	20ｇ	16㎎

（『五訂　日本食品標準成分表』より算出）

※1　鶏卵のコレステロールはほとんどが卵黄の部分に含まれており、卵白の部分には1個あたり1㎎以下しか含まれていない。

※2　牛乳は200ｇあたり25㎎で、それほど多くない。

を「非反応型」といいます）。非反応型の人が高コレステロールの食品を食べてもあまり変化しませんが、反応型の人は、少ない量でもコレステロール値が上がってしまいます。鶏卵を食べるとコレステロール値が上がる人は、この反応型と考えられます。

　ある研究によると、日本人の場合、反応型の人はほぼ50％といわれています。つまり、日本人の約半数は、食事によってコレステロール値が変動しやすいのです。特に肥満の人は、高コレステロール食品によって影響を受けやすいので、注意が必要です。

中性脂肪値だけが高い人の場合

　なお、中性脂肪値だけが高く、LDLコレステロール値が高くない人の場合は、高コレステロール食品をことさら避ける必要はありませんが、ただ食べすぎは禁物です。コレステロールの過剰摂取がつづくと、血液中や体の組織などに余分なコレステロールがたまります。また、加齢とともに、体内のコレステロールを調節する機能も低下していきますので、やはり適量にとどめておくことが大切です。

コレステロールを多く含む食べもの

　先に述べたように、高コレステロール血症の人は、1日のコレステロールの摂取量をできるだけ300㎎以下に抑える必要があります。ですから、毎日の食事の中で、意識して高コレステロール食品を食べすぎないように気をつけなければなりません。また、**コレステロールの多い食品はエネルギーも高い**ので、高コレステロール食品を控えることは肥満防止にもつながります。

　以下に、特にコレステロールの多い食品とのつきあい方についてポイントをあげてみます。

●鶏卵

　高コレステロール食品の代表である鶏卵には、**1個に200㎎以上のコレステロール**が含まれています。そのため、コレステロールの摂取量を300㎎以下に抑えなければならない人が鶏卵を1個食べてしまうと、その日はほかのコレステロールを含んだ食品をほとんど食べられなくなります。

　しかし、鶏卵は、一方で良質のたんぱく質やビタミンA、ビタミンB_2など、**体に必要な栄養素を非常にバランスよく含んでいます**。

　また、鶏卵には、**LDL（悪玉）コレステロールを減らし、HDL（善玉）コレステロールを増やす効果があるといわれる「レシチン」や不飽**

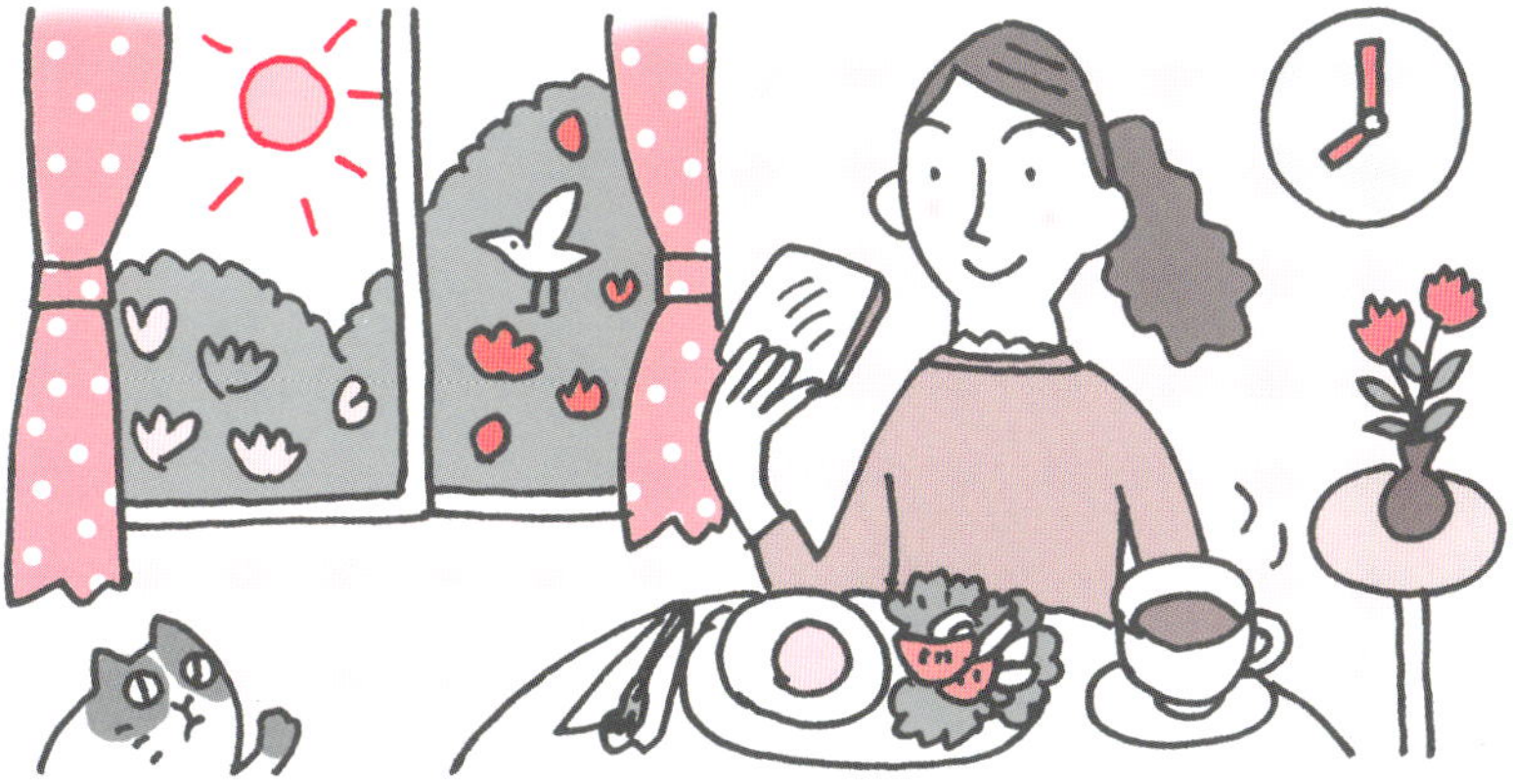

和脂肪酸が豊富に含まれています。こうした長所を考えると、鶏卵をまったく食べないというのは、もったいない話です。

そこで、高コレステロール血症の人の場合、まず1カ月間だけ鶏卵を食べないようにしてみます。その結果、コレステロール値が下がれば、その人は鶏卵のコレステロールに対して感受性が高いということがわかりますので、以後は鶏卵の摂取量を控えるようにします。どの程度制限するかは患者さんによりますが、大体週に2～3個程度が目安です。

ただし、鶏卵で**コレステロールが多いのは黄身（卵黄）の部分**で、卵白にはほとんどコレステロールが含まれていません。卵白だけを使った料理なら毎日でも安心して食べられます。卵白には良質なたんぱく質が豊富に含まれていますので、卵白でかき玉汁にしてみたり、ゆで卵の白身をサラダに加えたりと、上手に利用したいものです。

鶏卵で気をつけなければならないのは、鶏卵がつなぎとしてさまざまな加工食品や料理に使われていることです。ケーキをはじめ、カステラやプリン、シュークリームなど黄色い菓子には大抵鶏卵が使われています。ですから、鶏卵そのものの摂取は控えても、知らないうちに食べすぎていることがあるので、十分な注意が必要です。

●いか、えび、たこ、貝類

いかやえび、たこ、貝類などにもコレステロールが多く含まれています。しかし、これらの食品には、**血中のコレステロールや中性脂肪が増えるのを防ぐ働きのある「タウリン」が豊富に含まれています**。また、肉などのような、コレステロール値を上げる飽和脂肪酸はあまり含まれて

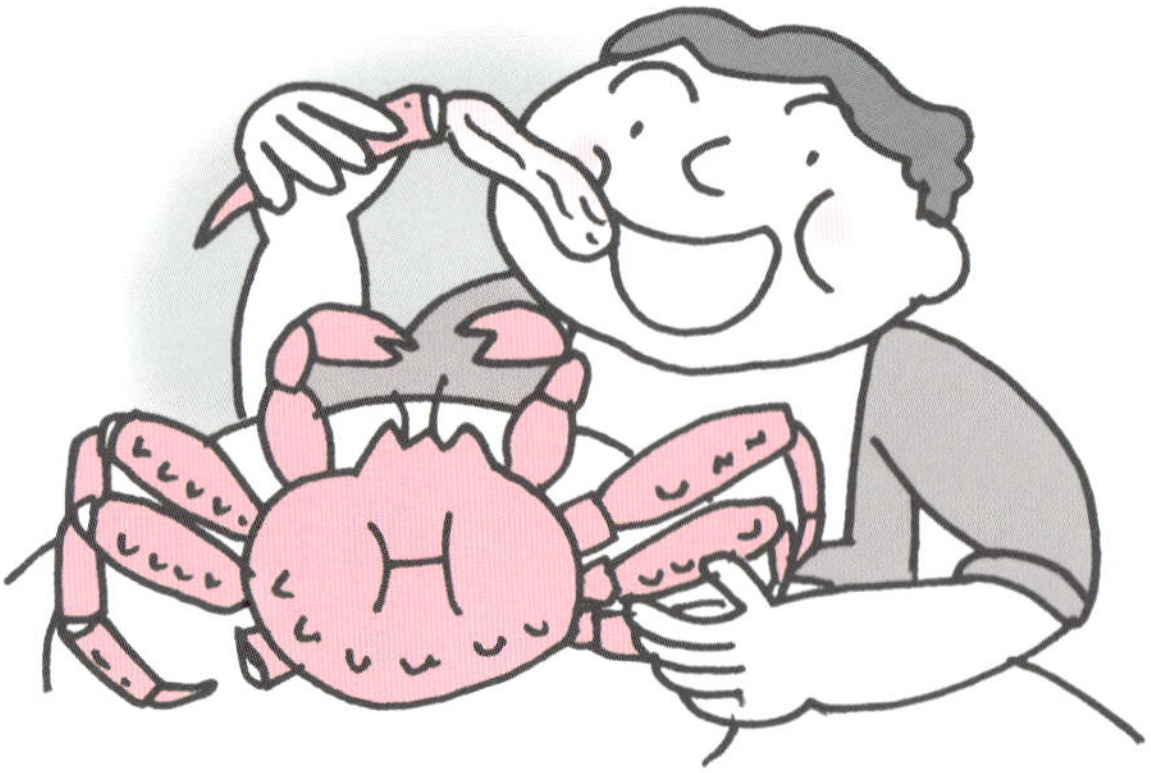

いません。

ですから、これらの食品の摂取にあまり神経質になる必要はありませんが、コレステロール値が異常に高い人や、食事に注意してもコレステロール値が下がらない人は、医師に相談してその指示に従いましょう。

●牛乳

実は牛乳のコレステロール含有量は２００mL（２１０g）あたり25mgと、それほど多くありません。

科学的な研究や調査などでも、牛乳がコレステロールを増やすといった報告は見あたりません。

牛乳は、たんぱく質やビタミン、ミネラル類を豊富に含んだ非常に栄養価の高い食品です。特に牛乳はカルシウムの含有量が多く、しかもそのカルシウムは大変吸収しやすい形で含まれていますので、１日にコップ１杯（２００mL）程度は摂取したいものです。

ただし、減量が必要な人や、きびしく脂肪分の摂取を制限されている人は、ローファット（低脂肪）牛乳やノンファット牛乳、あるいはスキムミルクなどを利用するとよいでしょう。

牛乳が苦手な人は、**無糖タイプのヨーグルトがおすすめ**です。ヨーグルトは、牛乳などと同じ乳製品ですが、乳酸菌を使って発酵させているため、コレステロールはそれほど多くありません。また、大腸がんや便秘の予防に効果があるだけでなく、乳酸菌にはコレステロールに付着して体外に排泄させる働きもあります。

●肉類

肉の脂肪には、コレステロールを増やす作用のある飽和脂肪酸が多く含まれていますので、とりすぎに注意します。特に、レバーなどの内臓肉や皮などはコレステロールが多いので、極力避けたほうが無難です。

脂身の少ない赤身肉や皮なしの鶏肉などは、良質なたんぱく質が豊富に含まれていますので、上手に活用したい食材です。

米国のコレステロール事情

コレステロール摂取制限をついに撤廃

1960年代の世界的な調査で、コレステロールを過剰に摂取すると血清コレステロールが増加して、心筋梗塞が増えるという報告がなされました。それ以来、米国を中心に、コレステロール摂取の制限が設けられました。

しかし、それから50年以上たった2015年2月に、米国政府の食生活ガイドライン諮問委員会は、「コレステロールの摂取制限は必要ない」との報告書を発表しました。

報告書では、動脈硬化や心筋梗塞などを引き起こす血中コレステロールは、ほとんどが肝臓でつくられるもので、食べものとの関連性は明確ではないと述べています。そのため、これまで1日300㎎以下としてきたコレステロール摂取の目安を撤廃してしまったのです。

日本でも、厚生労働省がまとめた「日本人の食事摂取基準」(2015年版)では、「食事性コレステロールについては、LDL(悪玉)コレステロールの高い患者さんのみ制限が必要」という方針になっており、健康な人のコレステロール摂取制限には特にふれていません。

新たに出てきた「肥満」という問題

米国では、冒頭でふれたように、1960年ごろ、LDL(悪玉)コレステロール値が高いために心筋梗塞が非常に多いということがわかり、以後、コレステロールや飽和脂肪酸の摂取制限が徹底的に行われました。

そのかいあって、米国民の平均コレステロール摂取量は低下し、心筋梗塞は劇的に減少しました。

ところが、最近は「肥満」という新たな問題が出てきたのです。

つまり、コレステロールや飽和脂肪酸の制限をしなければならないという考え方のために、米国人はバランスのとれた食事から糖分の多い食事へと移り、その結果、肥満度が急激に上昇し、いわゆる動脈硬化を起こしやすいメタボリックシンドロームが増えてしまいました。

そのため、米国では、コレステロールの摂取制限をせず、それより砂糖などの摂取を制限しなさいという方針に切りかえたのです。

食物繊維はコレステロールを減らす

Point
- 食物繊維にはコレステロール値を下げ、糖質の急な吸収を抑える働きがある
- 水溶性の食物繊維は特にコレステロールを減らす効果が高い
- 食物繊維の1日あたりの摂取量は25g以上をめざす

食物繊維のすぐれた働き

食物繊維とは、食品に含まれる難《なん》消《しょう》化《か》成分のことで、一部は腸内細菌によって分解・吸収されますが、大部分は人間の消化酵素では消化することができず、そのまま便として排出されます。

食物繊維には、腸内で胆汁酸（胆汁の主成分）を吸着して体外に排出する働きがあります。胆汁酸はコレステロールが原料なので、新しく胆汁酸をつくるために体内のコレステロールが使われ、結果的にコレステロールを減らします。

また、腸内で食べものの中の糖質がゆっくり吸収されるようにする働きもあるので、中性脂肪を減らす効果も期待できます。

さらに、食物繊維には、腸内の有害物質を取り込み体外へ排出する、塩分の吸収を抑えて高血圧を予防・改善する、といった作用もあります。

食物繊維には2種類ある

食物繊維には、水にとける水溶性食物繊維と、水にとけない不溶性食物繊維とがあります。特にコレステロールを減らす効果が高いのは水溶性食物繊維ですが、不溶性食物繊維も、便の量を増やし、腸の働きを活発にしますので、脂肪やコレステロールなどが腸内に長時間とどまるのを防ぎ、結果的にコレステロールや中性脂肪値の低下に役立ちます。**食物繊維は、水溶性、不溶性にかかわらず、たっぷりとることが大切**です。

水溶性食物繊維は、海藻類、野菜類、くだものなどに多く含まれます。野菜類ではかぼちゃやごぼうなど、

■食物繊維を多く含む食品

●野菜類

切り干し大根（乾燥）	100g	21.3g
しそ（葉）	50g	3.7g
かぼちゃ	100g（1/10個）	3.5g
パセリ	50g	3.4g
グリンピース	50g	3.9g
にんにく	50g	3.1g
ブロッコリー	60g（1/2株）	2.6g
たけのこ（ゆで）	80g（1/4個）	2.6g
オクラ（ゆで）	50g	2.6g
ごぼう	40g（きんぴら１人分）	2.4g
にら（ゆで）	50g	2.2g
ほうれんそう	70g（1/4束）	2.0g
れんこん	100g	2.0g
モロヘイヤ	30g	1.8g
キャベツ	100g	1.8g
白菜	100g	1.3g
さやえんどう	50g（20枚）	1.5g
たまねぎ	100g	1.6g
なす	70g（１個）	1.5g
トマト	150g	1.5g
セロリ	90g	2.3g
さやいんげん	50g（７本）	1.2g
にんじん	50g（中1/４本）	1.4g

●穀類・いも類

オートミール	50g	4.7g
干しそば	100g（１人分）	3.7g
ライ麦パン	60g（６枚切り１枚）	3.4g
とうもろこし	80g（1/2本）	2.4g
玄米	150g（１杯）	2.1g
胚芽ごはん	150g（１杯）	1.2g
こんにゃく	100g	3.0g
さつまいも	60g（中1/３本）	1.3g
さといも	85g（小３個）	2.0g
じゃがいも	100g（１個）	1.3g

●きのこ類

干しきくらげ	４g（４個）	2.3g
干ししいたけ	８g（２個）	3.3g
エリンギ	50g	1.7g
えのきだけ	50g（1/２袋）	2.0g
ほんしめじ	50g（1/２パック）	1.0g
生しいたけ	30g（２個）	1.3g

●海藻類

干しひじき	６g（大さじ１杯）	3.1g
寒天	２g（1/４本）	1.5g
干し昆布	２g（５cm角１枚）	0.5g
干しわかめ	２g（小さじ２杯）	0.7g

●豆類

きなこ（黄大豆）	100g	18.1g
あずき（乾燥）	30g（大さじ２杯半）	5.3g
いんげん豆（ゆで）	50g（1/４カップ）	6.7g
大豆（乾燥）	20g（五目豆１人分）	3.6g
納豆	45g（１パック）	3.0g
枝豆	25g（約15さや分）	1.3g

●種実類

ごま（いり）	100g	12.6g
アーモンド	100g	10.1g
くり（ゆで）	100g	6.6g

●くだもの

干し柿	100g	14.0g
干しいちじく	100g	10.7g
アボカド	100g	5.3g
キウイフルーツ	85g（１個）	2.1g
いちご	150g（中10粒）	2.1g
りんご	150g（大1/２個）	2.1g
柿	140g（中１個）	2.2g
プラム	90g（１個）	1.4g
バナナ	90g（中１本）	1.0g
みかん	80g（中１個 薄皮含む）	0.8g

（『七訂 日本食品標準成分表』より算出）

くだものではアボカドやキウイフルーツ、いちごなどに多く含まれています。特にアボカドは、１００ｇあたり５・３ｇ（総量）の食物繊維が含まれています。

不溶性食物繊維は、豆類、いも類、野菜類、きのこ類、穀物・雑穀類などに多く含まれています。豆類では、あずきやいんげん豆、大豆製品など、野菜類ではしそやパセリ、グリンピースなど、きのこ類では、きくらげや干ししいたけに多く含まれています。

なお、こんにゃくも食物繊維が豊富な食品です。こんにゃく芋に含まれるグルコマンナンは水溶性の食物繊維ですが、スーパーなどで見るこんにゃくは、凝固剤を使ってつくられるので、不溶性に変わります。

1日25ｇ以上の摂取をめざす

これだけよい効果が期待できる食物繊維ですが、残念ながら日本人の食物繊維の摂取量は年々減ってきているのが実態です。１９５５年には1日に22ｇ程度摂取していましたが、現在は13ｇ以下といわれています。年代によって摂取量に差がありますが、特に若い層では少なくなっています。

また、食物繊維摂取量の内訳を見ると、最近は特に穀類の割合が減っています。その理由としては、食生活の欧米化で、肉や乳製品の摂取が増え、米の摂取量が減ったことと、麦などの雑穀類を食べなくなったことがあげられます。

では、1日にどのくらいの食物繊維をとったらよいのでしょうか。日本動脈硬化学会では、1日に25ｇ以上摂取するようにすすめています。ですから、現在のほぼ2倍は食物繊維を含んだ食品を摂取しなくてはなりません。

具体的な目安としては、成人では**1日に野菜を３５０ｇ以上、くだものを２００ｇ程度、いも類を１００ｇ程度とり、あわせて穀物・雑穀類、海藻類、きのこ類、豆類（特に大豆）をしっかりとる**ようにすればさらに効果的です。

たとえば、ごはんに麦をまぜたり、玄米や七分づき米、胚芽米にすると食物繊維が多くとれます。パンも、全粒粉パンにすると食物繊維の摂取量が増えます。

野菜は、水分が多いため、たくさんとったつもりでも、なかなか必要量に達しません。野菜は生で食べるよりも、煮る、ゆでる、蒸す、炒めるなどの方法のほうが、たくさん食べられます。

なお、野菜を３００ｇとると、およそ10ｇの食物繊維をとることができます。

食物繊維をたくさんとるコツ

野菜は煮たりゆでたりして食べる

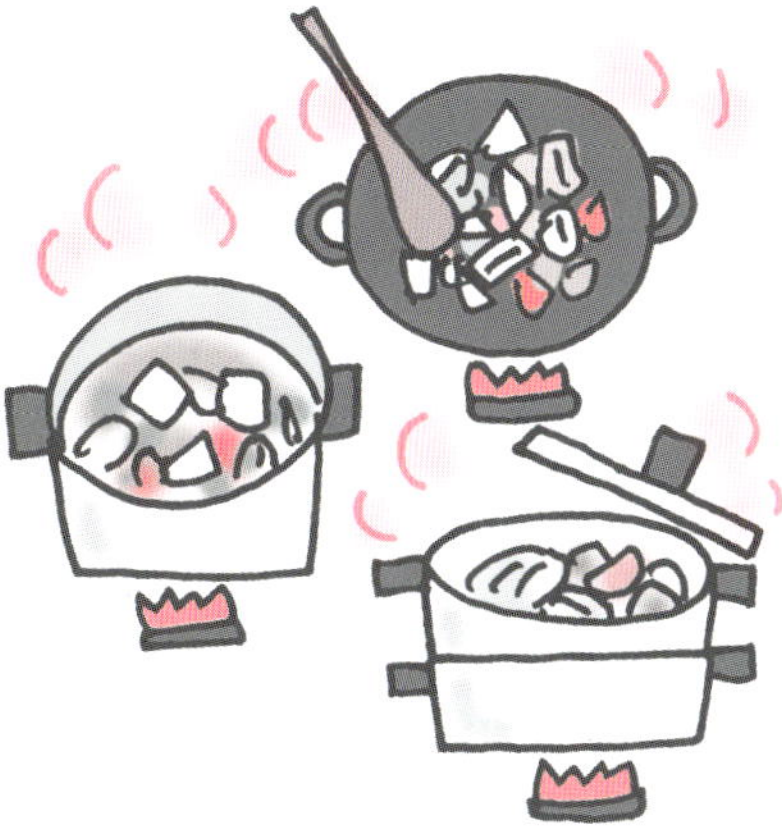

野菜は生で食べるよりも、煮る、ゆでる、蒸す、炒めるなどの方法で調理すれば、たくさん食べられます。

緑黄色野菜を意識的に食べる

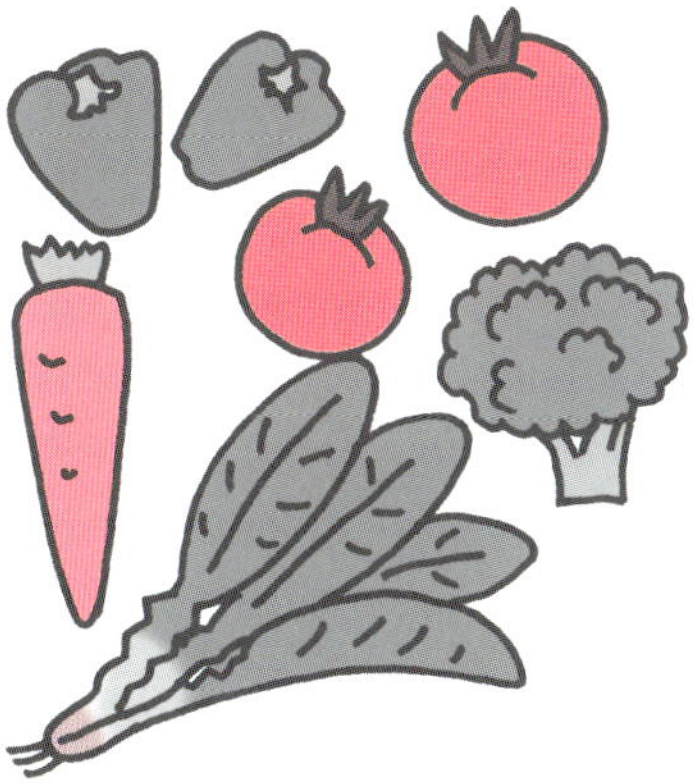

野菜には食物繊維が多く含まれますが、色の淡い野菜よりも色の濃い緑黄色野菜に特に多く含まれています。

主食を工夫する

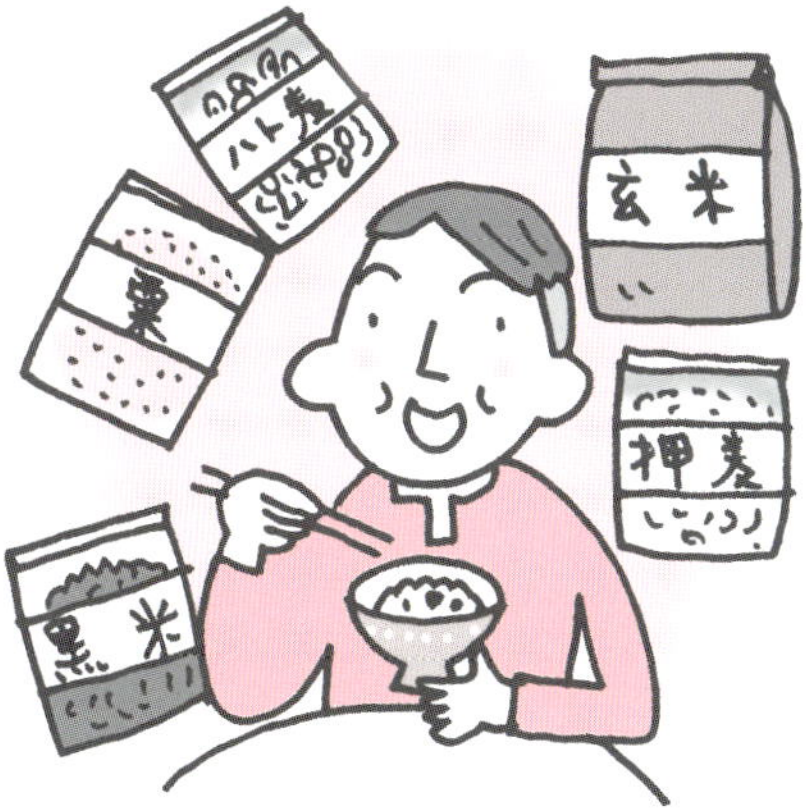

ごはんに大麦（押し麦）をまぜたり、玄米や七分づき米、胚芽米にすると、食物繊維が多くとれます。パンも、ライ麦パンや全粒粉パン、小麦胚芽入りのものにすると食物繊維の量を増やすことができます。

「おふくろの味」を食卓に

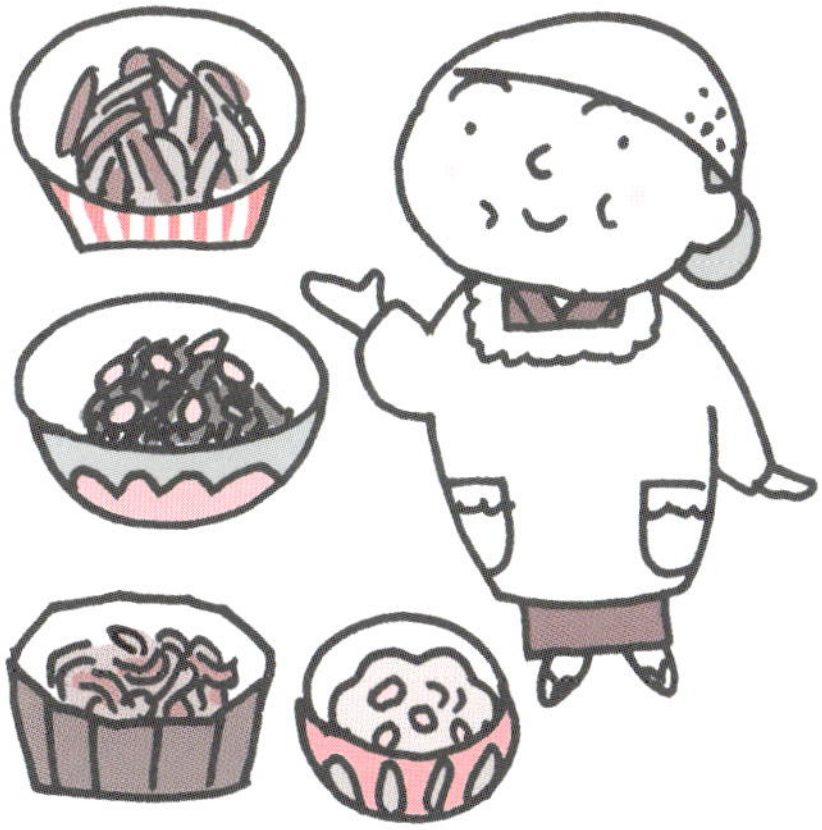

きんぴらごぼうや、切り干し大根の煮物、ひじきやおからのいり煮など、昔ながらのお総菜には食物繊維がたっぷり含まれています。

抗酸化食品で動脈硬化を防ぐ

Point

- ビタミンEやCにはLDLコレステロールの酸化を防ぐ作用がある
- 赤ワインやお茶などに多いポリフェノールにも強い抗酸化作用がある
- 黄色や赤の色素成分であるカロテノイドにも強い抗酸化作用がある

酸化したLDLが動脈硬化の原因となる

糖尿病や高血圧などの生活習慣病を引き起こす動脈硬化は、これまで主にLDL（悪玉）コレステロールのとりすぎによって起こると考えられてきましたが、最近の研究では、ほんとうの犯人はLDLコレステロールそのものではなく、体内で発生した「活性酸素」によってLDLコレステロールが酸化され、まったく異なった性質に変性した**「酸化LDL（MDA-LDLなど）」**こそが真犯人であることがわかってきました（48ページ参照）。

LDLコレステロールが酸化されると、血管の細胞がダメージを受け、動脈硬化が急速に進行します。LDLコレステロールの酸化を防ぐには、食事を通して、抗酸化作用のある食品（抗酸化食品）をたっぷりとることが大切です。

抗酸化作用の高いビタミンEとビタミンC

抗酸化作用のある成分にはさまざまなものがありますが、中でもビタミンEとCは抗酸化作用が高く、β《ベータ》カロテンなどとともに**「抗酸化ビタミン」**と呼ばれます。

ビタミンEは、LDLコレステロールの酸化を防ぐだけでなく、不飽和脂肪酸の酸化を防ぎ、血管を強くして血行をよくするといった作用もあります。

ビタミンEは、活性酸素を回収したあと「ビタミンEラジカル」という物質に変わりますが、このビタミンEラジカルが再びビタミンEとなって活性化するのに一役買うのがビタミンCです。ですから、**ビタミン**

■ビタミンE・ビタミンCの豊富な食品

ビタミンE　※1日の必要所要量　6.5mg（成人男性）　6.0mg（成人女性））

ナッツ類（アーモンド、ピーナッツなど）、うなぎ蒲焼き、アボカド、かぼちゃ、ほうれんそう、植物油（ひまわり油、コーン油、大豆油など）、はまち、まぐろ、さんま、さば、いわし

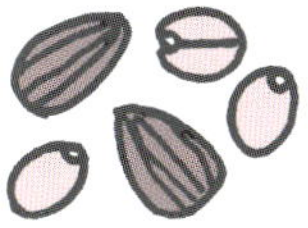

ビタミンC　※1日の必要所要量　100mg（成人）

菜の花、ブロッコリー、赤ピーマン、ゴーヤ、モロヘイヤ、芽キャベツ、カリフラワー、小松菜、ほうれんそう、いも類（さつまいも、じゃがいもなど）、くだもの（柑橘類、柿、いちご、キウイフルーツ、パパイヤなど）

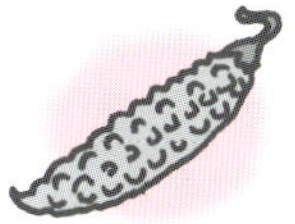

EとCをいっしょにとると、相乗的に効果が高まります。

ビタミンEの1日の必要所要量は、年齢によって異なりますが、成人では大体6・0～6・5mgが目安です。

ビタミンEは脂《し》溶《よう》性（油にとける性質）で、次のような食品に多く含まれています。

●小麦胚芽油、ひまわり油、紅花油などの植物油は最良のビタミンE供給源です。コーン油や大豆油にもビタミンEが含まれています。ただし、ごま油にはほとんどビタミンEが含まれていません。

●ナッツ類（ピーナッツ、ヘーゼルナッツ、そして特にアーモンド）や種子類（ひまわりの種など）も良質なビタミンE供給源です。

●ほうれんそうやブロッコリーといった緑黄色野菜にもビタミンEが含まれています。また、とうがらしもビタミンEが豊富です。

MEMO

抗酸化物質の働き

私たちは1日に2500L以上の空気を吸っていますが、そのうち1～2％は活性酸素になるといわれます。

活性酸素は、細菌など体に異物が侵入したときは防御システムとして働きますが、過剰に発生すると、遺伝子を傷つけてがんの原因となったり、体内の脂質を酸化させて過酸化脂質（酸化LDL）を発生させます。その過酸化脂質が血管に付着して、細胞を傷つけ、動脈硬化の原因となるのです。

ビタミンEやC、ポリフェノール、カロチノイドなどの抗酸化物質は、こうした活性酸素が細胞を破壊して酸化、老化するのを抑えるとともに、酸化によって傷ついた細胞を修復する機能も持っています。

喫煙者やストレスの多い人はビタミンCを多めにとる

ブロッコリーやいちごなどに多く含まれるビタミンCは、その強い抗酸化作用で、体内で活性酸素によるダメージから細胞を守るのを助けます。また、ビタミンCには植物性食品からの鉄の吸収を促し、病気から体を守るために免疫系が働くのを助ける作用もあります。

ビタミンCは水溶《すいよう》性（水にとける性質）で、熱に弱いという性質があるため、調理するときは、切ったあと水につけない、加熱時間を短くするといった工夫が必要です。

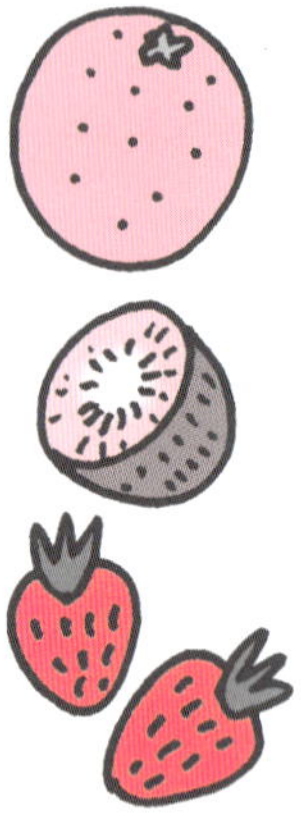

ビタミンCの１日の必要所要量は、成人では大体１００㎎が目安です。

喫煙者やストレスが多い人は、ビタミンCの消耗が激しいため、さらに多く摂取する必要があります（喫煙者の場合は、１日の必要所要量に35㎎を加えるとよいとされます）。

ビタミンCは、次のような食品に多く含まれています。

●柑橘《かんきつ》類（オレンジやみかんなど）およびそのジュース、赤ピーマン、緑ピーマン、柿、キウイフルーツ。これらは多くのビタミンCを含みます。

●ブロッコリー、いちご、ほうれんそう、小松菜、菜の花などもビタミンCが豊富です。

赤ワインやお茶などに多いポリフェノール

抗酸化物質は、ビタミンEやCだけではありません。ほかに、酢などに多い「クエン酸」や、赤ワイン、チョコレート、お茶などに多い「**ポリフェノール**」も強い抗酸化作用を持っています。

ポリフェノールとは、植物の葉や茎、花、樹皮などに多く含まれている、光合成によってできた色素成分（**フラボノイド**）や、渋み、苦み、えぐみ成分の総称です。

フラボノイドには、お茶やチョコレートなどに含まれる「カテキン」、いちごやぶどう、なすなどに含まれる「アントシアニン」、そばなどに含まれる「ルチン」などがあります。

また、ごまに含まれる「セサミン」や、赤ワインやお茶に含まれる「タンニン」などもポリフェノールの一種です。

ポリフェノールは、水にとけやすい性質なので（水溶性）、調理のときは水に長くつけておかないなどの注意が必要です。

■主なポリフェノールと、それを多く含む食品

ポリフェノール

フラボノイド

●アントシアニン
いちご、なすの皮、ぶどう、ブルーベリー、しそ、あずき、黒豆、紫いも、さくらんぼ、赤ワイン　など

●ケルセチン
たまねぎ、ブロッコリー、りんご、レタス、いちご、そば、赤ワイン、ココア、柑橘類　など

●ルチン
そば、アスパラガス、トマト、いちじく、みかん　など

●イソフラボン
大豆製品、くず粉　など

●カテキン
緑茶、紅茶、ウーロン茶、ココア、チョコレート、くだもの、赤ワイン　など

●ルテオリン
しゅんぎく、セロリ、ピーマン、しそ、えごま　など

●アピゲニン
セロリ、パセリ、ピーマン、グレープフルーツ、カモミール　など

●ケンフェロール
たまねぎ、にら、ブロッコリー、大根　など

●ミリセチン
クランベリー、ぶどう、赤ワイン、パセリ、くるみ　など

●ヘスペリジン
みかん、だいだい、ポンカン、レモンの皮・果汁　など

●ナリンジン
柑橘類の皮　など

●タキフォリン
柑橘類、ピーナッツ　など

●カルコン
あしたば　など

ノンフラボノイド

●セサミン・セサミノール
ごま、ごま油

●タンニン
緑茶、柿、赤ワイン、しそ、よもぎ　など

●クロゲニン酸
オリーブ油、大豆　など

●クロロゲン酸
コーヒー、りんご、さつまいも、じゃがいも、ごぼう

●クルクミン
ウコン（特に秋ウコン）

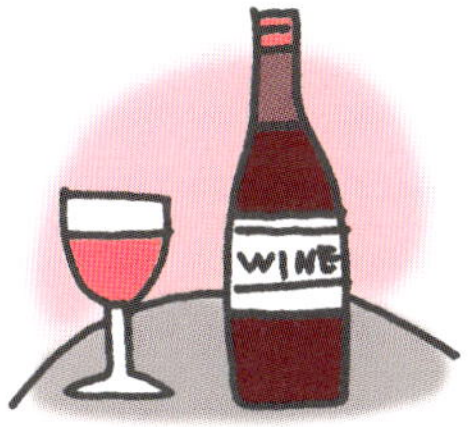

黄色や赤の色素成分に多いカロチノイド

ポリフェノールのほかに、強い抗酸化作用を持つ植物の色素成分としては、黄色や赤の色素成分である「**カロチノイド**」があります。

カロチノイドは、「**カロテン**」と「**キサントフィル**」の2つに大別されます。

カロテン類の代表としてよく知られているのが、緑黄色野菜やくだものの色素に多く含まれる「β《ベータ》カロテン」です。βカロテンは、体内でビタミンAが不足すると、必要に応じてビタミンAに変化します。

トマトなどに多く含まれる「リコピン」もカロテンの仲間です。

なお、**βカロテンは海藻にも豊富**で、100gあたりなら緑黄色野菜にも匹敵するほどです。

キサントフィルには、ほうれんそ

カロテノイドの種類

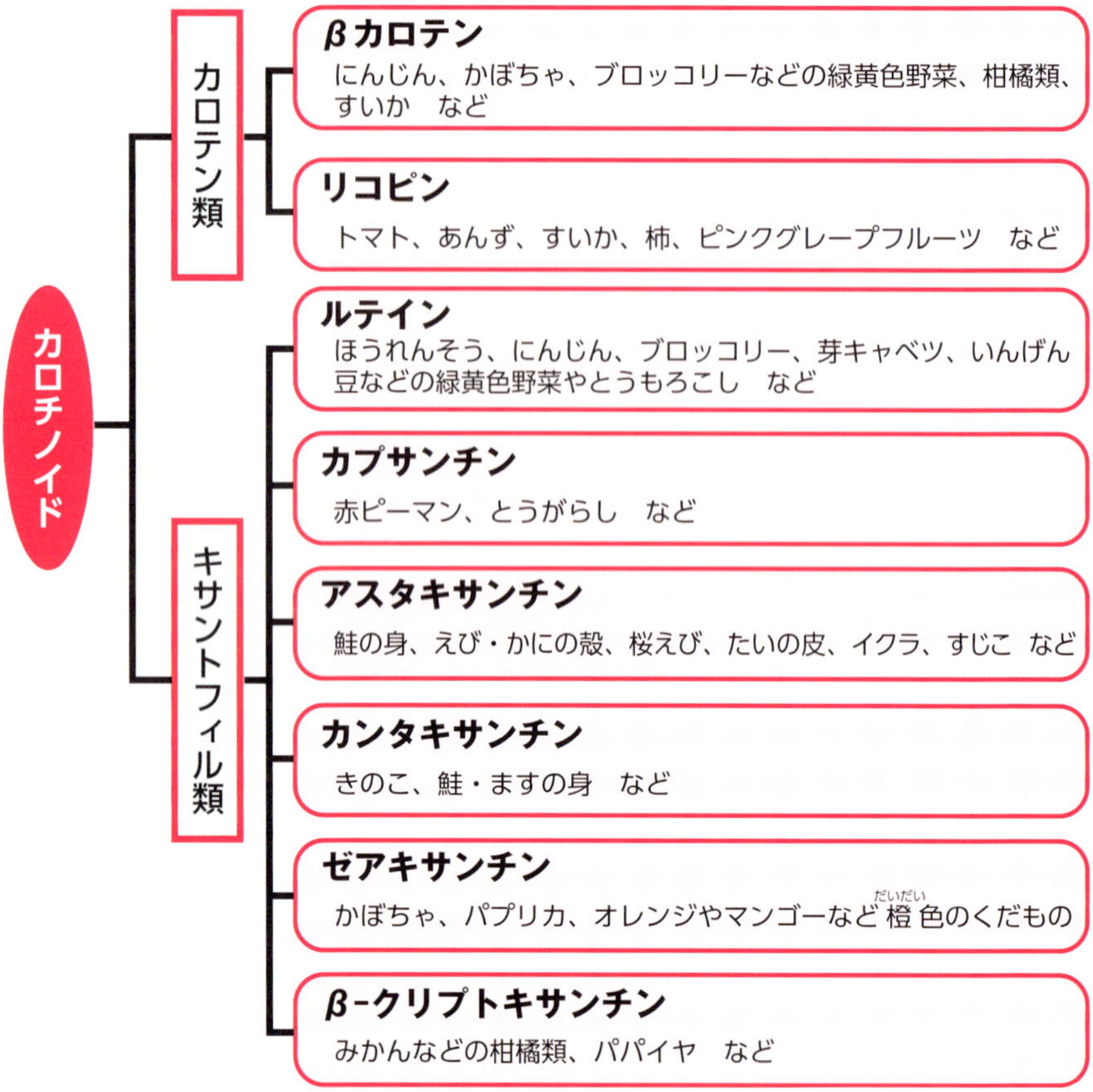

うやブロッコリーなどに多い「ルテイン」、赤ピーマンやとうがらしなどに多い「カプサンチン」、鮭の身やイクラなどに多い「アスタキサンチン」などがあります。

カロチノイドは油にとけやすい性質（脂溶性）なので、吸収率を高めるためには、油で炒めるなどの調理法がおすすめです。ただし、油の使いすぎには注意が必要です。

抗酸化食品の見分け方

ビタミンEやCなどの抗酸化ビタミンや、ポリフェノールといった抗酸化食品には、次のようないくつかの特徴がありますので、参考にしてください。

●酸味が強い（酢、柑橘類など）
●渋みが強い（赤ワイン、緑茶など）
●色が鮮やか（赤ワイン、いちご、緑黄色野菜など）

フレンチ・パラドックスとは

高脂肪食のフランスだが なぜか心臓病が少ない

フランス人の1人あたりの肉消費量は世界のトップクラスで、チーズやバターなどの消費量も多く、フランス人の食事に占める脂肪の割合は40％にも達します。さらに、フランス人は1人あたり年間67リットルものワインを飲みます（日本は1リットル弱）。

こうしたコレステロールの多い食事と過度の飲酒は、ふつうは動脈硬化を進行させ、心筋梗塞などを引き起こす原因となります。ところが、世界保健機構（WHO）が調べたところ、フランスは同じヨーロッパの中でも、特別に心臓病による死亡率が低いことがわかったのです（1989年）。オランダの2分の1、イギリスやデンマークの3分の1程度という驚くべき結果でした。

これは「フレンチ・パラドックス」と呼ばれ、話題になりました。

フレンチ・パラドックスを解く カギは「赤ワイン」にあった

高脂肪食のフランスに、なぜ動脈硬化性疾患が少ないのか。この疑問を解くカギは、フランス人が日常的に飲んでいる赤ワインにありました。

ぶどうは、皮や種子の部分に、アントシアニンやタンニン、フラボノイドなどのポリフェノールが豊富に含まれています。白ワインの場合は、その皮と種子を取り除きますが、赤ワインは皮と種子をまるごと発酵させてつくります。そのため、赤ワイン1リットル中には4gものポリフェノールが含まれているのです。本文でも述べたように、ポリフェノールには強い抗酸化作用があります。それが脂質の酸化を抑制し、結果的に動脈硬化性疾患になるのを防いでいたという説明がなされています。

フレンチ・パラドックスの影響によって、一躍ポリフェノールが有名になり、世界中で赤ワインが急に売れ出したといわれています。

ただし、どんなに体によいといわれる赤ワインでも、度が過ぎると健康によくありません。やはり「適量」を「習慣的」に飲むことが大切です。

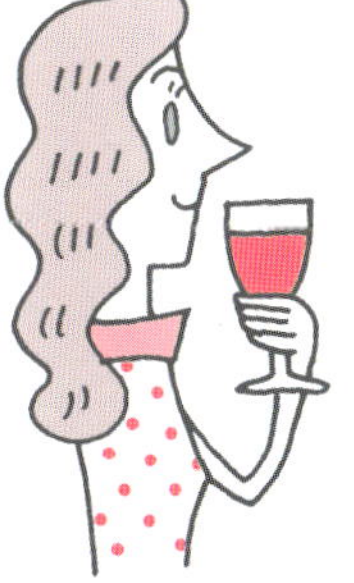

糖質をとりすぎない

Point

- 糖質、特に砂糖や甘い菓子類、くだものをとりすぎない
- お菓子が食べたいときは洋菓子より和菓子がおすすめ
- 市販のお菓子や飲みものには「見えない砂糖」が含まれているので要注意

砂糖は中性脂肪になりやすい

糖質（炭水化物）は、体内でブドウ糖に分解されてエネルギー源として使われますが、**余った分は脂肪酸となって、中性脂肪が合成されます。**

したがって、糖質のとりすぎは、高中性脂肪血症や肥満、糖尿病を引き起こす原因となります。

糖質は、砂糖をはじめとした「甘いもの」だけでなく、ごはんやいも類などに含まれるでんぷんも糖質の仲間です。ただ、砂糖は、でんぷんとちがって、体内で中性脂肪に合成される速度が速いという特徴があります。

糖質で問題なのは「単糖類」と「二糖類」

糖質には次のような種類があります。

①すばやく吸収される「単糖類」

炭水化物が分解された最小の単位が単糖類です。つまり、これ以上分解できない1つの糖からできている糖質です。ブドウ糖、果糖、ガラクトースなどの種類があり、これ以上分解できないので、すばやく小腸から吸収されます。単糖類を多く含む食品は、くだものやはちみつなどです。

②比較的速く吸収される「二糖類」

ブドウ糖などの単糖類が2つ結合した糖質です。体の中に入るとすぐに単糖類に分解され、小腸から吸収されます。二糖類には、蔗糖《しょとう》（砂糖）、麦芽《ばくが》糖、乳糖などがあります。ケーキや和菓子、アイスクリーム、清涼飲料水、乳製品などには必ずといってよいほど含まれています。

③ゆっくり吸収される「多糖類」

単糖類が数百から数千個連なっており、アミラーゼなどの消化酵素によって最終的にブドウ糖に分解されてから吸収されます。分解までに時間がかかるので、吸収もゆっくり進みます。

多糖類には、穀類、いも類、豆類などの主成分であるでんぷんなどがあります。

この中で、単糖類や二糖類は小腸での吸収が速く、余った分は中性脂肪に変わりやすいので、とりすぎには注意が必要です。

■注意したい間食

●食品
ケーキ、チョコレート、アイスクリーム、プリン、アップルパイ、菓子パン、揚げせんべい、ポテトチップス　など

●飲みもの
清涼飲料水、濃縮還元100％ジュース、砂糖入り缶コーヒーなど

間食には洋菓子ではなく和菓子を

砂糖が多く含まれる甘いものをとりすぎると中性脂肪を増やしますので、脂質異常症の人は、できれば間食をやめるのが理想的ですが、どうしてもおやつがほしいときは、量を決めて、食べすぎないことが大切です。

また、おやつの種類にも気を配りましょう。できるだけ**低カロリーで動物性脂肪の少ないものを選ぶ**ようにします。洋菓子にはバターや生クリームなど動物性脂肪がたっぷり使われていますので、お菓子を食べるなら和菓子がおすすめです。和菓子には、あずきなど植物性たんぱく質や食物繊維が豊富に含まれています。

そのほか、間食として比較的おすすめできるのは、くだものやヨーグルト（無糖）、ゼリーなどです。くだものは、ビタミンや食物繊維が豊富な食品ですが、果糖もたくさん含まれていますので、食べすぎに気をつけます。

夕食後は、食品の種類にかかわらず食べないようにします。

見えない「甘味」に注意

調理に使ったり、コーヒーなどに入れる砂糖は、目に見えるので、意識してとりすぎに注意することができます。

しかし、市販のお菓子や飲みものに含まれている砂糖は、目に見えないので、無意識に過剰摂取しているおそれがあります。市販のお菓子や飲みものを買う場合は、商品の栄養表示を確認し、1日の摂取カロリー内で調整するようにすることが大切です。

塩分を控える

Point

- 動脈硬化の原因となる高血圧を防ぐためにも塩分のとりすぎに注意する
- すでに高血圧を合併している場合は1日の食塩摂取量は6・0g未満に
- だしや柑橘類を使うなど調理の工夫で塩分を減らすことができる

高血圧予防のためにも減塩が必要

脂質異常症の食事で「塩分制限」といってもピンとこないかもしれません。しかし、塩分のとりすぎは高血圧の原因となります。そして、**脂質異常症に高血圧を合併すると、動脈硬化をいっそう促進させます**ので、脂質異常症の人は高血圧予防のためにも、塩分のとりすぎに注意が必要です。

現在、日本人の食塩の1日平均摂取量は約11gといわれています。厚生労働省が推奨する食塩摂取量の目標量は、男性が8・0g未満、女性が7・0g未満となっています（2015年）。ただし、すでに高血圧を合併している場合は、塩分を厳格にコントロールする必要があり、**1日の食塩摂取量は6・0g未満が望ましい**としています。

時間をかけて少しずつ薄味に慣れる

私たちは、毎日の食事で、知らず知らずのうちにかなりの塩分を摂取しています。たとえば、食パン2枚で約1・5g、インスタントラーメン1杯で約4g、あじの干物1枚で約2・4g、たくあん1切れで約1gで、これだけで塩分量は約8・9gにもなります。

塩分は、塩やしょうゆ、みそ、トマトケチャップ、ソース、ドレッシングといった調味料のほか、肉や魚、卵といった天然・自然の食材自体にも含まれています。また、ハムやソーセージ、ベーコン、かまぼこといった肉や魚の加工食品にも多く含まれています。ですから、1日の塩分摂取量を6・0g未満にするといっても、自分が食べる食品中にいったいどれぐらいの塩分が含まれているかを把握していないと、なかなか塩分を減らすことは困難です。

急に塩分を減らすことはむずかしいので、まずは1日の塩分摂取量を8・0g以下にすることを目標として、少しずつ時間をかけて薄味に慣れていくようにしましょう。

■ 塩分のとりすぎを防ぐコツ

- ●だしの旨味を上手に利用する。
- ●酢や柑橘類の酸味を上手に生かす。
- ●香味野菜やハーブを上手に利用する。
- ●香辛野菜やスパイスで下味をつける。
- ●旬《しゅん》の素材、新鮮な食材を使う。
- ●減塩調味料を使う。
- ●加工食品は塩分が多いので、とりすぎない。
- ●ラーメンやそばの汁は全部飲まない。みそ汁は原則として1日1杯だけにする。
- ●味にメリハリのある献立を考える。
- ●しょうゆやソースはかけないで、つけて食べる。

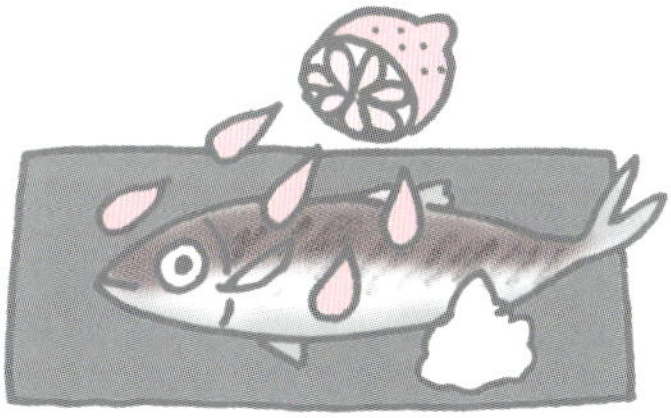

調理の工夫で塩分を減らす

薄味を心がけるだけでなく、塩分をとりすぎない食べ方や調理の仕方にも工夫が必要です。

たとえば、昆布や干ししいたけなどの「だし」の旨味《うまみ》を上手に利用することで、薄味でもおいしく食べられます。また、ゆずやレモンなどの柑橘《かんきつ》類の酸味をうまく生かしたり、しょうがやにんにくなどの香辛《こうしん》野菜やスパイスで下味をつけておくと、塩分の使用量を減らすことができます。さらに、青じそ、ねぎ、パセリなどの香味《こうみ》野菜をプラスすると、料理の味が引きしまります。

また、減塩《げんえん》調味料を使用したり、新鮮な旬《しゅん》の素材を選んで、素材そのものの香りや味を生かすことでも塩分を減らすことができます。

さらに、野菜や海藻類をたくさん食べると、食物繊維やカリウムが余分な塩分を排泄してくれます。

アルコールを控える

Point

- アルコールは飲みすぎると中性脂肪を増やし、肥満につながる
- アルコールは適量を守り、必ず週に2日以上は「休肝日」をつくる
- アルコールを飲むときは「つまみ（肴）」の種類にも気をつける

アルコールは中性脂肪を増やす

アルコールは、体内での中性脂肪の合成を促します。そのため、高中性脂肪血症の人の場合は、禁酒がすすめられることもあります。

また、**アルコールはカロリーが高く（ビール大びん1本で約250kcal）、アルコールのとりすぎは肥満（特に内臓脂肪型肥満）につながります。**

さらに、お酒を飲むと、アルコールが食欲を増進させ、つい食べすぎてしまうきらいがあります。特に酒の肴《さかな》には、高カロリーのものが多いので、注意が必要です。

アルコールの適量とは

では、脂質異常症の人は、どのくらいまでならアルコールを飲んでもよいのでしょうか。日本動脈硬化学会のガイドラインでは、「**1日のアルコール摂取量を25g以下に抑える**」としています。25gというのはエチルアルコールの量で、目安としては、1日に日本酒なら約1合（180mL）、ビールなら中びん1本（500mL）、ウイスキーならダブル1杯（60mL）、ワインならグラス2杯（200mL）となります。ただし、これはあくまでも目安ですので、ほかに合併症などがある場合は変わってきます。

飲酒量を減らすコツ

脂質異常症の人はお酒好きな人が多いので、適量を守るのはなかなか容易ではありません。そこで、少しでも飲酒量を減らすコツを次にあげてみます。

●あらかじめ飲む量と時間を決めておき、それを守る。
●飲む前に水やお茶を飲んでおく。
●空腹の状態で飲むと、飲みすぎ・食べすぎにつながるので、食前ではなく食後に飲む。
●夕食はなるべく家で家族と食べる。つきあいで飲む回数を減らす。
●ウイスキーや焼酎などの強い酒は、できるだけ水やお湯で割って飲む。
●つまみ抜きの飲酒は飲みすぎにつながるので、つまみを食べながら、ゆっくり時間をかけて飲む。

酒のつまみの上手な食べ方

アルコールの適量を守ると同時に、つまみ（肴）を食べるときには、次のような点に注意しましょう。
●鶏のから揚げやフライドポテトなど、揚げ物のつまみは高カロリーなので避ける。
●もつ焼きやレバーなど、高コレステロール食品は避ける。
●かにみそやからすみ、あん肝などの珍味類や、うにやイクラ、たらこ、白子などの魚卵類もコレステロールを多く含むので避ける。
●ウインナーソーセージのソテーなども高脂肪、高カロリーなので避ける。
●つけものや塩辛など、塩分の多いものは避ける。

おすすめのつまみとしては、豆腐や枝豆などの大豆製品、酢のもの、あじのたたき、まぐろやいかのさしみ、野菜のおひたし、きんぴらごぼう、あさりの酒蒸し、海藻のサラダなどです。

なお、肝臓の負担を軽減するためにも、必ず週に2日以上の「休肝日」をつくりましょう。

■避けたい酒のつまみとおすすめのつまみ

●避けたいつまみ

鶏のから揚げ
フライドポテト
串カツ
もつ焼き
天ぷらの盛り合わせ
ウインナーのソテー
サラミソーセージ
魚の干物
塩辛
辛子明太子

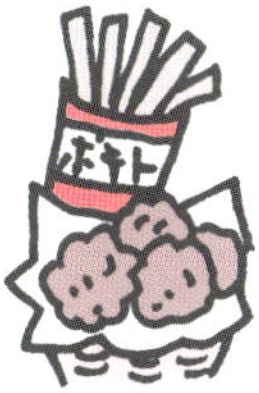

●おすすめのつまみ

冷ややっこ
枝豆
わかめとたこの酢のもの
あじのたたき
まぐろやいかのさしみ
野菜のおひたし
きんぴらごぼう
あさりの酒蒸し
海藻のサラダ

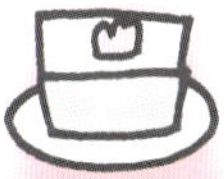

外食の上手なとり方

Point

- ●外食は栄養バランスが悪くなりがちなので、メニューの選び方に注意する
- ●食べるなら和定食がおすすめ。弁当なら幕の内弁当が栄養バランスがよい
- ●1日3食の中で栄養のバランスをとるように工夫する

外食は高カロリー、高塩分、野菜不足になりがち

外食のいちばん大きな問題は、**栄養バランスの悪いメニューが多い**ということです。

特に、ラーメンやカツ丼、カレーなどの単品メニューは、炭水化物ばかりで、野菜などはほとんどとれません。また、ファストフード店やファミリーレストランなどで食べる料理は、ボリューム感やパンチを出すために、油や砂糖、塩分が多く使われているので、高カロリー、高塩分になりがちです。

外食は栄養が偏《かたよ》りがちですので、どうしても不足してしまう栄養素は、次の食事で補うなどして、1日の食事の中で栄養のバランスをとるように工夫しましょう。

外食する場合は、次のような点に心がけることが大切です

●丼《どんぶり》ものやめん類などの単品料理でなく、できるだけ定食を選ぶ。定食も、魚のさしみや焼き魚が主菜で、野菜の煮物や海藻のサラダなどのついた和定食がおすすめ。ただし、つけものは塩分が多いので、食べないようにする。

●肉よりも魚や野菜を中心としたおかずを選ぶ。天ぷらやハンバーグ、とんカツなどのカロリーの高いメニューは避ける。肉を食べる場合は、できるだけ脂肪分の少ない肉（ヒレ肉など）を選ぶ。天ぷらは、衣をはずして食べる。

●うな重や親子丼、卵でとじたカツ丼などは、コレステロールが多いので、できるだけ控える。

●ピラフやチャーハン、カレーなどは、ごはんがたっぷりで、油脂の使用量も多く高カロリーなので、なる

べく避けるか、食べるならごはんやカレーのルーを適宜残すようにする。カツカレーは避ける。

●丼ものやめん類を選ぶときは、なるべく具《ぐ》の種類が多いものを選ぶ。あるいは、野菜サラダやおひたし、野菜ジュースなどをプラスする。おにぎりやサンドイッチを買ったときも同様にする。

●ラーメン類は、動物性脂肪のラードやバラ肉などが使われていることが多く、しかも高カロリーで塩分も多めなので、できるだけ控える。

●めん類や汁もののスープや汁には塩分が多いので、半分以上残す。

●ミートソースやクリームを使ったスパゲッティ類は油脂が多く含まれているので避ける。スパゲッティなら、和風スパゲッティかトマトソースを使ったスパゲッティで、野菜や魚介の具が多いものにする。

●野菜サラダは、マヨネーズやドレッシングの使いすぎに注意する。

●ごはんは全部食べないで、少し残すようにするか、最初から少なめによそってもらう。

●洋食の場合は、塩分の多いパンよりライスにする。

●お弁当なら栄養バランスのよい幕の内弁当がおすすめ。

●すしは、すし飯そのものにかなりの塩分が含まれているので、つけじょうゆは必要最小限にする。

●ファミリーレストランなどで食べる場合は、メニュー表などに表示されているエネルギー量、塩分量などを事前にチェックする。

●飲んだあとにお茶漬けやラーメンなどを食べるのは禁物。飲酒後にごはんやめん類などの糖質(炭水化物)をとると、中性脂肪値を急上昇させる原因となる。

■外食メニューの選び方・食べ方

1 定食を選ぶ

栄養のバランスをとるために、主食と主菜、副菜がセットの定食を選ぶ。肥満している人は、特に和定食がおすすめ。

2 低エネルギーのメニューを選ぶ

できるだけ油を使わないか、油の使用量の少ないメニューを選ぶ。避けたいメニューは、天ぷら、ハンバーグ、とんカツ、ピラフ、チャーハンなど。

3 丼ものやめん類は野菜料理をプラスする

丼ものやめん類を選ぶときは、なるべく具の種類の多いものを選ぶ。丼ものやめん類は野菜不足になりがちなので、野菜サラダやおひたし、野菜ジュースなどを追加する。

4 自分の食事量に合うように食べ残す

ごはんは全部食べないで、少し残すようにするか、最初から少なめによそってもらう。

脂質異常症をもっとよく知るためのQ&A

なぜLDL値は、総コレステロール値より重要なの？

Q　健診ではコレステロール値を気にしていましたが、LDL値のほうが重要といわれました。どんなちがいがあるのでしょうか。

A　一般にコレステロール値という場合は、総コレステロール値をさし、これまでは総コレステロール値が動脈硬化と関係があるとされてきました。

しかし、総コレステロール値はLDLコレステロールとHDLコレステロールを合わせたトータルな数値で、動脈硬化との関係から見ると、問題になるのはLDLです。そのため現在では、LDL値のほうが重視されています。

LDLは、輸送カプセルのような働きをするリポたんぱくで、コレステロールを体中に運びます。LDLコレステロールは、増えすぎると血管にたまり動脈硬化の原因になります。動脈硬化の危険性を調べるためには、LDL値が重要なのです。

また、日本人の特徴として、総コレステロール値が高くても、それはHDL値が高いためで、LDL値は正常という人が多く見られます。

HDLには、余ったコレステロールを回収する働きがあり、動脈硬化に歯止めをかけます。HDLが多い人は、本来は治療が必要ない人たちで、きちんと鑑別するためにもLDL値を見る必要があるわけです。

LDL値を調べるには、LDLのみを選択的に可溶化させる界面《かいめん》活性剤などを用いて直接LDLを測定する方法（直接法）もありますが、まだ十分に標準化されておらず、総コレステロール値から割り出す方法が望ましいとされています。

脂質異常症の薬スタチンには、糖尿病発症のリスクがあるのですか？

Q　スタチンでコレステロール値が下がっても、糖尿病を発症するかもしれないと考えると、使用をためらってしまいます。

A　スタチンは副作用が少なく、長期間使用できて、動脈硬化性疾患を予防する効果が高いことから、世界でもっとも使用されている薬の1つです。

ただし、スタチンには2型糖尿病を発症するリスクがあることがわかっています。スタチンには、インスリン感受性やインスリン分泌を低下させる作用があるのです。

スタチンの中ではプラバスタチンが、一時期、糖尿病発症を抑制できる可能性があるとされましたが、その後の研究で、プラバスタチンを含め6種類あるスタチンは、いずれも糖尿病を発症させるリスクがあると報告されています。

特に、糖尿病予備軍ともいえる耐糖能異常の人や、メタボリックシンドロームの人は、糖尿病が起こりやすいため、スタチンを使用する際は注意深く経過観察する必要があります。

スタチンには用量依存性があり、使用量が増えるほど効果も高くなりますが、それに比例して副作用も強くなります。しかし、日本で用いられている程度の用量では、影響はそれほど大きくないと考えられています。むしろ、スタチンによって心筋梗塞や脳梗塞の発症を抑えられるメリットのほうが大きいといえるでしょう。

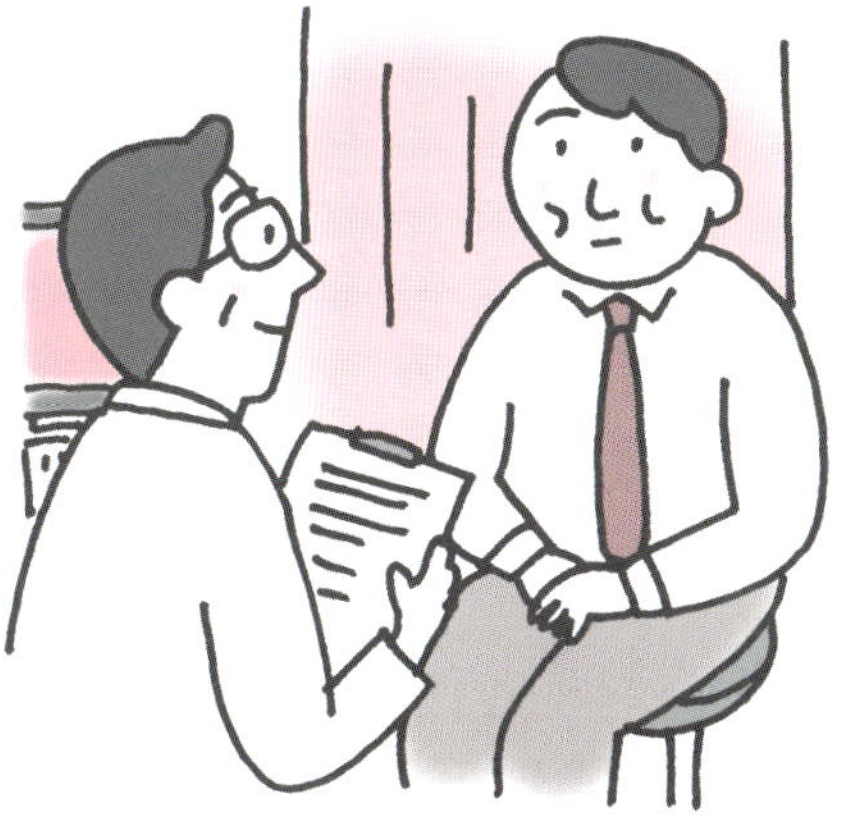

海外の研究では、スタチンの治療で糖尿病が1人発症するのに対し、5・4人の心血管病を防ぐことができると推測しています。

コレステロール値を下げる薬はスタチン以外にもありますが、スタチンほど効果が高く、費用が安くすむ薬はほかにありません。心配な場合は、糖尿病発症のリスク評価をしてもらってから、スタチン治療をはじめるとよいでしょう。

HDL値だけが低い場合、治療法はあるのでしょうか?

Q 私は、LDL値や中性脂肪値は正常で、HDL値だけが低いのですが、どんな対処をしたらよいでしょう。

A HDLコレステロール値が低い場合、遺伝による家族性低HDLコレステロール血症も考えられますが、これはまれな病気で、圧倒的に多いのは、肥満、食事、運動不足、喫煙などの生活習慣が原因となる続発性低HDLコレステロール血症です。

対処としては、まず狭心症や心筋梗塞などの動脈硬化性疾患がはじまっていないか調べることが大切です。頸《けい》動脈超音波検査で動脈硬化の進行状態をチェックします。

治療は、肥満がある人は食事の改善や運動によって減量をし、喫煙をしている人は禁煙を、運動不足の人はウオーキングなどの有酸素運動を継続して行います。特に、ウオーキングにはHDLを増やす効果があることが認められています。

また、アルコールにもHDLコレステロールを上げる作用があることがわかっています。ただし、日本酒1合程度の適量ならかまいませんが、大量の飲酒は禁物です。なお、飲めない人が

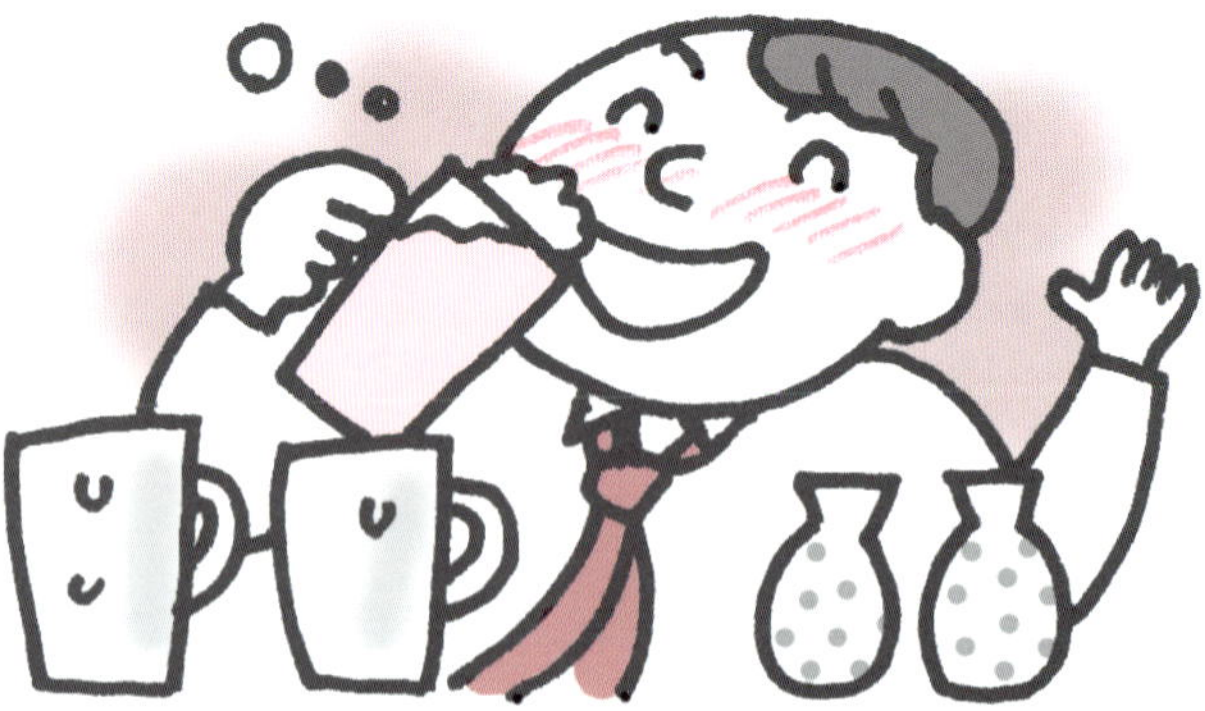

HDLを上げるために無理をしてお酒を飲むのは、おすすめできません。飲めない人が飲酒をすると、食道がんや肝硬変を発症しやすいとされています。

　このような生活改善をしても数値がよくならない場合は、薬物療法も考慮します。フィブラート系薬やニコチン酸系薬を単独で、あるいは併用して服用すると、HDLコレステロールを上昇させる効果があるといわれます。また、スタチンや小腸コレステロールトランスポーター阻害薬にもHDLを上げる作用がありますので、動脈硬化が合併している場合は使用を考えてよいでしょう。

　ただし、低HDLコレステロール血症の薬物療法には確立されたものがなく、薬によって心血管疾患の発症を抑えられるかどうかも明らかになっていません。

中性脂肪値が低いのですが、治療は必要ですか？

Q 私は中性脂肪値が低く気になっています。医師は、治療は不要といいますが、だいじょうぶでしょうか。

A 中性脂肪は、もっとも食事の影響を受けやすい脂質です。そのため、中性脂肪値が低い場合は、栄養障害あるいは消化器官の吸収不良を、考慮する必要があります。

　また、何らかの病気が原因で低くなっていることも考えられます。甲状腺機能亢進《こうしん》症や肝硬変では、コレステロール値が低くなりますが、中性脂肪値も低くなります。

　また、ごくまれな病気ですが、遺伝性の「低脂血症」という可能性もあります。この場合も、低コレステロール血症を合併します。

　この中で問題となるのは、原因となる病気があって中性脂肪値が低くなっている場合です。ただちに原因疾患を診断して治療することが重要ですが、特に低下している中性脂肪値を増やす必要はありません。

　なお、原因となる病気がない場合は、治療する必要はありません。この質問者の場合、医師の説明から原因疾患がないケースと考えられますので、治療をしなくてもだいじょうぶです。

LDL値と中性脂肪値の両方が高い場合の治療は？

Q　LDL値と中性脂肪値のどちらも高い場合、薬を何種類も飲む必要がありますか。副作用が気になります。

A　LDLコレステロールと中性脂肪の両方の数値が高い場合でも、まず考えなければいけないのはLDLコレステロールの管理です。動脈硬化ともっともかかわりが深いのは、LDLコレステロールだからです。

食事や運動など生活習慣の改善をしても、LDLコレステロール値の管理目標値が達成できない場合は、スタチン、または小腸コレステロールトランスポーター阻害薬のいずれかを単独で使う薬物療法を考えます。さらに、HDLコレステロール値の低下をともなう場合は、フィブラート系薬も選択肢になります。

ただし、スタチンとフィブラート系薬を併用すると、副作用として横紋筋《おうもんきん》融解《ゆうかい》症の危険性が高まるため、慎重に行います。腎臓の機能低下がある人に、この併用は禁忌です。薬を併用する場合は、スタチンと小腸コレステロールトランスポーター阻害薬、あるいはスタチンと多価不飽和脂肪酸の組み合わせが有効です。

横紋筋融解症とは、どのような副作用ですか？

Q　スタチンには、横紋筋融解症という副作用があるそうですが、どんな症状があらわれるのですか。

A　スタチンは副作用の少ない薬ですが、数万人に1人の割合で、横紋筋融解症が起こることがあります。

これは、横紋筋が壊れてしまい、そこからミオグロビンという物質が放出されて、腎臓をはじめ、さまざまな臓器に影響をあたえるものです。横紋筋というのは、いわゆる筋肉のことで、腕や足から心臓に至るまで、ほとんどの筋肉が横紋筋に属します。ただし、横紋筋融解症は、心筋にはおよばず、骨格筋が主体です。

放出されたミオグロビンが、腎臓を通して尿へ排泄されると、赤っぽい色になるため血尿とまちがえられることもあります。また、ミオグロビンが腎臓に目詰まりを起こすと、腎不全を併発することもあります。

症状としては、筋肉痛、しびれ、脱力感、赤褐色の尿などがあらわれます。これらの症状に気づいたら、ただちに医師に相談してください。

脂質異常症と高血圧を合併している場合の薬は？

Q　コレステロールを下げる薬と、血圧を下げる薬の両方を飲む必要があり、飲み忘れが心配です。

A　高血圧は脂質異常症と合併しやすく、その場合は、両方を同時に治療することが重要です。血圧と脂質を厳格に管理することで、心血管疾患が起こる危険性を少なくするためです。

ただし、高血圧も脂質異常症も患者さんにとっては自覚しづらい病気で、薬の服薬率もあまりよくありません。その点、1つの薬で両方を治療できる配合薬は、患者さんの服薬率も上げられると期待されています。

閉経後の女性は、動脈硬化になりやすいのですか？

Q　ＬＤＬ値と中性脂肪値が、これまでにないほど高くなりました。１年前に閉経《へいけい》した影響でしょうか。これから、どんな治療を行っていけばよいでしょうか。

A　女性ホルモン（エストロゲン）には、ＨＤＬを増やしＬＤＬを減らす作用があるため、女性は男性ほど脂質異常症になりません。しかし、55歳ごろで閉経を迎えると、脂質異常症になる人が急激に増え、60歳ごろには男性を上回る数になります。

そのため、動脈硬化症になる女性も多くなります。閉経によって、女性の体を守っていたエストロゲンの働きが弱まり、ＬＤＬ受容体の活性が低下していくからです。

治療としては、医師と相談した上で、薬物療法をはじめることも考えなくてはなりません。若いころは、妊娠・出産の可能性がありますので、薬は避けたほうがよいのですが、閉経後は、糖尿病や高血圧を合併している場合は、積極的に薬を使う必要があります。

スタチンやレジンには、ＬＤＬ受容体を活性化する働きがあり、治療効果が見込めます。

また、ホルモン補充療法（ＨＲＴ）も、ＬＤＬ受容体を活性化しますので、治療の選択肢になります。ＨＲＴは、骨粗《こつそ》しょう症の予防効果もありますので、閉経後の女性には適した治療法です。ただし、乳がんや子宮体がん、静脈血栓などを発症するリスクがあり、まだ十分には解決されていないため、普及率は高くありません。米国で20～30％、日本では１～２％程度です。使用するホルモンの変更が検討されており、今後が期待されます。

まずは少量のスタチンからはじめてみて、効果が十分でない場合は、ＨＲＴの併用を検討するとよいでしょう。

高齢でもコレステロール値が高い場合は？

Q　75歳の父は、いまでもコレステロール値が高めです。どんな治療が必要でしょうか、薬を飲んでもだいじょうぶでしょうか。

A　血液中の脂質は20歳以降に増えはじめ、60～70歳で最高になり、それ以降は減っていきます。ただし、個人差も大きく、高齢者だからといって脂質異常症と無縁とはいえません。

ＬＤＬコレステロール値が高いお年寄りは、狭心症や心筋梗塞の発生率が高いという調査報告もあります。治療によってＬＤＬ値を正常にすれば、動脈硬化性疾患をかなり予防できることも明らかになっています。

少なくとも75歳までは、コレステロールと動脈硬化の関係が比較的強く出てきますし、コレステロール値を下げるメリットもはっきりしています。

動脈硬化学会のガイドラインでも、75歳までは、壮年期の患者さんと同じようにコレステロールの管理をすることを推奨しています。

実際の治療にあたっては、食事療法や運動療法では、あまりきびしくしてもマイナス面のほうが出てくる可能性があります。食事は、動物性の脂肪や、高コレステロール食品などに焦点をしぼってコントロールすればよいでしょう。運動は、散歩程度の軽い身体活動を行うようにします。

コレステロール値が低いと脳出血を起こしやすい？

Q　コレステロールが少ないと、細胞膜が弱くなって脳出血を起こしやすくなるというのはほんとうですか。

A　コレステロールが血液中に余ると、動脈硬化をまねき、脳梗塞や心筋梗塞、腎臓病などの血管障害を引き起こしやすくなりますが、逆にコレステロールが少なすぎても、脳出血などの血管障害を起こすことがあります。

脳出血は、脳の動脈の血管がもろくなって破れ、脳内に出血する病気です。出血した血液（血腫《けつしゅ》）によって脳の組織が損傷されて、脳の機能が深刻なダメージを受けます。意識障害や言語障害、半身マヒなどの症状があらわれ、最悪の場合は命を失います。

海外で行われた研究では、35～57歳の男性35万人の健康状態を12年間にわたって調査したところ、総コレステロール値が１６０mg／dL未満のときの脳出血による死亡率は、コレステロール値がそれ以上に高くなったときの２～３倍になることがわかりました。これは、コレステロールが不足すると、細胞膜が弱くなって血管壁がもろくなり（コレステロールは細胞膜の成分の１つ）、脳出血を起こしやすくなるからではないかと考えられています。特に、コレステロール値が低い状態のときに、高血圧が加わると脳出血を起こしやすくなることは否定できません。

しかし、現在の日本では、慢性の病気を持っている人や栄養不良のごくまれな場合を除けば、コレステロールの不足を心配することは必要ないと思われます。

甲状腺の機能が低下すると、コレステロール値が上昇する理由は？

Q　甲状腺ホルモンの分泌が不足する甲状腺機能低下症になると、コレステロール値が上昇すると聞いていますが、なぜでしょうか。

A　確かに、甲状腺機能低下症（橋本病など）になると、軽症の患者さんの約40％が、重症の患者さんの約75％が高コレステロール血症になります。

甲状腺ホルモンには、体の中の代謝を維持し、活性化させる働きがあります。全身の組織でエネルギー産生量を増加させるので、エネルギー源として血液中のブドウ糖をたくさん使うため、血糖値が上昇します。また、それにともない、脂肪の分解も進みます。その結果、血液中のコレステロールは減少してきます。

ですから、甲状腺機能低下症となって甲状腺ホルモンの分泌が減ると、脂肪の分解が進まないために、血液中のコレステロール値が上昇するのです。

逆に、甲状腺機能亢進症（バセドウ

病など）になると、甲状腺から甲状腺ホルモンが過剰に分泌され、全身の細胞の新陳代謝が異常に高まるために、脂肪の代謝が活発になり、低コレステロール血症となります。

飽和脂肪酸の「飽和」とは？

Ｑ　飽和脂肪酸をとりすぎるとＬＤＬ（悪玉）コレステロールを増やすといわれますが、「飽和」とか「不飽和」というのはどういう意味でしょうか。

Ａ　脂肪酸は脂質の成分の１つですが、さらに脂肪酸は大きく「飽和脂肪酸」と「不飽和脂肪酸」の２つに分けることができます。一般的に飽和脂肪酸は動物に多く、不飽和脂肪酸は植物に多いという特徴があります。

飽和脂肪酸と不飽和脂肪酸のちがいは、構成する分子の結びつきのちがい、つまり構造のちがいによります。

脂肪酸を構成する分子の１つに炭素がありますが、すべての炭素が１つずつ手を出し合って結合している状態（単結合）を「飽和」といい、すべての炭素が単結合している脂肪酸を「飽和脂肪酸」といいます。一方、炭素と炭素が１つではなく２つ以上の手を出し合って結合している状態（二重結合や三重結合）を「不飽和」といい、不飽和結合している脂肪酸を「不飽和脂肪酸」といいます。

飽和脂肪酸のように炭素と炭素が単結合で結ばれている場合は、そこに酸素が割り込むことはむずかしいので、したがって酸化しにくいという特徴があります。逆に、不飽和脂肪酸の場合は、酸素の割り込みが容易なので、酸化しやすくなります。

飽和脂肪酸は融点が高く、常温では固体の状態です。そのため、たとえば肉を食べた場合、その肉に含まれる油は人間の体温ではとけきらず、一部はかたまりのようになって体内に残ります。つまり、飽和脂肪酸をとりすぎると、中性脂肪やコレステロールを増やすことにつながります。

一方、不飽和脂肪酸は融点が低く、常温では液体の状態です。そのため、摂取しても体内で固まることはなく、コレステロールを減らす働きがあります。

米国ではトランス脂肪酸の使用が全廃されると聞きましたが？

Ｑ　トランス脂肪酸は悪玉のＬＤＬコレステロールを増やし善玉のＨＤＬコレステロールを減らすといわれ、米国では２０１５年に、３年後までにトランス脂肪酸を食品添加物から全廃すると決定したと聞いています。日本ではだいじょうぶなのでしょうか？

Ａ　トランス脂肪酸は、不飽和脂肪酸の二重結合の構造が互いちがい（トランス型）になっているものの総称で、加工油脂中の脂肪酸が高温処理されることで生じたり、水素添加による製造工程で生じます。水素添加された油脂は、融点が高くなって、劣化しにくい油脂となるため、マーガリンやショートニングに使われるほか、パン、ケーキ、菓子製造用、調理用フライ油として、多くの食品に利用されています。

近年、欧米では、このトランス脂肪酸の過剰摂取が血中LDLコレステロールを上昇させ、またHDLコレステロールを低下させて、心臓疾患発症のリスクを高めることが明らかとなり、

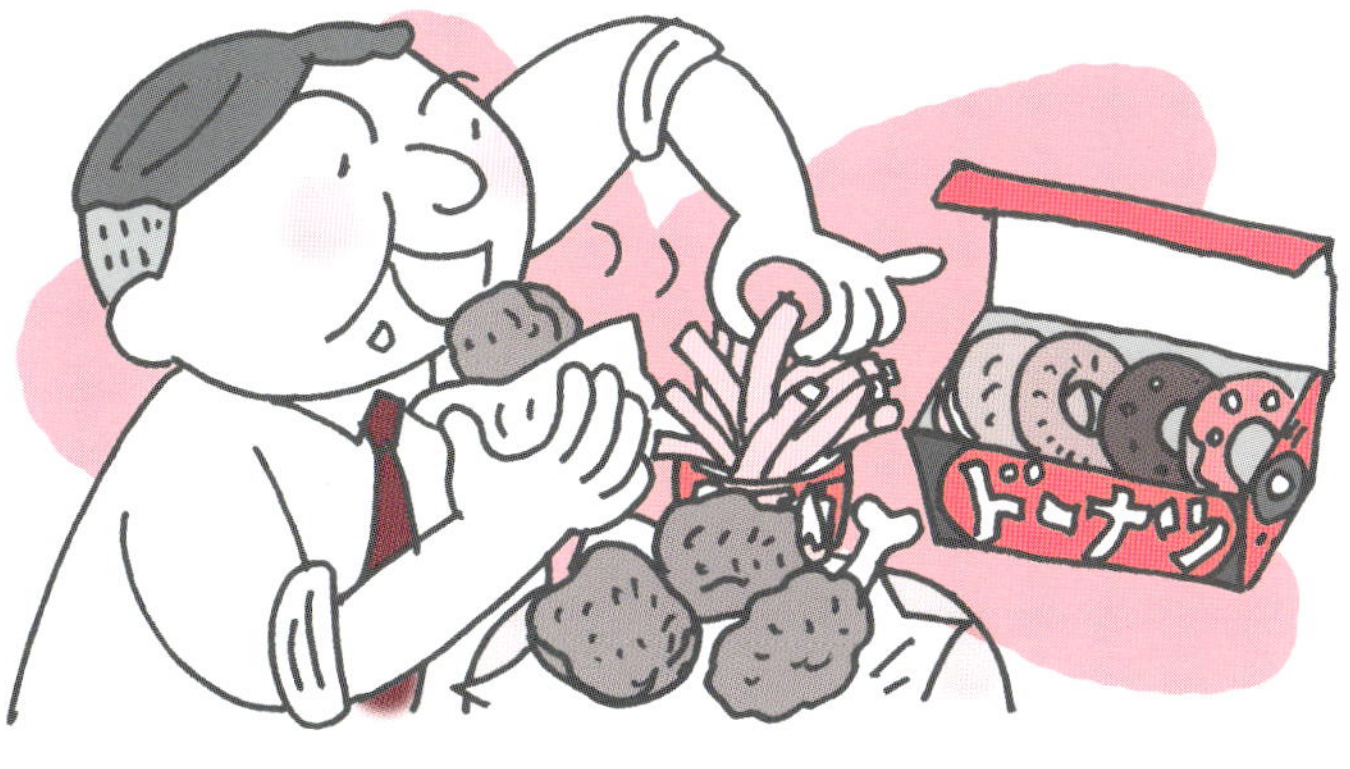

食品中のトランス脂肪酸の表示義務化や摂取量勧告などが行われています。

たとえば、世界保健機関（WHO）は、2003年にトランス脂肪酸の摂取量を摂取エネルギーの1％（約2g）未満にするように勧告しました。デンマークでは、2003年6月から食品中のトランス脂肪酸の量を全脂質の2％までとする罰則規定のある行政命令を制定しました。2008年には、スイスが油脂100gあたり2g以上のトランス脂肪酸を含む商品の国内流通を禁止、2009年にはオーストリアも同様の規制を決定しました。

南米では、ブラジル、アルゼンチン、チリ、パラグアイ、ウルグアイが2006年にトランス脂肪酸の表示を義務化。アジアでは、韓国が2007年から、台湾は2008年から、香港は2010年から表示義務を課しました。

北米では、カナダが2005年から、米国が2006年から表示を義務化、そして2015年6月には、ついに米国食品医薬品局（FDA）はトランス脂肪酸の食品添加物を2018年6月から原則禁じるという決定を下しました。

米国がトランス脂肪酸の過剰摂取に警鐘を鳴らす背景には、米国人の心臓疾患が深刻な状況にあることがあげられます。米国では、年間約61万人が心臓疾患で死亡し、死因の第1位となっています。心臓疾患のうち、37万人は冠動脈疾患、つまり心筋への血液の流れが止まってしまう病気によって死亡していると考えられています。冠動脈疾患は、高血圧、高コレステロール、喫煙、肥満、糖尿病、問題のある食生活などが要因としてあげられていますが、同時にトランス脂肪酸の摂取量の多さも問題視されています。

FDAの資料によれば、2003年の時点で、平均的な成人のトランス脂肪酸摂取量は1日4・6gで、仮に1日に2000kcalを摂取しているとすると、その中でトランス脂肪酸が占める割合は2％にのぼっており、WHOが勧告している1％未満の倍以上摂取していることになります。マーガリンや

パン、菓子などのほか、乳製品や植物油なども含めると、1日のトランス脂肪酸トータルの摂取量は何と5・8g、エネルギー摂取量の2・6%にものぼりました。2003年の時点で、米国人の摂取量がいかに多かったかがわかります。

一方、日本では、日本国民のトランス脂肪酸摂取量は、WHOが推奨する総エネルギー比1%未満を下回っており、通常の食生活では健康への影響は小さいとされています。そのため、日本では、まだ表示も義務化されていませんが、トランス脂肪酸の摂取と心臓疾患のリスク増大には相関関係があるとされていますので、食事からのトランス脂肪酸の摂取は極力低く抑えるべきでしょう。

卵にはLDL（悪玉）コレステロールを減らす効果もある？

Q 卵（鶏卵）は高コレステロール食品で、とりすぎはよくないと本には書いてあります。しかし、卵にはLDL（悪玉）コレステロールを減らす効果もあると聞きましたが、ほんとうでしょうか。

A 卵には、レシチンや不飽和脂肪酸が豊富に含まれています。レシチンには、血管壁に付着したLDLコレステロールを取り除く作用があるといわれます。レシチンは、ほかに大豆に多く含まれています（大豆レシチン）。また、不飽和脂肪酸にもコレステロール値を下げる働きがあります。

毎日3個の卵黄を2～4週間食べつづけたところ、HDLコレステロールが増えた人が4割以上もいたという研究報告もあります。

ただし、これはコレステロールの感受性が低い「非反応型」の人が対象なので、注意が必要です。体質的にコレステロール値が上がりやすい「反応型」の人は、やはり卵は控えめにしたほうがよいでしょう。

くだものは食べすぎるとよくない？

Q くだものはすぐれた抗酸化食品と聞いていますが、食べすぎはよくないというのはほんとうですか？

A くだものには、ビタミン、ミネラル、食物繊維が豊富で、積極的にとりたい食品の1つです。しかし、果糖（糖質）もたくさん含まれているので、食べすぎると中性脂肪を増やしてしまいます。特に、冷やしたくだものは甘さを感じにくく、つい食べすぎてしまうので、注意が必要です。くだものは適量にとどめましょう。

1日に食べてよいくだものの量は？

Q くだものは、1日にどのくらいなら食べてもよいのでしょうか。

A 脂質異常症の人は、1日のくだものの摂取量を80～100kcal以内にするのが望ましいとされています。種類にもよりますが、大体1日200gを限度としましょう。これは、バナナ1本、いちご中15粒、みかん2個、キウイフルーツ2個に相当します。

ただし、食後に毎回くだものを食べると、摂取量が多くなりがちですので、

１日に食べる量を決めておきましょう。また、食べるときは、細かく切って、ゆっくり食べましょう。

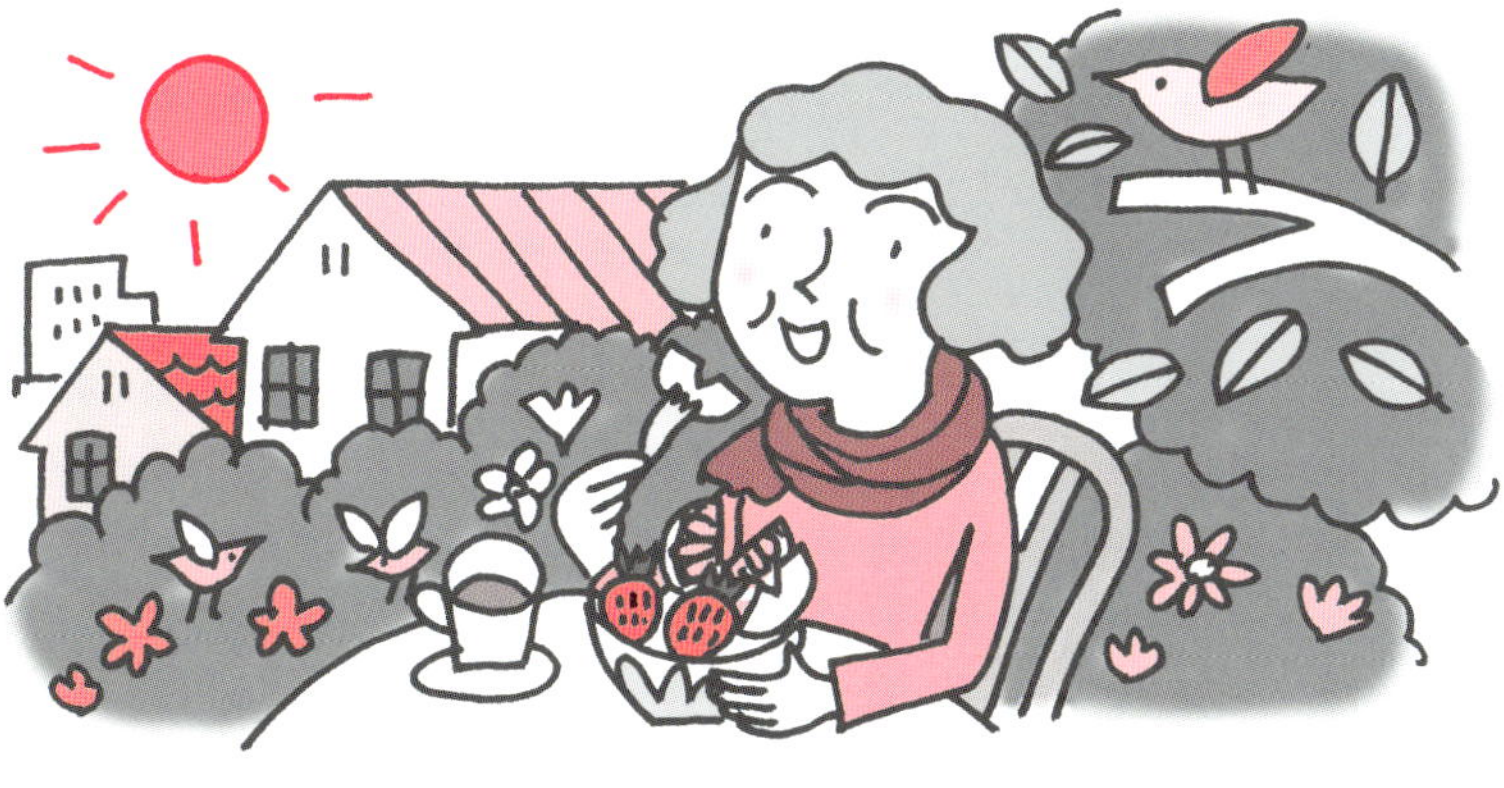

くだものは朝食べたほうがよい？

Q **くだものは、なるべく朝に食べたほうがよいといわれていますが、ほんとうですか。**

A 昔から「朝のくだものは金、夜のくだものは銅」といわれます。これは、朝にくだものを食べると、すばやく糖質が吸収され、活動のエネルギーとして効率よく使われるためです。ですから、同じ量なら、朝、あるいは活動量の多い昼間のうちに食べるとよいでしょう。活動量が減る夕方以降に食べると、摂取したカロリーはエネルギー源として使いきれずに余ってしまいます。余った糖質は、夜寝ている間に中性脂肪に変わり、肥満の原因となります。

１００％果汁のジュースなら飲んでもだいじょうぶ？

Q **のどがかわいたときなど、ついジュースや清涼飲料水を飲んでしまうのですが、注意しなければならない点はありますか。**

A １００％果汁のオレンジジュースと書いてあると、砂糖は一切含まれずにそのままオレンジの果実をしぼってあるだけなので体によいと思いがちです。しかし、ジュースには多くの果糖が含まれています。缶コーヒーやスポーツドリンクなどの清涼飲料水にも多くの糖分が含まれています。

たとえば糖分10％のものをコップ１杯（２００㎖）飲むと、ほぼ20gの糖質摂取となります。これは茶碗半分のごはんを食べたのと同じエネルギー（80㎉）です。

水分を補給したいときには、水や緑茶、ウーロン茶、麦茶、無糖の紅茶などを飲みましょう。

お菓子を食べても、その分ごはんを減らせばだいじょうぶ？

Q **摂取カロリーが増えないように、たとえばお菓子を食べたら、その分ごはんの量を減らすというのはOKでしょうか。**

A お菓子に含まれる砂糖などの「単糖類」は、ごはんに含まれるでんぷんなどの「多糖類」とちがい、吸収スピードが速く、血糖値を急上昇させます。そのため、たとえ同じ量を食べても、お菓子のほうが中性脂肪になりやすいのです（１７０ページ参照）。きちんとごはんを食べるようにしましょう。

適量のアルコールは動脈硬化を防ぐ？

Q　アルコールは飲みすぎなければ、ＨＤＬ（善玉）コレステロールを増やし、動脈硬化を防ぐというのはほんとうですか。

A　昔から「酒は百薬の長」といわれるように、アルコールは適量であれば、ストレスを解消し、食欲の増進、疲労の回復などに役立ちます。さらに、善玉のＨＤＬコレステロールを増やし、血管を広げて血流をよくするので、動脈硬化の予防にも効果があります。

米国保健科学協議会（ＡＣＳＨ）は、１９９３年に、「適量の飲酒は全死亡率を低下させ、健康にプラスであるが、過度の飲酒は死亡率を大幅に上昇させる」との調査報告を発表しました。また、ハーバード大学が、心臓発作を起こしたことがある３４０人と健康な人たちの飲酒習慣を調べたところ、毎日グラス１～２杯のお酒を飲んでいる人は、飲まない人よりも心臓発作を起こすリスクが50％低いことがわかりました。適度にアルコールを飲んでいると、ＨＤＬ（善玉）コレステロールが約10％増えるという研究もあります。

このように、アルコールにはコレステロールによい影響をあたえる作用があることは確かです。ただし、この働きは、あくまでも「適量」ならばという条件つきです。過度の飲酒は、かえって中性脂肪を増やすことになりますので、くれぐれも適量を守ることが大切です（適量については１７４ページ参照）。

健康食品の効果は？

Q　魚特有の臭みが苦手で、ＥＰＡやＤＨＡなどのサプリメントを飲んでいますが、問題ありませんか。

A　脂質異常症の治療の基本は食事療法と運動療法です。それでも十分な効果が得られない場合は、医師の指導に従って薬物治療を併用します。

これら医薬品と同様に、サプリメントなどの健康食品も、効果的な治療を進めていくための一助といえるでしょう。健康食品の中には、大豆たんぱく質やキトサンなど、コレステロールや中性脂肪を減らす働きをする成分を含むものもあります。

脂質異常症の人向けの健康食品には、「特定保健用食品（トクホ）」として厚生労働省から認可されているものもたくさんありますので、こうしたものを利用するのも１つの方法です。

しかし、健康食品はあくまでも補助食品で、医薬品とちがい、目に見えるような効果は期待できません。あくまでも食品の一部として、あるいはバランスのよい食生活をフォローするためのものと位置づけるべきでしょう。

いずれにしても、健康食品を利用する場合には、医師とよく相談することが大切です。

脳出血……60・183
脳卒中……60
non-HDL コレステロール値……19

は行

バレニクリン……115・117
反応型……154・186
BMI……89
皮下脂肪型肥満……33
ビタミン……137・164
必須アミノ酸……144
非反応型……156・186
肥満……32・88・130
不安定狭心症……58
VLDL（超低比重リポたんぱく）
……40・148
フィブラート系薬……78・81・180
不飽和脂肪酸……146・184
フラボノイド……166
ブリンクマン指数……114・116
フレンチ・パラドックス……169
プロブコール……78・81
閉塞性黄疸……31
閉塞性動脈硬化症……56・66
ヘテロ型……26・74
飽和脂肪酸……146・184
発疹性黄色腫……35
ホモ型……26・74
ポリフェノール……166
ホルモン剤……24・31

ま行

慢性腎臓病（CKD）……24・56・62
慢性腎不全……31
ミネラル……137
メタボリックシンドローム……86
メッツ……105
免疫抑制薬……24・31

や行

有酸素運動……93・94
遊離脂肪酸……38

ら行

リノール酸……148
リポたんぱく……18・40
リン脂質……38
レジン……78・81

高LDLコレステロール血症
……19・43・128
高血圧……54
高コレステロール食品……154
抗酸化食品……164
抗酸化ビタミン……164
高脂血症……29
甲状腺機能低下症……24・30・183
向精神薬……24・31
高中性脂肪血症……19・35・128
小型高密度LDL……48
コレステロール……36

さ行

細動脈硬化……50
酸化LDL……48・112
脂質……137・146
脂質プラーク……50
手掌線条黄色腫……35
小腸コレステロールトランスポーター
阻害薬……78・180
食物繊維……138・140・160
女性ホルモン（エストロゲン）…54・182
心筋梗塞……28・56・58
腎硬化症……62
水中エクササイズ……97
スタチン……78・81・178・180
ストレス……118
ストレッチ……95・111
スロートレーニング……107・109
生活活動強度……130

た行

大動脈解離……56・64
大動脈瘤……56・64
体内時計……120
タウリン……157
多価不飽和脂肪酸……147
多価不飽和脂肪酸（薬）……81
タバコ……112・114
卵（鶏卵）……156・186
炭水化物……136・140
たんぱく質……136・144
中性脂肪……37
中膜硬化……50
DHA……148
TDSテスト……116
低HDLコレステロール血症
……19・43・129
適正体重……88・130
糖質……170
糖尿病……24・30・55
動脈硬化……48
トランス脂肪酸……149・184
トリグリセライド（TG）……19

な行

内臓脂肪型肥満……32・86・130
ニコチン酸系薬……78・81
ニコチンパッチ……115・117
ネフローゼ症候群……30
脳梗塞……56・60

患者のための最新医学 脂質異常症(コレステロールと中性脂肪) 索引

あ行

アテローム性動脈硬化……50
アミノ酸スコア……145
アルコール……174・188
α－リノレン酸……148
EPA……148
一価不飽和脂肪酸……147
遺伝……22・26
インスリン抵抗性……33・55・93
ウオーキング……100
栄養バランス……136
HDL（高比重リポたんぱく）……40
MDA-LDL……48
LH比……82
LDL（低比重リポたんぱく）……40
塩分……172
黄色腫……28・34
横紋筋融解症……79・181
オメガ6（n-6系）……148
オメガ3（n-3系）……148
オレイン酸……148

か行

外食……132・176
カイロミクロン……40
角化症治療薬……31
角膜輪……34
家族性高コレステロール血症……22・26・34・74
家族性Ⅲ型高脂血症……27・35
家族性脂質異常症……22・27
家族性複合型高脂血症……24・27
家族性Ⅳ型高脂血症……27
家族性リポたんぱくリパーゼ欠損症……27
活性酸素……49・54・164
カロチノイド……167
カロテン……167
眼瞼黄色腫……34
肝臓病……24
キサントフィル……167
喫煙……54・112・114
急性膵炎……35
狭心症……28・58
禁煙外来……113
筋肉トレーニング……95
くだもの……186
クッシング症候群……30
経口避妊薬（ピル）……30
結節性黄色腫……34・75
血栓……50
腱黄色腫……35・75
健康食品……188
原発性胆汁性肝硬変（PBC）……31
降圧薬……24・31

監修者

寺本民生　てらもと たみお

帝京大学臨床研究センター センター長。寺本内科・歯科クリニック 内科院長。帝京大学名誉教授。1947年生まれ。73年、東京大学医学部医学科卒業。80年、米国シカゴ大学に留学。90年、東京大学医学部第一内科医局長。91年、帝京大学医学部第一内科助教授。97年、同内科教授。2001年、同内科主任教授。10年、同医学部長。13年4月より現職。所属学会は日本内科学会、日本動脈硬化学会、日本肥満学会、日本肝臓学会、日本消化器病学会、日本糖尿病学会、日本循環器学会、日本老年医学会、日本成人病学会ほか。

〈著書〉

『動脈硬化・高脂血症を治す』(保健同人社)、『脂質の科学』(朝倉書店)、『脂質異常症』(金原出版)、『内分泌代謝学』(中外医学社)、『高脂血症』(梧桐書院)、『スタチンQ&A』(医薬ジャーナル社)、『高脂血症テキスト』(南江堂)、『わかりやすい動脈硬化』(ライフサイエンス出版)、『高脂血症診療ガイダンス』(メジカルビュー社)、『脂質異常症』(日本医事新報社)ほか。

患者のための最新医学

脂質異常症(コレステロールと中性脂肪)　最新の食事療法

監修者　寺本民生
発行者　高橋秀雄
発行所　**株式会社 高橋書店**
〒170-6014 東京都豊島区東池袋3-1-1 サンシャイン60 14階
電話　03-5957-7103

ISBN978-4-471-40827-5　©KAIRINSHA　Printed in Japan

本書の内容についてのご質問は「書名、質問事項(ページ、内容)、お客様のご連絡先」を明記のうえ、郵送、FAX、ホームページお問い合わせフォームから小社へお送りください。
回答にはお時間をいただく場合がございます。また、電話によるお問い合わせ、本書の内容を超えたご質問にはお答えできませんので、ご了承ください。本書に関する正誤等の情報は、小社ホームページもご参照ください。

【内容についての問い合わせ先】
書　面　〒170-6014 東京都豊島区東池袋3-1-1 サンシャイン60 14階　高橋書店編集部
F A X　03-5957-7079
メール　小社ホームページお問い合わせフォームから　(https://www.takahashishoten.co.jp/)

【不良品についての問い合わせ先】
ページの順序間違い・抜けなど物理的欠陥がございましたら、電話03-5957-7076へお問い合わせください。
ただし、古書店等で購入・入手された商品の交換には一切応じられません。